U0110790

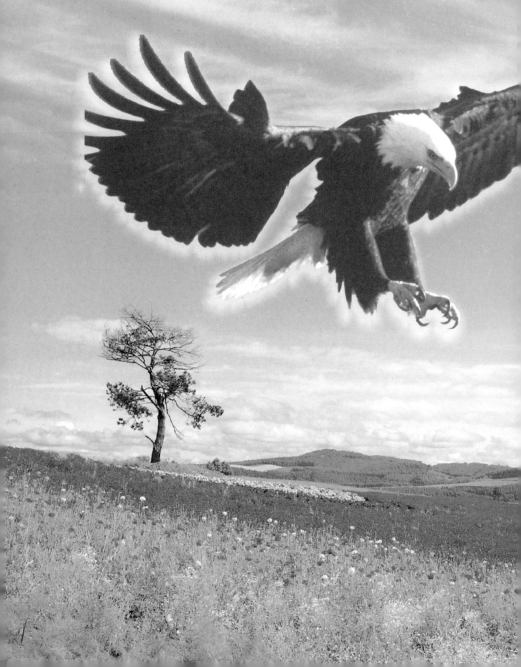

大展好書　好書大展
品嘗好書　冠群可期

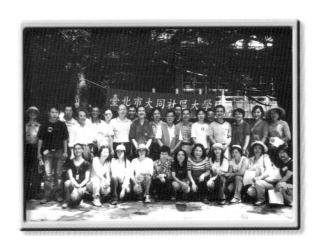

　　誰說這種學術不科學？這些學員來自社會各階層，裡面有大學教授、醫生、護士、大老闆、小學老師、家庭主婦，還有正牌的腳底按摩師、推拿師……。

　　前人的智慧值得我們傳承，他們都是「龍的傳人」。

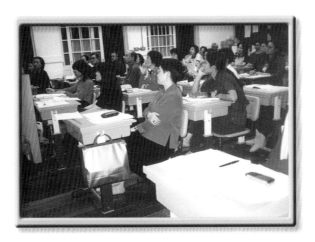

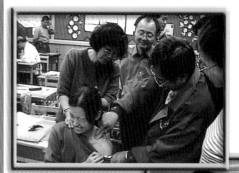

好痛喔！
師父輕一點

小朋友也可以刮痧

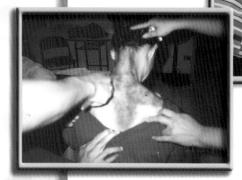

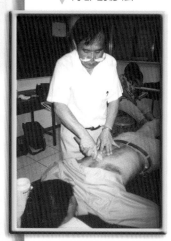

頸部刮痧法

背部刮痧法

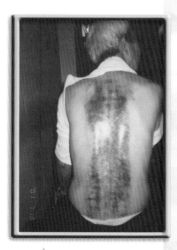

可怕的痧症

腳底按摩教學 →

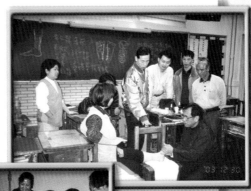

師父您是
老人，沒有力
量，我是年輕
人有力量，按
大力一點才有
效

←

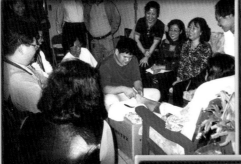

學生互學腳底按摩 →

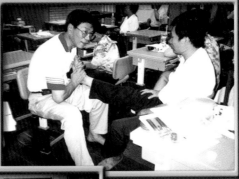

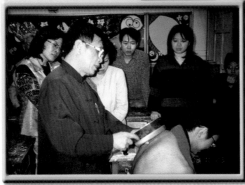

← 刀
療
法
教
學

這
樣
砍
下
去
哪
有
命
？
！

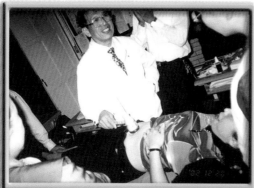

時下流行的肚臍灸療

炙湧泉穴

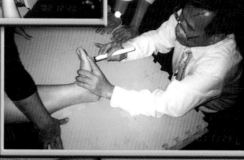

走罐教學

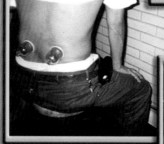

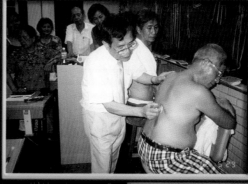

拔罐教學

放血術教學

4

竹棒拍打也可治病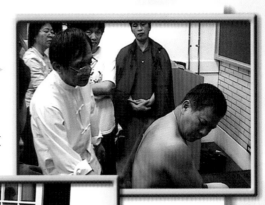

拍打後再發功更有效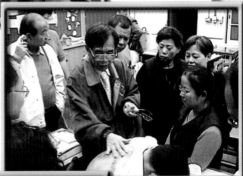

刮痧、拍打、發功合一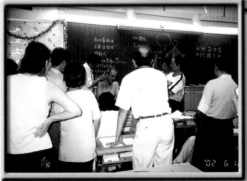

氣功拍打教學

5

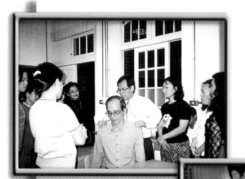

按摩教學

推拿術教學

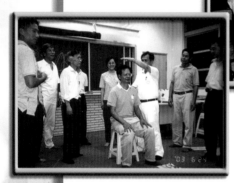

氣功外氣療法教學

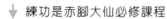 練功是赤腳大仙必修課程

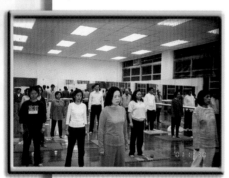

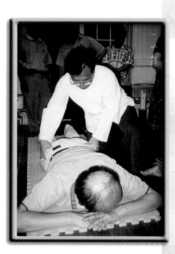

背部按摩教學

藥洗製作教學 →

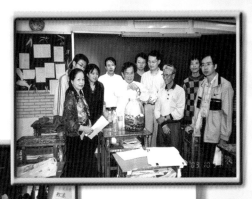

義診供學生實習 ←

戶外採藥教學 →

出名的台北萬華
龍山寺旁的青草巷 ↑

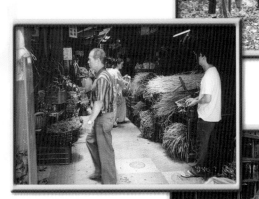

堆積如山的草藥製品 →

7

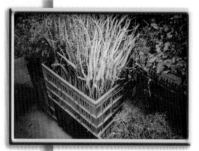

🔺 狗尾草根部

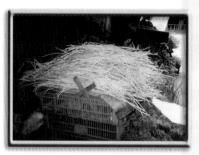

🔺 白茅根

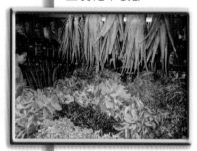

🔺 蘆薈

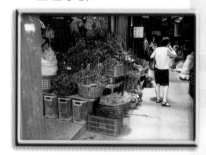

🔺 五花雜色青草藥

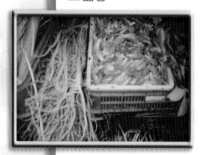

🔺 石蓮

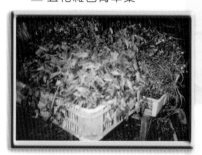

🔺 紅田烏

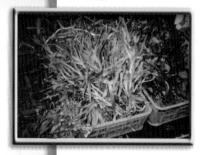

🔺 鴨跖草

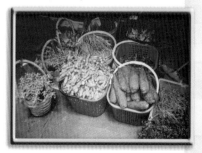

🔺 很多藥草只用根部

中醫保健站 3

現代赤腳大仙

＜民間療法＞

林始原　著

大展出版社有限公司

國家圖書館出版品預行編目資料

現代赤腳大仙／林始原　著
　　　——初版，——臺北市，大展，民94（2005年）
　　　　面；21公分，——（中醫保健站；3）
　　　　ISBN　957-468-365-6（平裝）
1.民俗療法
418.992　　　　　　　　　　　　　94000107

現代赤腳大仙（民間療法）　ISBN 957-468-365-6

著　　者／林始原
發 行 人／蔡森明
出 版 者／大展出版社有限公司
社　　址／台北市北投區（石牌）致遠一路2段12巷1號
電　　話／（02）28236031·28236033·28233123
傳　　眞／（02）28272069
郵政劃撥／01669551
網　　址／www.dah-jaan.com.tw
E - mail ／ service@dah-jaan.com.tw
登 記 證／局版臺業字第2171號
承 印 者／國順文具印刷行
裝　　訂／建鑫印刷裝訂有限公司
排 版 者／弘益電腦排版有限公司
初版1刷／2005年（民94年）3月
　　　　　　　　　　　　　　定　價／400元

序

在寫完「現代原始氣功」第一冊後，本來想接著寫第二冊，好讓讀者對健康有更完善的學習參考。但很奇怪的總是心亂如麻，下不了筆，於是又去求神明賜我智慧，當晚就做夢，夢見我在上民俗療法課時，學生問了一大堆奇奇怪怪的醫學問題，害我招架不住，當場急得滿頭大汗。驚醒後百思不解其意，坐在床上發呆，沉思良久後終於領悟到，非寫一本民間療法的書來當教材不可，心想也可趁機自我充實一下，因為寫書總是要參考很多資料，並求證一下事實根據，算來也是自我進步的方法之一。

小時候經常聽到長輩說「赤腳仔」，其意是指在鄉里間懂一點草藥或民間療法者。如果懂得更多，且能替鄉民作服務或提供醫療常識者，鄉民稱之為「赤腳仙仔」。「仙」，在台灣人的解釋是對一些有知識、有智慧者的尊稱，因為以前的人很窮，如不是高官顯貴者，一般都是赤著腳；不穿鞋走路的，所以叫做「赤腳仙仔」，然而還有最高級的尊稱曰：「赤腳大仙」。多一個「大」的「仙」，表示是相當受當時社會所肯定的人士了。

本書用「現代赤腳大仙」為書名，並非想自抬身價，我不敢自稱為「赤腳大仙」，但真的迫切希望現代社會能多培育一些「赤腳大仙」來為這個社會服務，因為筆者認為現代的人太依賴別人，不求自保。

本書的宗旨在求喚醒社會群眾，對自己的生命多一點關懷與珍重，也希望能提供一些平常人人就必須懂的民間簡易養生保健方法，以供隨時之需，而非只依賴醫生、醫院、健保。

　　但很遺憾的，在寫這本書時，遇到學校通知，說台北市政府教育局通令，社區大學禁止教授氣功與民療的課程，原因是教育局認為氣功很不科學，民間療法涉及醫療行為，有妖言惑眾及違反醫療法令之嫌，他們認為社區大學是個很崇高的學術機構，宗旨是在教導社區人士走入較先進的文化水準，而不該淪為菜市場式的補習班。

　　筆者所教的課目全部被封殺，這真是一道晴天霹靂，讓我整個人都傻了，百思不解教育局的思想考量（很多相關課程的老師也很納悶）。教育局不曾與授課老師研討，也不給申訴辯論的管道，就這樣一道命令封殺了他們認為不妥的課目。

　　筆者雖執教才短短數年，但與我結緣的學生已近千人。據統計，來學氣功及民療者，大都是久患疾病的醫療枉然者，或是對這種學術有興趣者，其中佔多數是受過高等教育者，有很多是醫生、護士、警官、軍人、公司的老闆、大學教授、老師等社會尖端份子，他們說我的課程在正規學校是學不到的，所以，每次開課時課堂上總是擠得滿滿的。有些中、小學的老師學會了氣功後，已在學校推廣，教導他們的子弟，很受到家長的肯定。更有一些中年的失業者，當他們結業後去當腳底按摩、推拿、刮痧、草藥的保健行業的從業員，收入也很豐富，可見這些課程是

受社會肯定的。

　　興辦社區大學本是政府的德政，是受肯定的，但也許是因擴充快速，確實師資良莠不齊，有很多課程真的是不適合在社區大學傳授，但這些都是個案，筆者希望有關當局應過濾、審核，要有一套有效的管理辦法，也要諮詢相關老師的意見，及社區人士或學員的意見，而非很主觀的封殺這些課程。

　　筆者並不認為祖先留下來的文化遺產是「垃圾」，傳授這種課程有罪！羞恥！社區大學本應為社區著想，設想社區民眾需要什麼，而不應硬把它定位為高等研究學術機構或為政令的宣傳場所，把西方學術認定為正統、科學，把東方學術比喻為低俗、邪術。

　　寫這本書的用意除了當教材外，也希望能藉這本書的理念，改變一些人的想法，或輔助一些現代醫療的缺失，希望能喚醒民眾對自己的生命多加關懷，也能共同研究、承傳祖先的文化遺產，用重視自我保健的方法取代依賴健保、醫院、醫生，而達到人人健康的目的。

　　筆者學淺才疏，所學不多，書中也許有差錯，也希望讀者指正或提供意見，以利再版時修正。

2005 年 1 月於台北

林始原

目錄

1.蕹菜　2.芹菜　3.韭菜　4.菠菜　5.大蒜　6.
山藥　7.生薑　8.蘿蔔　9.蔥白　10.苦瓜　11.蘆筍
12.冬瓜　13.黃瓜　14.絲瓜　15.髮菜　16.海帶
17.綠豆　18.南瓜　19.番茄　20.銀耳　21.西瓜
22.椰子　23.花生　24.蓮子　25.菱角　26.枸杞子
27.山楂　28.楊桃　29.枇杷　30.木瓜　31.榴連
32.菠蘿　33.羅漢果　34.龍眼　35.豬　36.雞　37.
羊　38.鹿　39.蛇　40.狗　41.牛　42.果子狸　43.
鰻、鱔、土龍、泥鰍　44.龜、鱉肉　45.鱸魚　46.
蚌肉　47.牡蠣肉　48.蝦　49.海參　50.深海魚

1.綠茶　2.菊花茶　3.山渣茶　4.靈芝茶　5.青
草茶　6.薑茶　7.大蒜茶　8.熱甘蔗汁　9.龍眼茶
10.地龍茶　11.桑枝茶　12.玉米鬚茶　13.胖大海茶
14.茅根茶　15.香蕉花茶　16.曇花茶　17.決明子茶
18.金線蓮茶　19.菟絲子茶　20.人蔘茶　21.橘皮茶
22.椰子水　23.蠶繭茶　24.減肥茶　25.絞股藍茶
26.仙草茶　27.西瓜皮茶　28.絲瓜露　29.冬瓜茶
30.苦茶

現代赤腳大仙

12

秘　10.腳靜脈炎　11.痢疾　12.感冒　13.神經衰弱
14.閃腰　15.支氣管炎　16.牙痛　17.足跟痛　18.
糖尿病　19.頭痛　20.腦中風復健

前言

　　經常在與長輩聊天時，他們都會提起一些陳年的往事，其中有一則故事與本書有關，也深植我心，他們說：民國初年，台灣是受日本人統治，當時日本政府爲了開發台灣，大量的在全島各處砍伐森林，種植甘蔗，以及興建鐵、公路，以致因勞工不足而引進了很多外籍勞工，而這些外籍勞工幾乎清一色都是對岸的中國人（日本人稱這些人爲「支那人」，台灣人稱他們爲「唐山客」），因爲只有中國人才能適應台灣的生活環境，而台灣人也能與這些同文同種同文化、同祖先的「唐山客」融洽，幾乎沒有隔閡。

　　中國人有一句話說：「不是猛龍不過江」，的確，當時來台工作的唐山人有很多是身懷絕技之才，他們不但身體健壯，動作敏捷，而且頭腦清晰，也懂一點武功與醫術，經常能在炎熱、寒冷、濕燥的惡劣氣候中長時間的工作。當同伴受傷、中暑、休克，甚至感染疾病，他們從不看醫生，而是能互相照顧與醫治，當台灣本地勞工有同樣情形發生時，也會請求他們相助，雖然當時台灣有日本醫生及醫院，也有中藥房及漢醫，但是，靠微薄工資渡日的勞工總是能省就省，而不去看醫生。

　　這些唐山人還能就地取材，兩手空空的就能將疾病治好，因爲他們懂得一些民間常用的療法及醫學知識，例

如：推拿、刮痧、拔罐、針灸、草藥、氣功……等等，甚至連心靈療法、宗教療法都會，這些簡便、速效、免工具，能除根的方法是日本醫生所望塵莫及之事，經常還會引起日本人的側目。台灣人稱這種人為「唐山仙」，或「赤腳仙」（仙在中國人的意思是有智慧、有能力、受尊敬的人）。

　　記得小時候，我也不曾看過醫生，因為我的家族也承傳古老中國式的文化、風俗、思想，我的長輩也懂一點醫術，生活間偶而遇有家人或鄰居、友人受傷、疾病，也都是以自採草藥外敷、煎服或用刮痧、推拿等方法自己來醫治，甚至也懂得尿療法（用尿消毒外傷或用童尿醫治牛、羊、豬、狗等家畜），連意外鐵打損傷或骨折、脫臼都會醫治，家裡也存藏很多藥洗、藥酒之類的養身補品。

　　這種醫療行為在當時是很盛行的，鄉里間的士紳大都會一點，也能互相幫助，免費提供草藥或醫術。不像現在的人全賴醫生與健保。

　　幾年前到東南亞做生意，走遍菲律賓、印尼、新加坡、馬來西亞、泰國、越南、柬埔塞等地，看到我們的老華僑，以及深山內的土著，也都人人身懷一技，有病就地取材，自己醫治或是互相幫助，然而他們都很健康。反之，號稱已開發國家的台灣，幾乎已遺忘了這些老祖宗所留下來的文化遺產，甚至還貶低了它的存在價值，一面倒的去相信西方醫學。也許是工業化的社會，經濟改善了，有錢，有健保吧！人們在追求高科技的文明中，已遺忘了健康的重要性，然而，溫室裡的花朵若搬到室外總是很難

適應環境，我們絕不能整天待在都市、待在台灣。

全世界各地都有配合他們環境與民俗、文化的民間療法，尤其是歷史悠久的中國更是特別多，但各式各樣不同的民間療法中各有其獨特的療效與優、缺點，必須要懂得去應用及適合患者的症狀。有時一種疾病要用數種醫療方法才能奏效，而非只用一種方法就能治百病，也非只有用「藥」才能醫病。很多人誤以爲只有吃藥才能治病，這是錯誤的，而且處方、秘方只能供給參考而已；同樣的藥用在不同患者身上，或是因時間的轉移，病情也會起變化，這些因素都要納入考量。

坊間民間療法的書很多，但大都是專業性的，而且是強調一種療法可治百病的說法，或是所謂秘方或處方之書，筆者認爲治病要視病因、病情、病況而選擇一種或數種適合的醫療方法來治病，才能達到更高的效果，所以，本書將分析各種醫療方法的優、缺點，供讀者學習保健之用，在平常可用來當養生、保健之用，非達重病或非藉醫療設備不能醫治的病才入醫院，也不要老是吃「藥」而不用「術」，如果人人都能秉持這種理念與精神，相信我們才能達到真正健康的目的，也才能減少醫療資源的浪費，這才是國人之福。

整頓健康應分三個階段來講，第一階段是預防保健，平時就要做好，每個人至少要懂得一點醫學常識與養生之道，也要經常關心自己，對自己的生命負責。

第二階段是治病，當在生活中遇到災難、意外受傷或小病，要懂得自己醫治，遇有大病才入醫院，而非芝麻小

事就去找醫生；自己懂得一點醫學常識也好與醫生配合，才能儘快的把病治好。

第三個階段是當出院後，還要做好復健或調養的工作，這也要靠自己去執行，而非靠醫生、護理、家人，他們只能站在協助的角色而已，自己懂得如何去做，才是正確的。

然而台灣的社會現象，好像只發展中段的治療，而忽略了前段的預防保健與後段的調養復健工作。筆者看到的好像政府很重視健保，很注意醫院，政府教育人民多運動，多洗手，有病要看醫生，其他的好像都不去講，也不去推行，要人民做個依賴、順從的「呆」百姓。難到醫院多，有健保、多運動、多洗手、多看醫生能保障人民的健康嗎？

預防保健是個人的事，應該從教育上去改進，政府有義務要用宣導、教化，帶動人民強身、自我醫療，而非依賴醫院或醫生。復健調養也應該要培訓更多的專業人才來替患者服務，而不是交給外籍看護工來處理，這些都是政府要去推動的事，而非一味的禁止與打壓從業人員；不給執照、不修法令或交給慈善機構去處理，都是不對的「愚民政策」。

筆者認為提倡民間療法及養生氣功的教育課程，有助於提升上述的不足，也能輔導就業機會，讓那些因經濟轉型而失業的中年人有一席謀生之計。三年來筆者在台北市大同社區大學所授的課程，學生之多，學習之熱絡，就可知我的說法是正確的，也是社會迫切需要的。

有位在某大醫院當護理長的同學，在結業時寫了一對聯當她的學習心得報告，她說，民間療法是：「一技在身走遍天下，兩手空空病痛無蹤」。她真的感受到民間療法可貴之處。問起她為何來學民間療法，她說，她是受太多病人的「洗腦」而抱著不服氣、懷疑的態度來學習。的確，開學的前幾堂課，我意味著她一直在挑剔民間療法的醫理（中、西醫療觀念、理論不同），但當她進入實習階段時，親身體驗刮痧、氣功等之神奇療效時，啞口無言了，她說她終於領悟到老祖宗的智慧，也終於改變了對民療與氣功的看法。

台灣民間療法之多，不甚枚舉，筆者只能提供一些較可行，最常用的加以分析、介紹，希望對讀者有所收益，但書是死的，醫術是活的，要懂得分辨病因、病情，而選用適當的方法或用藥，及憑經驗去執行任務才對，而非看病名下處方，這才是本書所要強調的重點。

第一篇

醫學常識

第一章　認識民間療法

一、民間療法的定義

民間療法又稱民俗療法，它存在於世界各地，凡適合當地之風俗民情、文化環境，並且能就地取材，簡單方便、易學易懂的醫療行為都可叫做民間療法。

民間療法大都是承傳古老的醫療方式，但也有些是突然間當地民眾自己研發的最新醫療方法，認為醫療效果獨特，而且還未受醫學界所肯定的醫療行為也叫民間療法。

民間療法奇形怪狀，種類繁多，有些幾乎不合醫學邏輯，但有不可思議的奇效，或是只能供保健、強身、復健之用，不能當治病；只能輔助醫術，使其產生特殊效果的療法。

民間療法大都不必動用到醫療設備，甚至不必用工具，有些只用人的本能，例如，用手、腳、語言、聲音、氣味、意念、精神等方法就可治病，而且能隨時隨地，不受空間與時間的限制。

總歸一句話，正統的醫療方法以外的醫療行為，大部份都可通稱為民間療法。

二、中國民間療法的種類

中國地大物博，歷史悠久，人口眾多，文化水準甚

高，但因交通不便，所以，各地都有很豐富獨特的民俗療法，例如，西藏有西藏人慣用的藏療法，蒙古也有他們自己的遊牧民族療法，而南方的苗族人很盛行草藥療法，中原的漢人更是千奇百怪的療法都有，例如，氣功、刮痧、尿療、觀落陰……等等。

台灣除了少部份原住民還保留有他們獨特的山地療法外，大部份的台灣人都是從中原遷移來的漢人，所以，其民間療法也與中原的漢人一樣，其民俗療法之多，不勝枚舉，本書因篇幅有限，也只能舉幾個較常用及有效的簡易方法，供讀者參考，但相信已足夠讓讀者在平常時應用了。

中國民間療法大約可分成下列幾種：

1.靈療──收驚、神符、靈媒、催眠術、觀落陰。

2.氣療──氣功、艾草灸、針刺、熱療、沐浴、遠紅外線。

3.物療──推拿、指壓、刮痧、拔罐、腳底按摩、外敷、水療、土療。

4.食療──生機飲食、藥膳、挑食、茶療、酒療、尿療。

5.刺激療法──刀療、拍打、刺穴、電療、芳香療。

6.藥療──草藥、中藥、化學藥物。

7.動物療法──狗舌舔傷、蜂刺。

8.洩療──放血、斷食、減肥、運動。

三、台灣民間療法的現況

隨著科技的發達，經濟狀況的改善，以及社會形態的改變，思想潮流的變遷，這些原本存在於民間，人人都必須懂一點的民間養生醫療方法，似乎已漸漸的被人遺忘，不受重視，新一代的年輕人幾乎都不懂如何應用，然而民俗療法並沒有因此而消失，而是隱藏在社會上，形成另一種行業，有些已改變成享受性的活絡筋骨或美食塑身之類的行業，也有些已變成商人促銷健康食品或運動器材的藉口。

但近年來由於中、西醫療已達極限度，又因其甚為繁雜、昂貴，又有副作用，人們在失望中，發覺有些民間療法反而更能達到療效，可醫治慢性病或一些束手無策的「絕症」、「疑難雜症」，不但不費周章的被民間療法醫好，而且便宜、沒有副作用，以致這十年來台灣的民間療法行業如雨後春筍般的迅速擴展，現在走在都市或鄉鎮的街道上到處可看到一些民間療法的招牌、廣告，傳單也到處飛。

然而因擴展過於迅速，這些民俗療法的從業員有些只懂一、二種術法，而且沒有實際經驗，所以收入不豐，但也有些是依照古法拜師求藝，自己又肯認真的去讀書及研發新法及不斷的實驗，累積經驗，所以醫術甚佳，他們的收入並不亞於一般行業或正科醫生，有些還聲名遠播，即時是開在窮鄉僻壤，也會有患者從各地慕名而來。

最近社會似有反璞歸真，回歸原始之趨向，肯定民間

療法的人士漸多，可從到處民間療法補習班及社區大學有關養生課程報名人數之多，就可知道人們已逐漸警覺到這些學術的重要性。

在古老的拜師相傳學藝的制度已不見，及正規學校也沒有傳授這些課程的今日，想學民療的人只好走入補習班或社區大學的校門。以筆者在台北市大同社區大學及救國團執教所見，學生之多，即可窺知一斑。

四、台灣政府對民間療法的輔導與有關法令的管制

台灣自從光復以後，我們這一代人所受到的教育除了孔子思想以外，幾乎都是西洋式之形態，找不到一點純中國味道的學術，醫學保健方面也都以西方醫學為主，中醫也是最近才受到認定，但也遠離了古老多元化的中國醫術，變成只剩下用中藥醫病而已（其實中醫的範圍包含甚廣）。

台北市政府教育局最近還禁止這些養生課程在社區大學傳授，說它是違反科學理論、違反法令之課程，真讓人啼笑皆非，五千年歷史的中國學術被這些人否定，真是不可思議，也難怪，因為這些高階層的政府部門官員都是受過西方教育，甚至是到國外留學渡金回來的人材，那會了解及重視這些古老學術的價值性、重要性及社會對它的急需性。

國家衛生署醫療機構對這些事實存在的行業也沒有一套有效的法令與管理辦法，而是一味的禁止，或讓它自生

自滅。現今民療事業都是變相的申請，有些從業員沒有合法的身份，不合實情的情況甚多，導致社會亂象百出，良莠不齊，甚至違法或游走法令漏洞者甚多，經常引起糾紛。

反觀對岸的中國大陸，他們對中醫及民間療法的重視，雖沒有鼓勵政策，但至少也有一點管制，例如，推拿、氣功、草藥的從業員都必須經過國家考試及有關法令的限制才能發給合格證明及執照，也才能營業，這至少對消費者、患者、醫者都有保障。對岸的學者對古老的傳統中國學術也不斷的在整理、研究、發展中，這些都值得我們的學習。

行政院衛生署有一則公告曰：不做侵入性醫療行為，不列入醫療管理項目之內⋯⋯。也就是說，民間療法，只要不強調能治病，或是做出侵入性的治療行為，政府也懶得去管，這種很含糊的鴕鳥政策，對人民的健康很不利。

五、民療師應俱備的條件

經常會聽到一些媒體或傳言說，某些人被江湖術士詐騙或醫死，或是說民療師從業不久就病死（宗教說法是替患者承擔業障），或是說民療事業開不久就收攤或倒閉了（沒生意，患者不來），但有些卻生意好得不得了，這到底是為什麼呢？筆者認為民療師也必須要俱備有特殊、嚴格的專業性條件才行，至少也要有下列幾點：

1.專業性的醫學知識與高超的醫療技術

任何行業都必須要有專業性的知識、經驗及熟悉的技

巧，何況是做個醫生呢？

正科畢業的醫生要讀書上課數年，還要有臨床實習經驗，並須經過嚴格的考試，及格後才能領有執照，才能行醫，而民間療法的從業員雖不受管制，也不需學歷，但人命關天，醫學行業非一般商品買賣，醫學常識與醫療技術如果不是很熟練的話，不但不能醫病，還會帶來負面的危險，所以，必須不斷的學習、進修或與同業切磋，觀摩別人的醫術，才能更優秀。

2.健康強壯的體魄

經常會看到一些賣健康食品或健康器材的從業員，他們的身體很不健康，我真懷疑，他們講得天花亂墜，客戶會有信心嗎？

假如醫生不健康，即使他的醫術很高明，但患者總是對他有所懷疑。

如果筆者不健康，你想會有學生來聽我的氣功或民療的課程嗎？我必須展現超出常人的健康狀況，才能吸引學生對我的學術信心。

一個有強壯體魄的民療師，患者看到他時，病已好了一大半，加上他的醫術，患者對他就會產生很高的信心與評價，這是致勝必須的條件。

3.衛生消毒的觀念

很多民療師讓人不放心，其最大的詬病就是沒有消毒觀念，診所雜亂不乾淨，衛生條件不佳，設備、工具沒有經常消毒，接觸患者的手及患者的患部也不刻意的去消毒，這樣不但對自己或患者不利，也會讓人產生不信任，

而且也真的容易受感染。所以，筆者認為衛生及消毒觀念不可少。

4.慈悲心腸

醫療行業是神聖的，上天讓我們來做這種行業，就是要我們替天行道，普渡眾生，救苦救難，所以，每個民療師都要秉持著慈悲的菩薩心與道德心行醫，不但不能違背醫德，還要體諒患者的痛苦，要視同己患病痛的心情來醫治別人，就能達到不可思議的效果。

慈悲之心並非憑空說說或用宗教的解釋就可，醫者本身平時要做好修心養性的功夫，多看一點哲理及心理的書，會有點幫助，因為每位患者情況、思想不同，必須適合其用。

5.保護自己

經常會聽到一些民療的從業員從業不久就生病，或健康情況每況愈下，甚至死亡，這是為何。

筆者看過一本刀療法的書，作者說：刀療師因是替患者挑業障，所以都很短命。是真的嗎？

也聽過腳底按摩師或推拿，按摩師做不到半年後全身都是病，而怪罪是替患者挑業障所致。

筆者在初學民療時，曾與師父到處行醫（當師父的助手），當在工作時，總會感覺渾身不舒服，而師父總是口唸佛經，不停的醫治患者，事後立即練功及打坐，我問師父為何，他說患者身上都有一股邪氣纏在身上，這是無形的冤親債主在向患者要債，我們替患者化解災情，這些無形者就會反撲到我們身上，所以，必須口唸佛經，回向功

德給他們，才不會找我們算帳。

　　這幾年練氣功後，才知道患者的確是有一股邪氣纏身，當醫者去醫治時，這股邪氣就會被逼出體外，假如醫者沒有練過氣功，不懂得排濁氣，那麼，患者的邪氣就會依附在醫者身上，使醫者產生不舒服現象，甚至感染疾病，所以，為何師父在事後立即練氣功及打坐就是在排除那些可能依附在身上的患者邪氣，而清潔自身體氣，不使病氣纏身，並非修練不到家就會替患者挑業障之說。

　　為了保護自己，也為了強壯體魄，民療師必須要修練氣功，而且有功底的民療師在醫治病人時還能應用氣功發功時的爆發力去醫治病患，將大自然的能量灌輸給病患，可達到更高的治療效果。

　　另外，民療師要懂得法令及風俗的限制，不做侵入性的醫療行為（例如放血、針刺之類，或治療異性時必須要有與患者同性者在旁），也不要冒險去醫治重病或危急患者，還有，不能說是替人治病，而是用養生保健之說，以免觸法。收費也儘量採用互助免費（可賣養生品）或自由捐獻為原則。

　　總之，礙於現實的風俗與法令，醫者要懂得保護自己，避免不必要的困擾與觸法。

第二章　生命與生病

　　有生命才會生病，沒有生命何來其病，所以，要研究醫學首先要研究生命，要對生命的來龍去脈、組織、功能、過程都要徹底的了解，探討問題的所在，才能達到有效的治病效果。

　　大自然創造萬物，都有它一定的定律與程序及目的，人是大自然的產物，我們的生命也與自然界的生物一樣，從古至今代代相傳，永遠都不會變化。

　　我們從那裡來，將往何處去，生前死後將如何，這些都不是本書研究的要點，但我們要知道構成生命的成份、運轉的情形，及生命的過程（圖1）。且一一分析如下：

一、靈、體、氣的分析

　　一個生命必須要有三個要素，才能算是生命，而這三個要素不能單獨行動，必須要互相配合才能運作，才能產生生命活動的效果，否則不但不能算是生命，也沒有生命跡象，這三個要素如下：

　　1.靈——靈魂、意識、精神（基因、遺傳）。

　　它是生命的主導者，它雖無形，看不見，但它卻是存在生命中。生命沒有它，肉體就不能行動（就像屍體或物品一樣），生命跡象就顯現不出來，所以「靈」是生命的主人。

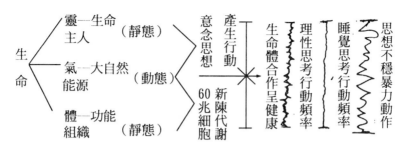

生命跡象若違反生命定律，三者不和諧，即為生病

圖1　生命的條件

2.體——身軀是生命的組織功能，是靈的使用機器；生命的硬體設備，沒有肉體，生命就沒有功能，再好的靈魂也沒有，就像沒有車體，再好的司機也沒用，所以，肉體是靈魂的附屬設備，但肉體的功能要健全優良，生命運作的品質才能顯現出來。

3.氣——大自然能源，製造肉體的材料，生命的能量，靈魂的傳令兵，生命體與外界溝通的媒介。

生命是大自然創造出來的產物，而大自然是靠著氣體來製造肉身及氣體的能量來維持生命的運作及活動。

靈魂與肉體都是靜態的，它必須靠大自然的氣體能量才能產生動力，當靈使用肉體功能與外界溝通生命思想及接收外界訊號時，氣是媒介，生命體氣亂則生病。

二、生命的過程分析

一個人從出生到死亡，生命的過程是有週期的，這是自然現象，每個人的情況都一樣，相差不遠，茲分析如

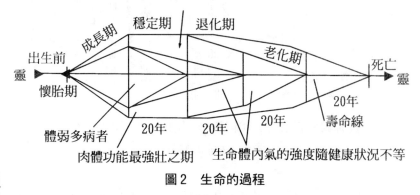

生命內有靈魂、肉體、大自然氣體，融合成一體

圖2　生命的過程

下。（圖2）

1.成長期——出生到約二十五歲左右

生命從零開始，依照帶來的基因漸漸的成長，這時新陳代謝最為旺盛，活動力及學習力很強，可塑性高，但必須靠長輩的教養，思想與肉體才會逐漸成熟。生命必須有人照顧。

2.穩定期——約二十五歲到五十歲

這段期間是生命最穩定的時期，也是肉體最強壯的時期，生命充滿了活力，可隨心所欲，所以，這時也是負起傳宗接代，承擔生命使命的最佳時期。

3.退化期——五十歲以後約至七十五歲（因人而異）

當生命達到最高峰時，總是會往下降的，這時的肉體因經年累月的使用，及新陳代謝不再旺盛，肉體會產生退化現象，很多生命機能就會故障，百病纏身，這時必須要懂得節制與保養，防止肉體的退化腳步，才可延長壽命，

否則就是結束生命的時期。

4.老化期──七十五歲以後

一件物品用久了，不可能不會故障或變質，生命也是一樣，到了老化期，細胞的新陳代謝功能失去，老化的肉體沒有辦法再重生或重修，肉體功能運作就會慢慢的遲頓下來，這是自然現象，任何醫療辦法也將回春乏術，只好小心的休養，能夠延長使用多久就算多久。

當我們了解人生的整個過程後，就可以知道，人的壽命長短及健康品質的優劣，其實是分成先天性與後天性的，先天性的條件是人無法掌控的，但後天的保健、維修、調整、預防是人可以控制的，每個人想要活得快樂、健康、長壽，一半是要靠自己的努力。

三、生病的原因

當我們了解生命的本性及組織條件與過程後，就可以大致的了解到人為什麼會生病，其實，這與本身內在的生命活動因素，及生命周圍的外在環境因素都有關，還有老天的自然定律也有關，將它綜合起來如下。

1.內在因素

生命體由靈、體、氣這三個要素所組合，他們各有特殊的功能，但必須配合其他兩種要素才能發揮功效，否則生命就會產生瑕疵，或是要素中之一有不平衡狀況也會影響到生命整體的運作功能，例如，靈性的不穩定會影響到肉體的運作功能，也會產生靈性的錯亂，使氣與體的供需不穩。這在醫學上叫做生理病、心理病、或心理影響生

理，生理影響心理的病。舉一個例子說：精神壓力大或情緒不穩定，會產生失眠、精神衰弱、幻覺、幻聽、精神分裂、憂鬱症甚至自殺。

關節炎、風濕症、高血壓、痛風、發炎、潰瘍，這些與靈性無關的肉體病如果長年醫治不好，也會產生心理壓力，嚴重者會產生情緒不穩、悲觀、憂鬱、失眠，甚至精神分裂、自殺等事，這就是生理影響成心理病。

內在的氣血失調、內分泌失調、器官敗壞、糖尿病、癌症、中風、肺病、腎臟病，等器官病也都叫做內在因素病。

2.外在因素

生命是活在大自然的空間中，而且是不停的在活動，所接觸到的一切環境變化，也都會影響到生命的品質，例如，天災、人禍、動物咬傷、環境污染、食物污染、水質污染、空氣污染或因病毒、氣候變化等因素致病都可稱為外在因素。

另外，人與人之間的不和，情感糾紛、利益爭奪，產生併發症，例如，被氣死或精神緊張、高血壓、心臟病發作等也算是外在因素。

3.自然因素

人的生命過程是一定的，從成長期到老化期都有一定的時間表，雖然人是可以用保健來延緩老化，但終究逃不過生命的衰退，很多病是人體老化所產生的結果，而且有些人一誕生就帶來了致病基因，這些都可歸納成自然因素。

第三章　人體結構功能與常見疾病

生命雖然是由靈、氣、體三個要素所組成，然而只有肉體是實體，是用眼睛可以直接看得到的固體，其他的靈與氣是用肉眼看不到的非物質或稱流動的微細物質，但雖然那兩者看不到，畢竟事實存在於生命中，他們是依附在肉體上，以肉體為家、為殼，隱藏在肉體內，融於肉體。生命就因為三者合一，才能產生動力，產生思想，產生運作功能，缺一就不能算是生命。

我們可以從一個人的外表、臉部、眼神、活動情形，就可略知這個人的精神、思想、健康狀況，甚至教育程度、家庭背景、個性習性，因為所有的生命一切過程都會累積在身上。肉體表面也可以了解到裡層的作業情況。

要成為一個「赤腳大仙」，生命體本身的結構、功能及常見的疾病也應該要大概的了解一下，才能替患者服務，所以，本章就來仔細的分析人體各部門的結構、功能情形及常見的疾病。

一、頭部——生命的中樞，人體對內對外的指揮部

1.大腦

大腦的功能有思考、記憶、判斷、接收外來訊息及發號思想的功能。

常見的疾病有腦中風、腦腫瘍、腦膿瘍、腦性麻痺、巴金氏病、腦萎縮症、癲癇、舞蹈症、失憶症等。

2.小腦

小腦的功能有保持身體的平衡感，將大腦所下達的運動命令傳達到全身。

常見的疾病有脊髓小腦變性症、腦梅毒。

3.腦幹

主要功能有：調整呼吸、心臟律動、調整體溫、掌管自律神經系統及調節荷爾蒙的運作。

4.眼睛

眼睛是人體對外的情報收集站，它有認識物體形狀、辨別顏色的功能。

主要疾病有：白內障、青光眼、結膜炎、麥粒腺腫、砂眼、夜盲、色盲、角膜炎、視神經炎、近視、遠視、亂視。

5.耳朵

耳朵能聽聲音、保持平衡感、調整氣壓變化的功能。

主要疾病有：中耳炎、外耳道炎、重聽。

6.鼻子

鼻子是吸入及呼出空氣的管道，有將空氣加溫、保溫、除塵及感受氣味的功能。

主要疾病有：鼻炎、蓄膿症、過敏性鼻炎、鼻癌、嗅覺異常、臭鼻症等。

7.口腔、喉嚨、舌、齒、聲帶

食物從口經舌及牙齒的咬嚼進入人體，喉嚨更有聲帶

發出聲音的功能。

常見的疾病有：乾口症、口腔炎、舌苔、口腔癌、舌癌、蛀齒、齒髓炎、牙齦炎、顎炎、顎骨腫傷、顎關節症、顎關節脫臼、咽頭炎、喉頭炎、咽後膿瘍、扁桃炎、扁桃腺肥大、咽頭癌、聲帶炎、發聲障礙。

8.顏面

人體的正面，表達情感的功能。

常見疾病有：青春痘、腮腺炎。

二、上焦──心窩以上，頸部以下

1.食道

食道是食物由嘴巴經喉嚨進入胃部的管道。

常見疾病有：食道痙攣症、食道炎、食道靜脈瘤、食道癌、食物阻塞等症。

2.支氣管

是供空氣由鼻子進入體內到肺部的管道。

常見的疾病有：支氣管炎、氣喘、支氣管狹窄症。

3.肺

肺是接受大自然的氧氣過濾後供給血液，並將血液中的二氧化碳排出體外，以補充人體能量及清潔血液的功能。

常見的疾病有：肺水腫、肺癌、肺血栓、肺炎、肺結核、肺化膿、肺氣腫、肺纖維、肺栓塞、肺梗塞等症。

4.乳房

乳房有分泌乳汁、養育嬰兒的功能。

男性與尚未發育成熟的女性不會隆起，因不必育嬰，所以，腦下垂體不會分泌性腺激素。

常見疾病有：乳腺炎、乳癌、乳汁不足、乳癤。

5.心臟

心臟的作用是利用收縮及擴張的能力，將血液加壓並輸送到全身，使其能夠循環全身。

常見的疾病有：高血壓、低血壓、心膜炎、心肌炎、先天性心臟病、心臟瓣膜症、心性氣喘、心肌梗塞、心肌能不全、狹心症。

三、中焦——肚臍以上，心窩以下

1.胃、十二指腸

胃的功能有：①將食物與胃液混合攪拌；②對食物進行殺菌；③配合十二指腸的消化情形，暫時貯存食物；④將食物送往十二指腸，混合胰液與膽汁消化食物。

常見疾病有胃炎、胃潰瘍、胃癌、胃瘤、胃下垂、胃弛緩、胃擴張、胃酸過多、胃痙攣、胃神經症、十二指腸潰瘍。

2.肝臟

肝臟是人體最大的化學工廠，它主要的功能有：①分解、合成為能夠活用養分的形態；②貯存肝糖和脂肪；③對有害物質進行解毒；④生產膽汁。

常見的疾病有濾過性病毒肝炎、中毒性肝炎、肝硬化、肝萎縮、脂肪肝、肝膿瘍、肝臟梅毒、肝癌、Ａ、Ｂ、Ｃ型肝炎。

3.膽囊

膽的功能是濃縮膽汁，加以貯存，視情況需要排出膽汁碳，以幫助脂肪的消化吸收。

常見疾病有：膽結石、膽囊癌、膽囊管炎。

4.胰臟

胰臟有分泌胰液、調整血糖值的功能。

主要疾病有：胰臟炎、胰臟癌。

5.脾臟

脾臟是連接在胃部的一端，是淋巴和血液類的器官，它有過濾血液、破壞老舊紅血球及生產淋巴球的功能。

常見疾病與血液、淋巴球、內分泌有關。

6.腎臟

腎臟的功能有：①調整身體的水分與鹽份的量；②將血液中多餘的水份和廢棄物化做尿液排出體外；③調整血壓。

主要疾病有腎炎、腎盂炎、腎硬化症、腎癌、水腎症、膿腎症、囊胞腎、游走腎症、腎不全、新陳代謝障礙症。

四、下焦——肚臍以下，肛門以上

1.小腸

小腸有吸收養份、水份的作用。

常見的疾病有腸炎、小腸惡性腫瘍。

2.大腸

大腸的功能是在吸收水份及製造糞便。

常見的疾病有：潰瘍性大腸炎、闌尾炎、腸結核、結腸癌、腸息肉、便秘症、下痢症、腸閉塞症、巨大結腸症、移動性盲腸、直腸炎、疝氣、腹膜炎、直腸癌、大腸癌等。

3.肛門

肛門是糞便的出口，有排便作用。

常見的疾病為：肛門膿瘍、痔瘡、脫肛、痔漏、肛門搔癢症。

4.膀胱與尿道

主要功能為貯存尿液及排泄尿液。

常見疾病有：膀胱炎、尿道炎、膀胱腫瘍、尿路結石、尿道狹窄、尿道堵塞。

5.生殖器官

生殖器是進行繁殖下一代使命的器官，男、女有別，男性生殖器主要作用在製造精子、女性殖器除了排卵、受精外，還能進行胎兒的生育分娩功能。

男性生殖器疾病有：前列腺肥大症、前列腺炎、精囊炎、前列腺癌、血精液症、睪丸炎、副睪丸炎、睪丸腫瘍、隱睪丸、精液瘤、陰囊水腫、龜頭炎、陰莖癌、持續勃起症、陽萎、性神經症、男性不孕症。

女性常見生殖器疾病有：月經異常、子宮內膜炎、子宮頸管炎、子宮陰道糜爛、子宮頸管息肉、子宮肌瘤、子宮肉瘤、子宮癌、子宮位置異常、子宮損傷、輸卵管炎、卵巢炎、卵巢囊瘤、卵巢癌、輸卵管癌、陰道癌、外陰癌、生殖器官結核、不孕症等。

此外，男、女間不潔的性交也會產生性病，例如：淋病、梅毒、下疳、白帶、疱疹等。

五、體內流動組織

1.氣（氧氣、能量）

「氣」是生命的能源，它來自空氣的氧氣及食物的養份，供給肉體產生動力，也活化細胞，產生新陳代謝。靈也需要「氣」，「氣」不足會產生精神、意識、思考的不穩定，所以，人體沒有「氣」生命就會結束，「氣」攝取不夠、不順都會使生命發生疾病。

常見的「氣」病有：經絡不通、堵塞、氣結、氣瘀、邪氣纏身、中暑、感冒、發炎、潰瘍、癌症、燥氣、亢奮、失眠、消沉、虛弱、情緒不穩等都是「氣」病。

2.血液與血管

血液有分白血球與紅血球，白血球有吞噬入侵病原菌、消滅病菌的作用。紅血球則是負責將氧氣及養分輸送到人體各處，並將二氧化碳和廢棄物排出體外的作用。人體如果血液流失了一半，就會死亡。

輸送血液的管道叫做血管，它分佈全身各處。

常見的疾病有：多血症、白血球過多症、血小板減少症、凝血異常、血友病、高、低血壓症、動脈硬化、動脈塞栓、靜脈血栓症、下肢靜脈瘤、動脈瘤……等等。

3.內分泌

所謂內分泌就是透過腦下垂體分泌出荷爾蒙（激素）經由血液和淋巴腺液，循環到全身各個角落，以達到保持

身體處於穩定的狀態及調節生命活動力。內分泌異常（過多或過少）都會產生疾病。

主要疾病有：尿崩症、巨人症、甲狀腺機能亢進、低下症、甲狀腺炎、甲狀腺腫、甲狀腺癌、腎上腺皮質衰弱症、胰島的腫瘍、胸腺腫瘍、松果體腫瘍。

4.淋巴系統

淋巴管分佈全身各地，裡面流著一種無色透明的液體叫做淋巴液，並在頸部、腋下、跨下約有800個淋巴結，它是保護身體免受病原菌侵害的器官，有擊退病原菌和毒素、搬除廢棄物、搬運養分的功能。

常見疾病有：淋巴結腫大、惡性淋巴腫瘤、免疫功能降低等症。

六、骨骼、肌肉、皮膚

1.骨骼

骨骼的功能有：①支撐人體；②造血功能；③保護內臟；④貯存無機鹽類。

常有的疾病：骨折、脫臼、關節炎、骨質疏鬆症、風濕症。

2.韌帶

韌帶是連接骨與骨之間的媒介物，它富有彈性、韌性，是人體行動不可缺少的組織。

常有的疾病是：韌帶拉傷、扭傷、發炎。

3.肌肉

肌肉有分三種：①可使四肢等軀體移動、活動的骨骼

肌；②能使胃、腸蠕動的平滑肌；③使心臟跳動的心肌，可見肌肉的功能是在促使人體活動的組織。

常見的疾病有：肌肉萎縮症、肌肉疼痛。

4.脂肪

脂肪是儲備的人體能量。

常見的症狀有：肥胖、脂肪肝、血脂肪過高、血管粥狀、脂肪瘤。

5.皮膚

皮膚是人體的外牆，是保護人體免受外來的刺激，及調節體溫的功能，亦有掌握來自外界的刺激感官功能。

常見的疾病有：皮膚炎、燙傷、外傷、疔瘡、癬、潰瘍、膿瘍、濕疹、皮膚瘤、皮膚癌。

七、脊髓與神經

1.脊髓

脊髓是連絡腦和全身的神經纖維束，它有：①將大腦下達的指令傳達至身體各部；②將肉體及外界的情報傳達至腦中；③產生反射運動，避開突如其來的危險等功能。

脊髓是一節一節的骨髓連接成可彎曲的鍊狀體，共分頸椎（7節）、胸椎（12節）、腰椎（5節）、薦椎（6節）。在椎與椎之間有神經線，連接到身體各部位。

主要疾病有：脊髓腫瘍、脊髓炎、脊髓空洞症、頸椎症、多發性硬化症、視神經脊髓炎、痙性脊髓麻痺、脊椎側彎、骨刺等症。

2.神經系統

人體神經系統分為中樞神經與末梢神經。中樞神經系統是腦與脊髓，控制知覺、五觀功能、精神的中樞。末梢神經是控制制體性神經、運動、感覺神經、非意志性控制內臟與器官之自主性神經系統。

常見疾病有：顏面神經痛、三叉神經痛、顏面痙攣、肋間神經痛、多發性神經炎、自律神經失調症、坐骨神經痛。

八、精神、意識

精神是人的意識思想反應，大腦因受內在及外在的刺激變化，而產生亢進、低沉、清敏、模糊等現象，又因潛在與顯在意識的執行命令變化，會產生左右生命品質的功能。

常見疾病有：失眠、癡呆、恐懼症、憂鬱症、躁鬱症、神經質、幻覺、精神分裂等症。

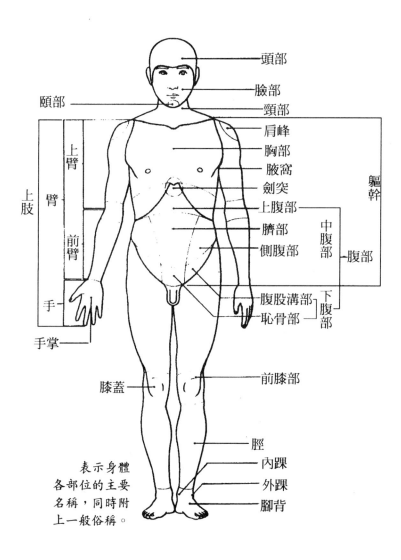

頭部

臉部

頤部

頸部

肩峰

胸部

腋窩

劍突

上腹部

臍部

側腹部

腹股溝部

恥骨部

前膝部

脛

內踝

外踝

腳背

膝蓋

上臂

臂

前臂

手

手掌

上肢

軀幹

中腹部

腹部

下腹部

表示身體
各部位的主要
名稱，同時附
上一般俗稱。

圖3　身體各部位名稱（正面）

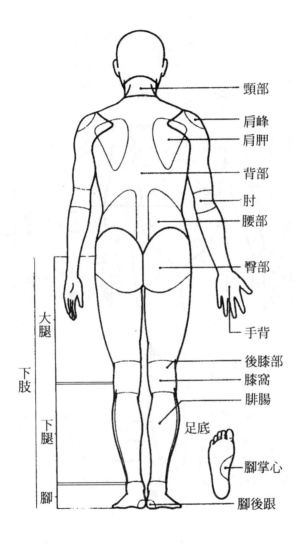

頸部

肩峰
肩胛

背部

肘
腰部

臀部

手背

後膝部
膝窩

腓腸

足底

腳掌心

腳後跟

大腿

下肢

下腿

腳

（背面）

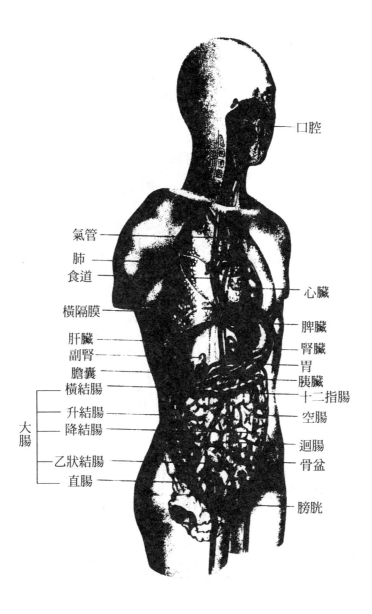

口腔

氣管

肺

食道

心臟

橫隔膜

脾臟

肝臟

腎臟

副腎

胃

膽囊

胰臟

橫結腸

十二指腸

升結腸

空腸

大腸

降結腸

迴腸

乙狀結腸

骨盆

直腸

膀胱

圖4　人體內臟官位置

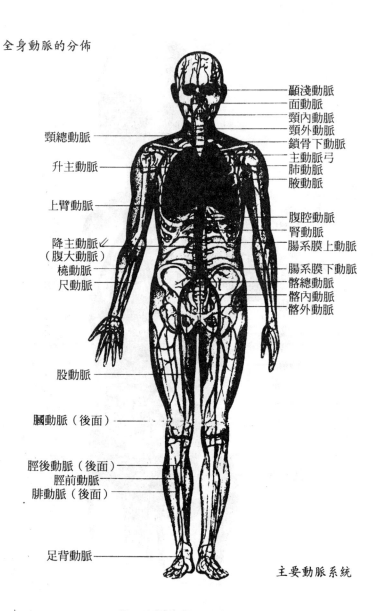

全身動脈的分佈

顳淺動脈
面動脈
頸內動脈
頸外動脈
鎖骨下動脈
主動脈弓
肺動脈
腋動脈

頸總動脈

升主動脈

上臂動脈

腹腔動脈
腎動脈
腸系膜上動脈

降主動脈
（腹大動脈）
橈動脈
尺動脈

腸系膜下動脈
髂總動脈
髂內動脈
髂外動脈

股動脈

膕動脈（後面）

脛後動脈（後面）
脛前動脈
腓動脈（後面）

足背動脈

主要動脈系統

圖 5　血液與淋巴管的流向

全身的靜脈與淋巴管的分佈

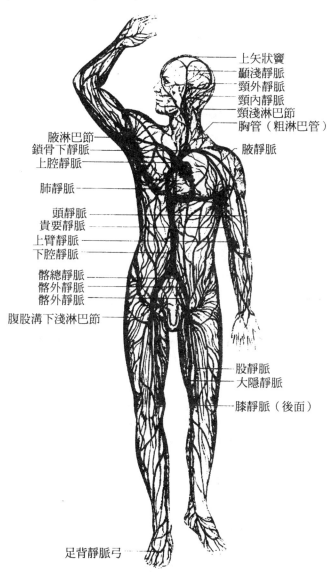

上矢狀竇
顳淺靜脈
頸外靜脈
頸內靜脈
頸淺淋巴節
胸管（粗淋巴管）

腋靜脈

腋淋巴節
鎖骨下靜脈
上腔靜脈

肺靜脈

頭靜脈
貴要靜脈
上臂靜脈
下腔靜脈

髂總靜脈
髂外靜脈
髂外靜脈

腹股溝下淺淋巴節

股靜脈
大隱靜脈

膝靜脈（後面）

足背靜脈弓

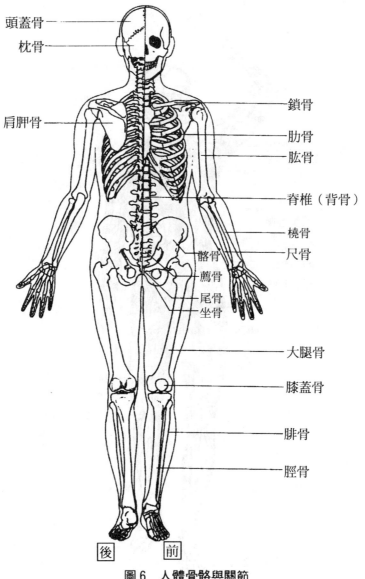

頭蓋骨 ──

枕骨 ──

肩胛骨 ──

鎖骨 ──

肋骨 ──

肱骨 ──

脊椎（背骨）──

橈骨 ──

尺骨 ──

髂骨 ──

薦骨 ──

尾骨 ──

坐骨 ──

大腿骨 ──

膝蓋骨 ──

腓骨 ──

脛骨 ──

後　　前

圖6　人體骨骼與關節

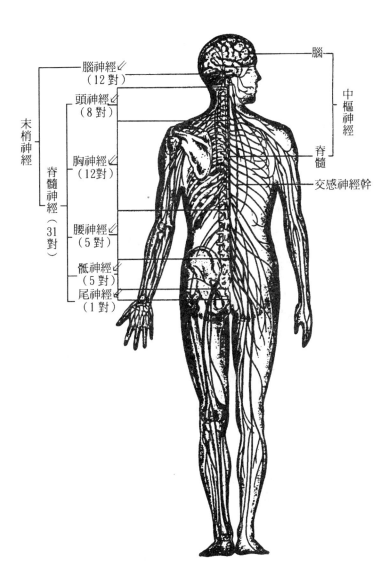

末梢神經

脑神經
（12 對）

頭神經
（8 對）

胸神經
（12對）

脊髓神經
（31 對）

腰神經
（5 對）

骶神經
（5 對）

尾神經
（1 對）

腦

中樞神經

脊髓

交感神經幹

圖 7　人體神經系統表

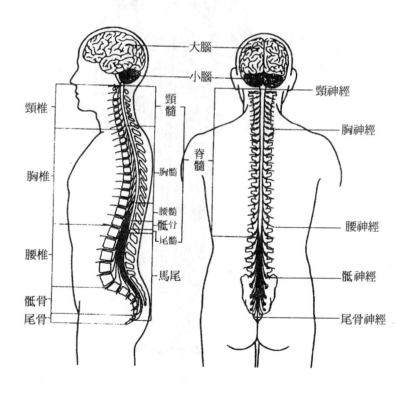

大腦

小腦

頸神經

頸椎　　　　　　　頸髓

胸神經

胸椎　　　　　　　胸髓　　　脊髓

腰髓
骶竹
尾髓

腰椎　　　　　　　馬尾

腰神經

骶骨　　　　　　　　　　骶神經
尾骨

尾骨神經

圖 8　人體脊髓全圖

第四章　經脈穴道

一、經脈穴道的原理

　　中國醫學在理論上有別於西方醫學，它有一個很大的特色，就是講求「氣」。中醫在治病時是很講究身體的氣、血平衡及氣血暢通理論，中醫認為人是大自然的一份子，大自然的氣體主宰著人的一切機能運作，人的生命少了氣，就不能生存，氣在人體的運作如果不良，健康就會發生問題。

　　中醫認為人的身體像一個小宇宙，一切的運作都要與大自然相同，大自然有氣場，在人體也有氣場，大自然依循著一個天體系統在運作，人體也有一個供氣場運作的系統，這個系統中醫將它稱為「經脈穴道系統」。

　　經脈學說認為，人體有八脈，十二經絡，三百六十一穴，它分佈於全身各地，形成一個經絡網，這個經絡網是互相通連的，氣就依循著這個路線，一天 24 小時不停的在人體內循環，供給人體必需的能量。

　　「脈」就像國家的縱橫大道，連接國土東西南北，而「經」就是連絡道路，連接各縣市的道路，使其行成一個交通網，分佈全身各地，而「穴道」就像城市或鄉鎮一樣，是供「氣」的集聚、出入口、驛站，而「氣」就像車水馬龍般的載運能量穿行到全身各地。

醫學上認為，人體某一個部位發生問題，可以依循經絡路線在遙遠的另一端去施壓或刺激，「氣」就可達到發生問題的地方去解決問題，例如，氣功點穴、推拿、針刺、艾草灸療。也可依照經絡路線去輸導，例如，刮痧、拔罐之類的醫術。

經脈還有分陰與陽等性質，因為大自然本來就有陽與陰的分別存在，就因為宇宙陰、陽不斷的在交叉變化，所以大自然才能產生動力，並且永續循環，生生不息，而人體也依照此理設計，原理也竟是相同。

二、經脈路線的位置

「氣」是一種微細、流動的物質，它用肉眼看不出來，但它確實是存在的，我們可以用五觀去感覺、體會出來。

經絡路線也是無形的，它依附在肉體的骨縫邊，或肌肉與骨之間，形成一條特殊的走道，就像大自然的山川峽谷一樣，氣流會特別強。

曾經有西方醫學界用解剖人體及照射 X 光的方法來企圖查閱經脈路線，但都沒有發現而認為經絡穴道是不存在的，是中國人憑空想像出來的抽象、不合邏輯的理論，因為西方人太重視肉體物質證據，然而氣場只有活人才有，解剖的屍體、靈魂與氣已不存在於肉體，那能找到經絡路線的跡象，但話又說回來，經絡路線確實是中國老祖先用他們的經驗感覺、憑空去繪畫出來的一些經驗而已，不過以筆者多年來的實驗證明，它確實是存在的，只是個人體

質不同，也許會有點偏差。

三、八脈

人體有任脈、督脈、帶脈、沖脈、陰蹻脈、陽蹻脈、陰維脈、陽維脈共八脈。

任脈在人體正面、中線、屬陰，它由肛門前方的會陰穴往上沿伸，到下唇下正中凹陷處之承漿穴共24穴。

督脈從上唇擊帶與齒齦連接處的齦交穴往臉部正中線到頭頂正中的百會穴，再往人體背面走正中線往下經背面到肛門後方的長強穴，共28穴。

帶脈是以肚臍為中心，橫繞人體一週。

沖脈是由肛門前會陰穴，到頭頂的百會穴，走人體裡層正中線。

陽蹻脈、陰蹻脈、陽維脈、陰維脈等四條脈在民間療法上很少用到，而且與其他經脈穴道路線重疊，所以，一般都不去敘述，讀者如需要請看圖便可明瞭。

四、十二經絡

手太陰肺經──從胸部第一肋間隙外側，中府穴道上走上肢陰面橈側，到拇指的少商穴共11穴。

手少陰心經──從腋窩中間之極泉穴走手臂陰面尺側到小指之少衝穴共9穴。

手厥陰心包經──從乳頭外側第四肋間之天池穴，走上肢陰面中線到中指的中衝穴。

手陽明大腸經──從食指之商陽穴走上肢陽面橈側經

頸部到鼻翼旁之迎香穴共 20 穴。

　　手太陽小腸經——從小指少澤穴走上肢陽面尺側到肩背面，再從後頸到耳前聽宮穴共 19 穴。

　　手少陽三焦經——從無名指走手臂陽面中線，到肩膀再經頸部，耳後到眉毛外側之絲竹空穴共 23 穴。

　　足陽明胃經——從眼球正下方之承泣穴到臉夾邊之大迎穴與另一條線從額角髮際之頭維穴往下之線交合，再走人體正面往下到腳盤第二趾外側的厲兌穴共 45 穴。

　　足太陽膀胱經——從眼睛內側睛明穴往上到腦後在後頸天柱穴分兩線往下，直下走人體背面到下肢膝蓋後膕窩委中穴會合成一線再往下走中線到腳盤小趾之至陰穴共 67 穴。

　　足少陽膽經——從眼睛外側之瞳子髎穴，遶耳邊及頭部側面，再往頸部走人體側面到下肢外側，到腳盤第四趾之足竅穴，共 44 穴。

　　足太陰脾經——從腳拇趾之隱白穴經腳盤內側，到下肢直上走內側，再經人體正面到腋窩第六肋間之大包穴共 21 穴。

　　足少陰腎經——從腳底之湧泉穴，走腳盤內側及下肢內側，再轉人體正面中線往上到胸部銷骨下緣之俞府穴，共 27 穴。

　　足厥陰肝經——從拇趾外側之大敦穴經腳盤內側到下肢走下肢內側到人體正面直上到乳頭下第六肋間之期門穴共 14 穴。

五、子午流注

依照經絡學說之說法，分佈在人體內之經絡路線不但固定，還有分陰、陽，且其氣、血行走之路線也有固定的秩序與時辰表，每天 24 小時固定的在循環，不會含糊、顛倒，在學理上稱為「子午流注」。

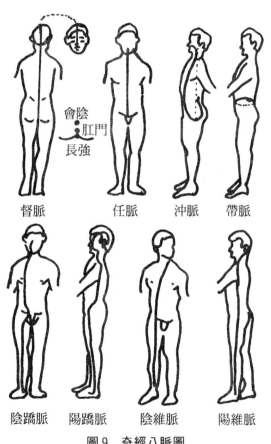

會陰
肛門
長強

督脈　　　任脈　　　沖脈　　　帶脈

陰蹻脈　　陽蹻脈　　　陰維脈　　　陽維脈

圖 9　奇經八脈圖

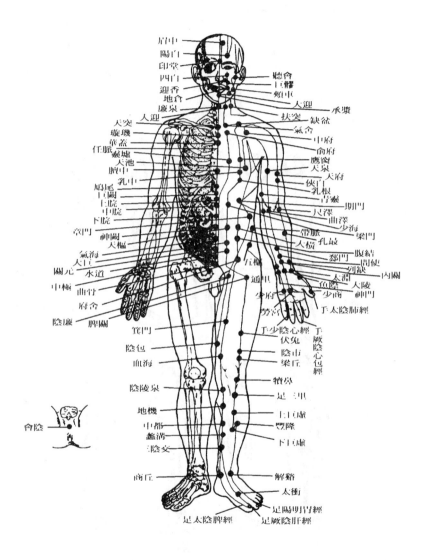

圖 10　經脈穴道圖（正面）

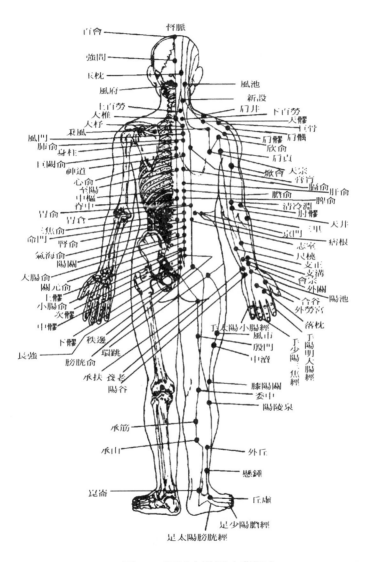

百會　　督脈
強間
玉枕
風府　　　　　　　風池
　　　　　　　　　新設
上百勞　　　　　　肩井
大椎　　　　　　　　下百勞
大杼　　　　　　　　天髎
風門　　秉風　　　　　肩髃
肺俞　身柱　　　　　肩髎　肩貞
　　　　　　　　　欣俞
厥陰俞　　　　　　肩貞
神道　　　　　　　欣俞　天宗
心俞　　　　　　　肓門　膈俞　肝俞
至陽　　　　　　　膽俞　暉俞
中樞　　　　　　　清冷淵
脊中　　　　　　　小髎
胃俞　胃倉　　　　京門　　手三里　天井
　　　　　　　　　　　　　　　　　病根
三焦俞　　　　　　志室　尺澤
命門　腎俞　　　　支正　支溝
氣海俞　　　　　　會宗　外關
陽關　　　　　　　　　　　　陽池
大腸俞　　　　　　合谷
關元俞　　　　　　外勞宮
上髎　　　　　　　落枕
小腸俞　　　　手太陽小腸經
次髎　　　　　風市　手陽明大腸經
中髎　　　　　殷門　手少陽三焦經
下髎　　　　　中瀆
秩邊　環跳
長強　　膀胱俞
承扶　養老　　　　膝陽關
　　陽谷　　　　　委中
　　　　　　　　　陽陵泉
承筋
承山　　　　　　　外丘
　　　　　　　　　懸鍾
崑崙　　　　　　　丘墟
　　　　　　　足少陽膽經
　　　足太陽膀胱經

圖 11　經脈穴道圖（背面）

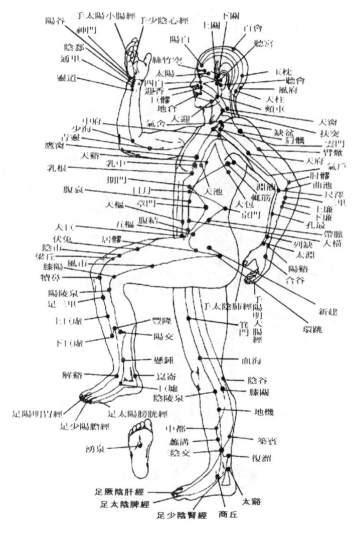

陽谷
神門
陰郄
通里
靈道
手太陽小腸經
手少陰心經
下關
上關
百會
聽宮
陽白
絲竹空
太陽
四白
迎香
顴髎
地倉
人迎
下枕
聽會
風府
天柱
頰車
天窗
扶突
缺盆
肩髃
雲門
中府
少海
青靈
鷹窗
乳根
天谿
乳中
期門
腹哀
天樞
章門
五樞
腹結
臂臑
天府
氣戶
小骨髎
曲池
尺澤
淵腋
輒筋
大包
京門
天池
上廉
下廉
孔最
帶脈
大橫
列缺
太淵
陽谿
合谷
大巨
伏兔
陰市
梁丘
膝陽
風市
犢鼻
肩骨髎
陽陵泉
足三里
上巨虛
下巨虛
手太陰肺經
手陽明大腸經
箕門
新建
環跳
豐隆
陽交
血海
懸鍾
解谿
崑崙
巨墟
陰陵泉
陰谷
膝關
地機
足陽明胃經
足太陽膀胱經
足少陽膽經
湧泉
中都
蠡溝
陰交
築賓
復溜
足厥陰肝經
足太陰脾經
足少陰腎經
商丘
太谿

圖12　經脈穴道圖（側面）

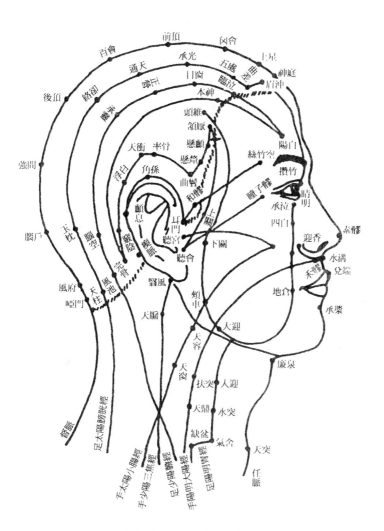

圖13　經脈穴道圖（頭部）

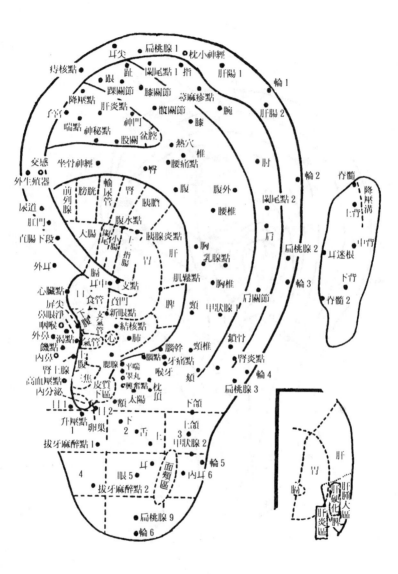

圖14　耳朶穴道圖

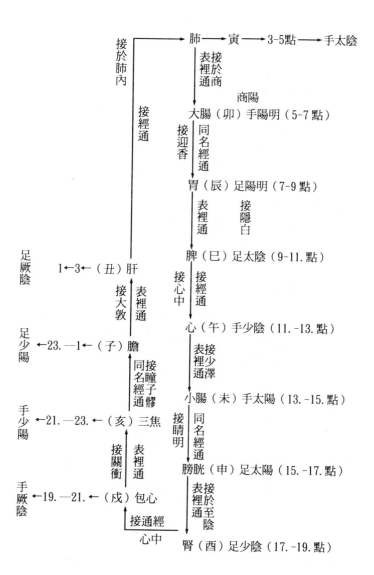

圖15　子午流注圖

經脈穴道位置表

1.督脈（二八穴）

穴　名	位　　　置	主　　　治
齦　交	上唇繫帶與齒齦連接處	精神病，鼻炎，齒痛，痔疾
兌　端	上唇尖端，人口溝與口唇連接處	精神病
人　中（水溝）	上唇正中上1/3與下2/3交界處	暈厥，休克，腰扭傷，精神病
素　髎	鼻尖正中	鼻炎、暈厥、休克
神　庭	頭部正中線前髮際，或入前髮際五分	頭痛，鼻炎
囟　會	百會前三寸（上星與前頂之間）	頭痛，眩暈，鼻炎
前　頂	百會前一‧五寸（百會與囟會之間）	頭痛，鼻炎，癲癇
百　會	頭部正中線，前髮際後五寸，兩耳尖直對頭頂正中	頭痛，眩暈，休克，癲癇，脫肛
後　頂	百會後一‧五寸（百會與強間之間）	頭痛，眩暈，癲狂
強　間	風府與百會之間（腦戶上一‧五寸）	頭痛，眩暈，癲狂
腦　戶	枕外粗隆上緣（風府上一‧五寸）	癲癇，頸項痛
風　府	枕骨下，後髮際上一寸	頭痛，眩暈，咽喉痛，音啞，精神病
啞　門	後項髮際上五分（風府下五分）	頭痛，眩暈，聾啞，音啞，嘔吐
大　椎	第七頸椎與第一胸椎棘突間	熱病，瘧疾，咳嗽，氣喘，項強，癲癇
陶　道	第一～二胸椎突間	熱病，瘧疾，氣喘
身　柱	第三～四胸椎棘突間（約與肩胛岡相平）	氣喘，咳嗽，癲癇
神　道	第五～六胸椎棘突間	心痛，心悸，健忘，咳嗽

靈　台	第六～七胸椎棘突間	咳嗽，氣喘，項強，背痛
至　陽	第七～八胸椎棘突間（約與肩胛骨下角相平）	胸脇痛，氣喘，黃疸
筋　縮	第九～十胸椎棘突間	癲癇，背痛，胃痛
中　樞	第十一～十一胸椎棘突間	腰痛，嘔吐
脊　中	第十一～十二胸椎棘突間	腰痛，腹瀉，黃疸，癲癇
懸　樞	第一～二腰椎棘突間	腰痛，痢疾，脫肛
命　門	第二～三腰椎棘突間（約與第十二肋端相平）	腰痛，帶下，腹瀉
腰陽關	第四～五腰椎棘突間（約與髂嵴相平）	腰痛，下肢病症
腰　俞	第四骶椎下，骶管裂孔中	癲癇，腰痛，腹瀉，下血
長　強	尾骨尖端與肛門之間	痔疾，脫肛，慢性腸炎

2.任脈（二四穴）

穴　名	位　　　　置	主　　　治
會　陰	會陰部正中（男子當肛門與陰囊之間，女子當肛門與陰唇後聯合之間）	陰癢，肛門腫痛，脫肛，癲狂，休克
曲　骨	臍下五寸，恥骨聯合上方	遺精，陽萎，小便不利，婦科病症
中　極	臍下四寸	遺尿，小便不利，月經不調
關　元	臍下三寸	體質虛弱，遺尿，小便不利，腹痛，腹瀉，虛脫
石　門（丹田）	臍下二寸	腹痛，遺尿，小便不利，腹水
氣　海	臍下一‧五寸	體質虛弱，遺尿，月經不調
陰　交	臍下一寸	月經不調
臍　中（神闕）	臍窩正中	腹痛，腹瀉，四肢厥冷，虛脫
水　分	臍上一寸	腹水，腹痛，腫脹
下　脘	臍上二寸	胃病，消化不良，腹脹，腹瀉

建　里	臍上三寸	胃痛，嘔吐，食慾不振，腹脹，水腫
中　脘	臍上四寸（胸肋角與臍連線的中點）	胃病，食慾不振，嘔吐
上　脘	臍上五寸	胃病，嘔吐
巨　闕	臍上六寸	胃病，精神病
鳩　尾	臍上七寸，胸骨劍突下	心胸痛，嘔吐，癲癇，精神病
中　庭	胸骨正中線上，平第五肋間	胸腫脹滿，嘔吐
膻　中	胸骨正中線上，平第四肋間（當兩乳頭之間）	氣喘，咳嗽，胸痛，產後乳少
玉　堂	胸骨正中線上，平第三肋間	胸痛，嘔吐，氣喘，咳嗽
紫　宮	胸骨正中線上，平第二肋間	咳嗽，氣喘，胸痛
華　蓋	胸骨正中線上，平第一肋間	氣喘，咳嗽，胸痛，吐血
璇　璣	天突下一寸（天突與華蓋之間）	咳嗽，氣喘，胸悶
天　突	胸骨柄上方凹陷中	氣喘，咳嗽，咽喉不利
廉　泉	結喉正上方，舌骨上緣正中	舌強，失語，音啞
承　漿	下唇下正中凹陷處	面癱，流涎

(二)手三陰經

1.手太陰肺經（十一穴）

穴　名	位　　置	主　　治
中　府	肩胛骨喙突的內下方，第一肋間隙外側（距前正中線六寸，雲門下一寸）	咳嗽，氣喘，肺疾患，胸痛
雲　門	胸前壁外上部，鎖骨外端下方，舉臂時呈凹陷處（距前正中線六寸）	咳嗽，氣喘，肩臂痛

穴　名	位　　置	主　　治
天　府	肘橫紋上六寸，肱二頭肌橈側	鼻衄，氣喘，肩臂痛
俠　白	肘橫紋上五寸，肱二頭肌橈側	咳嗽，氣喘，胸痛，心悸，肩臂痛
尺　澤	肘橫紋中，肱二頭肌腱橈側凹陷處	咯血，氣急咳嗽，咽喉腫痛，肘臂痛
孔　最	前臂屈側，腕（太淵）上七寸	咳嗽，咯血，音啞，肘臂痛
列　缺	橈骨莖突上方，腕上一·五寸	咳嗽，氣急，頸項強痛
經　渠	腕上一寸，橈動脈橈側	胸痛，咳嗽，氣喘，嘔吐，發熱汗不出
太　淵	腕橫紋上，橈動脈橈側	咳嗽，氣喘
魚　際	第一掌骨掌側中點，赤白肉際	氣喘，咽喉腫痛，疳積
少　商	拇指橈側指甲後一分	咽喉腫痛，感冒，中風，昏迷

2.手少陰心經（共九穴）

穴　名	位　　置	主　　治
極　泉	腋窩中間，腋動脈外側	心紋痛，上肢不舉或麻木
青　靈	肘橫紋內側端（少海）上三寸	頭痛，黃疸，肩臂痛
少　海	屈肘內側橫紋頭	失眠，心悸，前臂麻木，瘰癧
靈　道	腕橫紋（神門）上一·五寸，尺側屈腕肌腱橈側	心痛，噁心，失語，前臂痛
通　里	腕橫紋上一寸，尺側屈腕肌腱橈側	心悸，咽喉腫痛，舌強，失語
陰　郄	腕橫紋上五分，尺側屈腕肌腱橈側	心悸，盜汗，吐血
神　門	腕橫紋上，尺側屈腕肌腱橈側	失眠，心悸，精神病，癲病
少　府	掌面第四～五掌骨間，握拳時小指指端所指處	心悸，胸痛，遺尿，小便不利
少　衝	小指橈側指甲後一分	心悸，心痛，咽喉腫痛，昏迷

3.手厥陰心包經（共九穴）

穴　名	位　　置	主　　治
天　池	乳頭外側一寸，第四肋間	胸脇痛，腋下腫痛
天　泉	腋前紋頭下二寸，肱二頭肌的二頭之間	胸痛，肩臂痛
曲　澤	肘橫紋中，肱二頭肌腱尺側	心痛，心悸，暑熱，嘔吐，肘臂痛，震顫
郄　門	腕橫紋正中（大陵）上五寸	心悸，胸痛，噁心嘔吐
間　使	腕橫紋正中上三寸，兩筋間	心悸，胸痛，瘧疾，癲癇
內　關	腕橫紋正中上二寸，兩筋間	胃痛，嘔吐，心悸，胸痛，癲狂
大　陵	腕橫紋正中	心悸，胸痛，癲狂，手指麻木
勞　宮	握拳時中指所指的手掌處，第二～三掌骨間	胸痛，嘔吐，癲狂
中　衝	中指橈側指甲後一分，或中指尖端正中	發熱，昏迷，煩躁，舌強

(三)手三陽經

1.手陽明大腸經（共二十穴）

穴　名	位　　置	主　　治
商　陽	食指橈側指甲角後一分	咽喉腫痛，發熱，昏迷，腮腺炎
二　間	次指橈側，本節前方	鼻衄，咽喉腫痛，牙痛
三　間	次指橈側本節後凹陷處	咽喉腫痛，牙痛，腹脹，腹瀉，眼痛
合　谷	手背第一～二掌骨間，近第二掌骨橈側緣中點	頭面五官部病症，發熱，頭痛，咽喉痛，牙痛
陽　谿	腕背橈側，拇指翹起時兩筋凹陷中	手腕痛，五官部病症
偏　歷	陽谿上三寸（曲池與陽谿連線的下1/4折點）	鼻衄，喉痛，牙痛，腕臂痛，面癱

溫 溜	陽谿上五寸	寒熱，腹痛，呃逆，喉舌痛
下 廉	曲池下二四寸折點	乳癰，肘痛，腹瀉
上 廉	曲池下三寸	頭痛，偏癱，肘臂痛
手三里	曲池下二寸	肘臂痛，上肢癱瘓，腹瀉
曲 池	屈肘橈側橫紋頭盡端	上肢痛，癱瘓，高血壓，發熱，皮膚病
肘 髎	曲池外上一寸，肱骨前緣	肘臂痛
手五里	曲池直上三寸，肱骨橈側	肘臂痛，咳嗽，淋巴結炎
臂 臑	三角肌尖端上	肩臂痠痛，上肢癱瘓，眼病
肩 髃	肩峰前下方，舉臂時呈凹陷	肩臂痛，上肢癱瘓
巨 骨	肩鎖關節內側凹陷處	肩臂痛，吐血
天 鼎	胸鎖乳突肌後緣的下1/4折點	咽喉腫痛，音啞，呼吸不暢
扶 突	胸鎖乳突肌後緣中點	氣喘，失音，甲狀腺手術針麻用穴
禾 髎	人中旁五分，鼻孔外壁下方	鼻疾患，面神經麻痺，心臟病
迎 香	鼻翼旁五分，鼻唇溝中	鼻疾患，面神經麻痺，面肌痙攣

2.手太陽小腸經（共十九穴）

穴　名	位　　置	主　　治
少 澤	小指尺側指甲角後一分	乳腺炎，產後乳少
前 谷	小指尺側，掌指關節前方	臂痛，瘧疾，耳鳴，腮腺炎，喉痛，產後乳少
後 谿	第五掌指關節後方尺側凹陷處、握拳時正當掌橫紋尺側端	頭項強痛，後頭痛，腰痛，盜汗，手指麻木，瘧疾
腕 骨	第五掌骨底尺側凹陷中，距腕約一寸	頭項痛，黃疸，嘔吐，腰腿痛
陽 谷	腕背尺側，尺骨莖突與三角骨之間凹陷處	腕臂痛，癲癇

穴 名	位 置	主 治
養 老	屈肘掌心對胸、尺骨小頭橈側縫隙中	肩臂痛，項強，視力減退
支 正	前臂背面尺側，腕上五分	頸項強，手指拘攣，頭痛，目眩
小 海	肘尖內側凹陷處	手臂麻木，精神病
肩 貞	腋後紋頭上一寸許	肩及上肢病症
臑 俞	腋後縫直上，肩胛岡下外側凹陷中	肩及上肢病症
天 宗	岡下窩中，掌岡下緣與肩胛下角間上1/3折點	肩背痛，上肢不舉，乳部病症
秉 風	岡上窩中點	肩背痛，上肢不舉
曲 垣	肩胛岡上緣內側端凹處，掌脊椎與肩端中間	肩背痛
肩外俞	第一胸椎棘突下旁開三寸	肩背痛，頸項強痛
肩中俞	第七頸椎棘突下旁開二寸	肩背痛，咳嗽，氣喘
天 窗	喉結旁開三寸五分（扶突後五分）	耳鳴，耳聾，咽喉病症
天 容	下頜角後方，胸鎖乳突肌前緣凹陷中	耳鳴，耳聾，咽喉病症，牙痛
顴 髎	外眼角直下顴弓下緣凹陷中	牙痛，三叉神經痛，面癱，顱腦手術針麻及拔上頜牙指壓麻醉常用穴
聽 宮	耳屏與下頜關節之間	耳鳴，耳聾，失音

3.手少陽三焦經（共二十三穴）

穴 名	位 置	主 治
關 衝	無名指尺側指甲角後一分	頭痛，目赤，咽喉腫痛，舌強，心煩
液 門	手背第四～五指縫間	頭痛，耳聾，耳鳴，瘧疾，手指，麻木
中 渚	手背第四～五掌骨間前1/3處	耳鳴，耳聾，瘧疾，手指不能屈伸
陽 池	腕背第四～五掌骨間直上凹陷處	腕痛，肩臂痛

外　關	前臂伸側正中，腕上二寸	脇痛，頭痛，耳聾，手指麻木，發熱
支　溝	前臂伸側正中，腕上三寸	胸脇痛，便秘
會　宗	支溝尺側旁五分，尺骨橈側緣	耳聾，癲癇，前臂痛
三陽絡	前臂伸側正中，腕上四寸	耳聾，牙痛，臂痛、胸部手術針麻用穴
四　瀆	前臂伸側正中，肘尖下五寸	耳鳴，耳聾，失音，前臂痛，腕指屈曲無力
天　井	屈肘，肘尖後凹陷中	肘、肩、項痛，頸淋巴結炎，甲狀腺疾患
清冷淵	天井上一寸	肩臂痛不能舉，頭痛
消　濼	清冷淵與臑會之間	臂痛，頸項強急，癲癇
肩　髎	肩峰後下方，舉臂凹陷處（肩髃後方）	肩臂痛，肩關節活動障礙
天　髎	肩胛骨上角，肩井與曲垣之間	肩背痛，頸項強痛
天　牖	乳突後下後，胸鎖乳突肌後緣	耳鳴，耳聾，五官病症
翳　風	耳垂後，下頜骨與乳突之間凹陷中	耳鳴，耳聾，面癱，頰腫
瘈　脈	翳風後上一寸，耳根與髮際間	頭痛，耳鳴，耳聾，嘔吐
顱　息	耳根後，瘈脈與角孫之間	頭痛，耳鳴，耳痛，嘔吐
角　孫	耳殼向前折曲，耳尖正上方入髮際處	頭痛，角膜雲翳，牙痛
耳　門	耳屏上切跡前方，張口呈凹陷處	耳鳴，耳聾等耳疾患，牙痛
和　髎	耳門前上方，鬢髮後緣，當耳門與絲竹空的連線上	耳鳴，頭痛，目眩，面癱
絲竹空	眉毛外側端	頭痛，眼病，癲癇

（四）足三陽經

1.足陽明胃經（共四十五穴）

穴　名	位　　置	主　　治
承　泣	眼球正下，眼眶下緣	目疾，近視
四　白	目下一寸，當眶下孔處	目疾，面癱，面肌痙攣，三叉神經痛
巨　髎	四白直下，平鼻翼下緣	面癱，牙痛，鼻病
地　倉	口角旁四分	面癱，流涎，面肌痙攣
大　迎	下頜骨咬肌附著部前緣面動脈後方，鼓頰時呈凹陷處	面癱，頰腫，牙痛
頰　車	下頜角前上方，咬肌中	牙痛，牙關不利，面癱，拔下頜牙指壓麻醉用穴
下　關	耳前顴弓下凹陷中	牙痛，牙關不利，三叉神經痛，拔上頜牙指壓麻醉穴
頭　維	額角髮際，或入髮際五分	偏頭痛，面肌痙攣
人　迎	喉結（甲狀軟骨）旁，頸動脈搏動處	高血壓，氣喘，甲狀腺疾患
水　突	胸鎖乳突肌前緣，平甲狀軟骨下緣（人迎與氣舍之間）	咽喉病症，咳嗽，氣喘，音啞
氣　舍	鎖骨內側端上緣，胸鎖乳突肌的胸骨頭與鎖骨頭之間	咳嗽，氣急，呃逆
缺　盆	鎖骨下窩中點	上肢麻木，疼痛，癱瘓
氣　戶	鎖骨中線，當鎖骨與第一肋骨之間	咳嗽，氣喘，胸脇脹痛
庫　房	鎖骨、乳頭中線上，第一～二肋間	咳嗽，胸痛
屋　翳	鎖骨中線，第二～三肋間	咳嗽，氣喘，胸脇脹痛，乳癰
膺　窗	鎖骨中線第三～四肋骨	咳嗽，氣喘，胸脇脹痛，乳癰

乳　　中	乳頭正中（體表定位標誌）	
乳　　根	乳頭直下，第五～六肋間	產後乳少，乳癰，胸痛，呃逆
不　　容	臍上六寸（巨闕）旁二寸	胃痛，腹脹，嘔吐，食慾不振
承　　滿	臍上五寸（上脘）旁二寸	胃痛，腹脹，嘔吐，食慾不振
梁　　門	臍上四寸（中脘）旁二寸	胃痛，嘔吐，食慾不振，大便溏薄
關　　門	臍上三寸（建里）旁二寸	腹痛，腹脹，腸鳴泄瀉，食慾不振，水腫
太　　乙	臍上二寸（下脘）旁二寸	癲狂，心煩，消化不良
滑肉門	臍上一寸（水分）旁二寸	癲狂，嘔吐
天　　樞	臍旁二寸，腹直肌中	腹痛，泄瀉，腹脹，痢疾，水腫，月經不調
外　　陵	臍下一寸（陰交）旁二寸	腹痛，疝氣，月經痛
大　　巨	臍下二寸（石門）旁二寸	小腹脹痛，小便不利，疝氣
水　　道	臍下三寸（關元）旁二寸	小便不利，月經痛，疝氣
歸　　來	臍下四寸（中極）旁三寸	婦女病，腹痛，疝氣
氣　　衝	臍下五寸（曲骨）旁二寸，腹股溝稍上方、股動脈內側	疝氣，睪丸炎，月經失調，滯產，胎盤滯留
髀　　關	骼前上棘直下，縫匠肌外側，屈股凹陷處	腿部麻木，股膝屈伸不利
伏　　兔	髕骨外上緣上六寸，在骼前上棘與髕骨外側的連線上	腿部麻木，股膝屈伸不利
陰　　市	髕骨外上緣上三寸	膝痛，屈伸不利
梁　　丘	髕骨外上緣上二寸	膝痛，胃痛，乳脹痛
犢　　鼻（外膝眼）	屈膝，髕韌帶外側凹陷處	膝關節痛
足三里	外膝眼下三寸，脛骨前緣外一寸許	胃腸病症，腹痛，泄瀉，便秘，消化不良，高血壓，失眠，遺尿，一般虛弱

穴 名	位 置	主 治
上巨虛	足三里下三寸（外膝眼下六寸）	腹瀉，腹痛，消化不良
條 口	外膝眼下八寸（小腿外側的中點）	胃痛，肩痛不舉
下巨虛	外膝眼下九寸	腹痛，腹瀉
豐 隆	外膝眼與外踝尖連線的中點（條口外一橫指）	氣急，痰多，頭，胸，腹痛
解 谿	踝關節前、伸趾長肌腱與伸拇長肌腱之間	足趾麻木，踝關節痛，足下垂
衝 陽	足背最高點，足背動脈跳動處	牙痛，面癱，腹脹，精神病
陷 谷	第二～三蹠骨結合部之前凹陷中	浮腫，腹水，腹脹，腹痛，足背痛
內 庭	第二～三趾縫端	牙痛，咽喉腫痛
厲 兌	第二趾外側趾甲角後一分	昏厥，腹脹，額痛，癲狂，鼻衄

2.足太陽膀胱經（共六十七穴）

穴 名	位 置	主 治
睛 明	目內眥上一分，眼眶內緣	眼病
攢 竹	眉毛內側端	頭額痛，眼病
眉 沖	眉毛內側端直上入髮際處（神庭與曲差之間）	癲癇，眩暈，頭痛，鼻塞
曲 差	神庭旁一・五寸（神庭與頭維連線的內1/3折點）	頭頂痛，鼻塞，鼻衄
五 處	曲差上一寸	頭痛，目眩，癲癇
承 光	五處後一・五寸	頭痛，目眩，鼻塞多涕
通 天	承光後一・五寸	頭痛，眩暈，鼻塞，鼻衄，鼻淵
絡 卻	通天後一・五寸	頭眩，耳鳴，癲狂，目視不明
玉 枕	腦戶旁一・三寸（腦戶與腦空之間）	頭痛，目痛，鼻塞

天 柱	啞門旁一‧三寸，當項後髮際內、斜方肌之外側	頭痛，項強，鼻塞，肩背痛，音啞
大 杼	第一胸椎棘突下（陶道）或棘突高處旁開一‧五寸，背俞各穴仿此	發熱，頭痛，項強，氣喘
風 門	第二胸椎棘突下突一‧五寸	發熱，咳嗽，氣喘
肺 俞	第三胸椎棘突下（身柱）旁一寸半	氣喘，咳嗽，胸痛
厥陰俞	第四胸椎棘突下旁一‧五寸	氣喘，咳嗽，胸痛
心 俞	第五胸椎棘突下（神道）旁一寸半	心悸，胸痛，咳嗽
督 俞	第六胸椎棘突下（靈台）旁一寸半	腹痛，嘔吐
膈 俞	第七胸椎棘突下（至陽）旁一寸半	胸腹痛，嘔吐，胸痛，吐血
肝 俞	第九胸椎棘突下（筋縮）旁一寸半	胸脇腹痛，黃疸，目疾
膽 俞	第十胸椎棘突下（中樞）旁一寸半	胸脇腹痛，黃疸，呃逆
脾 俞	第十一胸椎棘突下（脊中）旁一寸半	腹痛，嘔吐，消化不良
胃 俞	第十二胸椎棘突下旁一‧五寸	腹脹痛，嘔吐，消化不良
三焦俞	第一腰椎棘突下（懸樞）旁一寸半	腹脹，腹瀉，小便不利
腎 俞	第二腰椎棘突下（命門）旁一寸半	腰痛，遺精，尿頻，虛弱
氣海俞	第三腰椎棘突下旁一‧五寸	腰痛，腿膝不利
大腸俞	第四腰椎棘突下（陽關）旁一寸半	腹瀉，便秘，腰痛，坐骨神經痛
關元俞	第五腰椎棘與第一骶椎之間旁一‧五寸	腹瀉，遺尿，腰痛，坐骨神經痛
小腸俞	第一骶椎假棘突下旁一‧五寸（髂後上棘內緣與骶骨間凹陷中）平第一骶後孔	腰骶痛，坐骨神經痛

膀胱俞	第三骶椎假棘突下旁一·五寸（骼後上側內緣與骶骨間凹陷中）平第二骶後孔	腰骶痛，小便不利
中膂俞	第三骶椎假棘突下旁一·五寸，平第三骶後孔	腰骶痛，腹瀉，痢疾
白環俞	第四骶椎假棘突下旁一·五寸，平第四骶後孔	遺精，月經不調，白帶，疝痛，腰髖痛
上 髎	第一骶後孔（骼後上棘與正中線之間）	盆腔、骶部及下肢病症
次 髎	第二骶後孔	盆腔、骶部及下肢病症
中 髎	第三骶後孔	盆腔、骶部及下肢病症
下 髎	第四骶後孔	盆腔、骶部病症
會 陽	尾骨兩旁（長強外上五分）	肛門病症，痛經，腹瀉
附 分	第二胸椎棘突下旁三寸（風門旁一·五寸）	肩背拘急，頸項強痛，肘臂麻木
魄 戶	第三胸椎棘突下（身柱）旁三寸（肺俞旁一·五寸）	肺臟病症，項強，肩背痛
膏肓俞	第四胸椎棘突下旁三寸（厥陰俞旁一·五寸）	氣喘，咳嗽，一般虛弱
神 堂	第五胸椎棘突下（神道）旁三寸（心俞旁一·五寸）	氣喘，咳嗽，胸腹滿，脊背強急
譩譆	第六胸椎棘突下（靈台）旁三寸（督俞旁一·五寸）	咳嗽，氣喘，肩背痛，目眩，瘧疾
膈 關	第七胸椎棘突下（至陽）旁三寸（膈俞旁一·五寸）	飲食不下，嘔吐，嘔氣，脊背強痛
魂 門	第九胸椎棘突下（筋縮）旁三寸（肝俞旁一·五寸）	胸脇痛，背痛，嘔吐，泄瀉
陽 綱	第十胸椎棘突下（中樞）旁三寸（膽俞旁一·五寸）	腸鳴，腹痛，泄瀉，黃疸

意　舍	第十一胸椎棘突下（脊中）旁三寸（脾俞旁一・五寸）	腹脹，腸鳴，泄瀉，嘔吐
胃　倉	第十二胸椎棘突下（胃俞旁一・五寸）	腹脹，胃痛，脊背痛，水腫，小兒食積
肓　門	第一腰椎棘突下（懸樞）旁三寸（三焦俞旁一・五寸）	上腹痛，痞塊，便秘，產後病症
志　室	第二腰椎棘突下（命門）旁三寸（腎俞旁一・五寸）	腰痛，大小便不利，遺精
胞　肓	第二骶椎假棘突下旁三寸（膀胱俞旁一・五寸）	腰骶痛，尿閉，腹瀉
秩　邊	第四骶椎假棘突下（腰俞）旁三寸（白環俞旁一・五寸）	坐骨神經痛，盆腔臟器病
承　扶	臀下橫紋正中	坐骨神經痛，下肢癱瘓
殷　門	承扶直下六寸	腰痛，坐骨神經痛，下肢癱瘓
浮　郄	股二頭肌腱內側，膕橫紋（委陽）上一寸	臀股麻木，小腿攣急
委　陽	膕窩外側，股二頭肌內緣（委中外一寸）	腰脊強痛，小腹脹滿
委　中	膕窩橫紋正中	腰脊強痛，坐骨神經痛，腓腸肌痙攣，中暑
合　陽	委中直下二寸	腰痛，下肢痛，月經過多
承　筋	腓腸肌中，委中直下五寸（合陽與承山之間）	小腿痛，膝痛，痔疾，腰背痛，腓腸肌痙攣
承　山	腓腸肌肌腹下（委中與跟腱連線的中點）	坐骨神經痛，腓腸肌痙攣，痔疾，脫肛
飛　揚	承山外下方一寸處（崑崙直上七寸）	腰痛，小腿無力，頭目眩，鼻塞，痔疾
附　陽	崑崙直上三寸	腰痛，下肢癱瘓，踝痛，頭眩
崑　崙	外踝後，跟骨上凹陷中	腰背痛，坐骨神經痛，足跟痛，頭項強痛，滯產
僕　參	崑崙直下，跟骨下凹陷中之赤白肉際	足跟痛，下肢痿弱，癲癇

申　脈	外踝正下方凹陷中	頭痛，項強，腰腿痛，癲癇
金　門	申脈前下方，骰骨外側凹陷處	癲癇，小兒驚風，頭痛
京　骨	足背外側，第五跖骨粗隆下方赤白肉際	頭痛，鼻疾，頸項強，腰背不利
束　骨	足外側，第五跖骨小頭後方（本節後）凹陷中	癲狂，頭痛，項強，目眩，腰背及下肢痛
足通谷	小趾外側，第五跖趾關節前下方（本節前）凹陷中	頭重，項痛，眩暈，驚悸
至　陰	足小趾外側趾甲角後一分	頭痛，滯產，胎位不正（灸）

3.足少陽膽經（共四十四穴）

穴　名	位　　置	主　　治
瞳子髎	目外眥外五分	頭痛，目疾，面癱
聽　會	耳屏間切跡（下缺）前，開口取穴	耳鳴，耳聾，面癱，牙關不利
主　關（客主人）	顴弓上緣，當下關直上方	偏頭痛，耳鳴，耳聾，牙痛
頷　厭	鬢髮內，頭維與曲鬢連線的上1/4折點（頭維與懸顱之間）	偏頭痛，眩暈
懸　顱	鬢髮前，入髮際五分，頭維與曲鬢之間	偏頭痛，牙痛
懸　厘	鬢髮內，懸顱與曲鬢的中間	偏頭痛，癲癇，目赤
曲　鬢	耳根上緣前方，鬢髮的彎曲部，髮際內	偏頭痛，牙關緊閉、失音
率　谷	耳尖直對，髮際上一·五寸	偏頭痛，眩暈，嘔吐，耳鳴
天　衝	率谷後五分	偏頭痛
浮　白	耳後乳突後上方，天衝與竅陰之間	頭痛，耳鳴，耳聾
頭竅陰	乳突後，浮白下與完骨之間	頸項痛，耳鳴，耳聾

完　骨	乳突後緣中央凹陷處（與風府相平）	頭痛，失眠，耳鳴，耳聾，頸項，強痛、面癱
本　神	前額髮際內五分，當神庭與頭維連線的外1/3折點	頭痛，眩暈，癲癇
陽　白	眉中上一寸（前髮際與眉中垂線的下1/3處）	前額痛，面癱，面肌痙攣，眼病
頭臨泣	陽白直上，入髮際五分（神庭與頭維連線的中點）	頭痛，眩暈，鼻塞
目　窗	陽白直上，入髮際一・五寸	頭痛，眩暈
正　營	目窗後一寸	頭痛，眩暈，嘔吐
承　靈	正營後一寸	頭痛，鼻淵，鼻衄，眩暈
腦　空	承靈後下方，與腦戶相平，下對風池	頭痛，頸項強，目眩，鼻塞，癲癇
風　池	項後胸鎖乳突肌和斜方肌上端之間的凹陷中	頭痛，眩暈，感冒，眼病
肩　井	肩上第七頸椎棘突與肩峰連線的中點（天髎前一寸）	頭項強，脊背痛，上肢不舉，乳房疾患
淵　液	腋中線第五肋間（腋下三寸）	脇痛，胸痛
輒　筋	淵液前下一寸	胸滿，氣喘，嘔吐
日　月	乳頭下方，肋弓下緣（期門下一寸半）	脇肋痛，嘔吐，黃疸，呃逆
京　門	第十二肋骨前端，背闊肌外緣	腎臟疾患，腰痛，腹脹，泄瀉
帶　脈	第十一肋骨前端直下平臍處	少腹脹痛，婦女病症
五　樞	髂前上棘前（平關元、水道）	帶下，疝氣，便秘
維　道	髂前上棘前下方，五樞前下五分	少腹痛，子宮脫垂，疝氣
居　髎	髂前上棘與大轉子最高點連線的中點	髖關節痛，腰腿痛
環　跳	大轉子後方凹陷中，當大轉子與裂孔連線的內2/3與外1/3間	坐骨神經痛，下肢癱瘓，髖關節痛

穴名	位置	主治
風市	大腿外側正中，膝上七寸，當直立垂手中指尖所指處	下肢痿痛，下肢癱瘓，股外側麻木
中瀆	大腿外側正中，膝上五寸（風市下二寸）	下肢痿痛，下肢麻木
膝陽關	股骨外上髁上方凹陷中，陽陵泉直上三寸	膝關節痛，小腿病症
陽陵泉	腓骨小頭前下方，腓骨長短肌中	肝膽病症，胸脇脹痛；小便失禁，下肢病症
陽交	外踝尖上七寸，腓骨後緣	胸脇痛，腿膝痛
外丘	外踝尖上七寸，腓骨前緣	頸項強痛，胸脇脹滿，腿痛
光明	外踝尖上五寸，腓骨前緣	眼病，乳房脹痛
陽輔	外踝尖上四寸，腓骨前緣	偏頭痛，瘧疾，脇肋痛，腰腿痛
懸鍾（絕骨）	外踝上三寸，腓骨後緣	頸項強（落枕），脇痛，小腿病症
丘墟	外踝前下方凹陷中	踝關節痛，脇痛，眼病
足臨泣	第四～五跖骨底前方，第五伸趾長肌腱外側（俠谿後一·五寸）	頭痛，眼病，乳腫痛，脇肋痛，足跗腫痛
地五會	第四～五蹠骨間，當第五伸趾長肌腱內側（俠谿後一寸）	目紅痛，足背紅腫，乳腫痛
俠谿	第四～五趾趾縫間，本節前（第四～五跖趾關節前）	耳聾，眩暈，脇痛，發熱
足竅陰	第四趾外側爪甲角後一分	偏頭痛，目痛，耳聾，脇痛

(五)足三陰經

1.足太陰脾經（共二十一穴）

穴名	位置	主治
隱白	拇趾內側趾甲角後一分	便血，子宮出血，氣喘，腹脹

大 都	拇趾內側，第一趾跖關節前下方（本節前）赤白肉際	胃痛，腹瀉
太 白	第一跖骨小頭後下方（本節後），赤白肉際	消化不良，腹脹，吐瀉
公 孫	第一跖骨基底前下緣（本節後一寸）	腹痛，腹瀉，消化不良
商 丘	內踝前下方凹陷處（舟骨結節與內踝尖連線的中點）	踝關節痛、腹脹、痔疾
三陰交	內踝尖上三寸，脛骨內後緣	腹脹，泄瀉，月經痛，遺尿，遺精，失眠，滯產
漏 谷	內踝尖上上寸，脛骨內後緣	腹脹，腿膝踝痛
地 機	陰陵泉下三寸	腹脹，月經不調
陰陵泉	脛骨內髁下方凹陷處（與陽陵泉相對）	膝痛腿腫，小便不利，腹脹，泄瀉
血 海	膝髕內側上二寸，屈膝，股內肌隆起處	腹脹，痛經，閉經，皮膚搔癢
箕 門	血海上六寸，在血海與衝門的連線上，當縫匠肌內側	小便不通，遺尿，腹股溝腫痛
衝 門	臍下五寸（曲骨）旁三·五寸，腹股溝部，股動脈外側	疝痛，股前及膝部病症
府 舍	衝門上七分，腹中線旁三·五寸（腹結下三寸）	腹痛，疝氣
腹 結	臍與髂前上棘連線的外1/3處（大橫下一·三寸，府舍上三寸）	腹痛，泄瀉，疝氣
大 橫	臍旁三·五寸，腹直肌外側	腹瀉，便秘
腹 哀	大橫上三寸（建里旁三·五寸）	腹痛，消化不良，便秘，痢疾
食 竇	正中線旁六寸（乳頭外二寸），第五肋間	胸脅脹痛，尿閉
天 谿	乳頭外二寸，第四肋間	乳腫痛，呃逆

胸　鄉	胸骨中線旁六寸，第三肋間	胸脅脹痛
周　榮	第二肋間，距胸骨中線六寸	胸脅脹滿，飲食不上
大　包	腋中線上，第六肋間（約腋窩與第十一肋端連線的中點）	脅痛，氣喘

2.足少陰腎經（共二十七穴）

穴　名	位　　置	主　　治
湧　泉	足掌前後正中線前1/3折點	昏迷，頭痛，高血壓，癲狂
然　谷	內踝前下方，舟骨粗隆下方凹陷中	咽喉腫痛，小便淋瀝
太　谿	內踝與跟腱間凹陷處	腰痛，遺精，足底痛，牙痛，耳鳴，咽喉痛
大　鍾	內踝後下方，跟腱內側（太谿下五分稍後）	神經官能症，大小便不利
水　泉	太谿下一寸，跟骨結節之內側前上部凹陷中	月經不調，腹痛，小便不利
照　海	內踝尖直下凹陷中，當跟距關節處	癲癇，咽喉腫痛，失眠，便秘
復　溜	內踝後上二寸，跟腱前沿（太谿上二寸）	虛汗，泄瀉，水腫，腹脹
交　信	內踝上二寸，脈骨後緣（復溜前五分）	泄痢，漏血，疝氣
築　賓	內踝後上五寸，腓腸肌內側肌腹下方	下腹痛，月經痛，神經官能症
陰　谷	膕窩內側兩筋間	膝股內側痛，陽萎，崩漏
橫　骨	臍下五寸，曲骨旁五分	遺尿，遺精，虛勞，陽痿
大　赫	臍下四寸，中極旁五分	遺精，白帶，腹痛
氣　穴	臍下三寸，關元旁五分	月經不調，尿閉
四　滿	臍下二寸，石門旁五分	月經不調，遺精
中　注	臍一上寸，陰交旁五分	便秘，月經不調
肓　俞	臍中旁五分	胃痛，疝氣，腸炎

商　曲	臍上二寸，下脘旁五分	腹痛，便秘
石　關	臍上三寸，建里旁五分	便秘，腹痛，嘔吐
陰　都	臍上四寸，中脘旁五分	嘔吐，腹脹
腹通谷	臍上五寸，上腕旁五分	腹脹，消化不良
幽　門	臍上六寸，巨闕旁五分	腹痛，嘔吐
步　廊	胸骨正中線旁二寸，第五肋間	咳嗽，氣喘，嘔吐
神　封	胸骨正中線旁二寸，第四肋間	氣喘，乳腺炎，心悸
靈　墟	胸骨正中線旁二寸，第三肋間	胸脇痛，乳腺炎，心悸
神　藏	胸骨正中線旁二寸，第二肋間	嘔吐，咳嗽，氣喘，胸脹痛
彧　中	胸骨正中線旁二寸，第一肋間	咳嗽，胸脇脹滿
俞　府	鎖骨下緣，當胸骨正中線與乳中線之間凹陷處	咳嗽，氣喘，嘔吐，多痰

3.足厥陰肝經（共十四穴）

穴　　名	位　　　置	主　　　治
大　敦	拇趾外側趾甲角後一分	疝氣，遺尿，崩漏，昏厥
行　間	第一～二趾縫間	脇痛，腹脹，小便不利
太　衝	第一～二蹠骨間，趾縫上約二橫指處	頭痛，眩暈，高血壓，疝氣，腹脹，脇肋脹痛
中　封	內踝前一寸，脛骨前肌內側凹陷（解谿與商丘之間）	肝病，踝痛
蠡　溝	內踝上五寸，脛骨後緣	痛經，月經不調，帶下，遺尿
中　都	內踝上七寸，脛骨後緣	肝病，崩漏
膝　關	脹骨內髁後下方（陰陵泉後一寸）	膝內側痛
曲　泉	屈膝內側橫紋頭，大筋上	小腹痛，膝痛，子宮脫垂，泄瀉

陰　包	股骨內上髁上四寸，股內肌與縫匠肌間	月經不調，小便不利，遺尿
足三里	氣衝下三寸，長收肌外緣	小便不利，腹脹
陰　廉	氣衝下二寸	月經不調，腿痛
急　脈	氣衝外下方腹股溝處	小腹痛，疝氣
章　門	第十一肋骨端下方	腰　痛，肝脾腫大
期　門	乳頭下，第六肋間	胸　痛，肝疾患

第五章　治病與斷診的方法

　　不管是治療自己的疾病或醫治他人的疾病，首先必須了解患者到底患了什麼種類的病，其病因、病況、病情都要掌握了解清楚後，才能對症下藥或對症下方來醫治，不能只信偏方、秘方、或道聽塗說的療效，不了解情況就採用其方法，因為疾病的複雜性，不去了解，不但不能達到效果，有時還會使病情更惡化，甚至丟了性命，所以，本章就來分析治病與斷診的方法。

一、疾病的分類

　　生命是活動於大自然空間的生物，其生命過程中所接觸到的事物，及發生的問題，除本身的條件外，還包括外來因素，但總歸納起來約有下列幾種。

1.精神病

　　也就是常說的心理病。人是一個有意識，有思想，有情緒，有慾望的生物，因其情緒、精神的不穩定或受本身及外靈的影響，而發生問題的疾病，都可統稱為精神病。

　　醫學上有所謂的「心病必須用心藥醫」，其意思並非說心病有心藥可以醫治，而是說，心病必須要用解除心理障礙的方法去醫治，而非用一般的藥，所以精神上的病，一般都以心理輔導的方法來替患者除去問題，而「藥」只是站在補助的立場，使患者服了藥後能夠鎮定情緒而已，

並非用藥可醫治精神病。

最常見的精神病有失眠、憂鬱症、躁鬱症、精神分裂等本身靈魂失去平衡的疾病，但也有因外來靈性的干擾，即所謂的他靈附身、他靈干擾之說，雖尚無科學明顯的證據顯示，但筆者認為也足於採信（因筆者看過太多的事實）。不過這在精神病例中算是極少數。

2.氣場病

人是活在大自然中的一份子，是大自然的產物，而大自然最原始的物質就是「氣」，所以，我們的生命體內、外都充滿了氣場，生命體離開了氣場是不能活的。

「氣」是生命的能源，也是動力，生命體如果「氣」不足，或「氣」不穩定，「氣」不潔都會發生疾病；生命體的環境周圍如果氣場有變化或不潔氣體侵入人體，就會影響到生命的運作，干擾了生命體，產生疾病。例如，空氣污染、水質污染、食物污染、電波干擾、輻射線干擾及天氣的冷熱燥濕，不穩定的變化所形成的病都叫做「氣場病」。

另外，纏在人體內的邪氣、燥氣、陰氣、濁氣所造成的氣瘀、發炎、發燒、風濕、癌症等都叫氣場病。

這種病一般都是要用氣功、刮痧、拔罐、推拿、熱療來治病，食療與藥療只是站在補助的角色而已。

如果是外來因素的氣場干擾就要離開氣場干擾源，並盡速排洩邪氣，才能恢復人體的元氣，使氣場平衡發展。

3.肉體病

嚴格的說，肉體是不會生病的，會生病的原因主要是

因精神上或氣場上影響到肉體，而使肉體的新陳代謝功能失去，才會發生疾病，就如同一台機器發生故障，多數的原因是使用者的錯誤或能源供給不當造成，不然就是遺傳、老化、意外因素，所以，發生肉體病時就要先研究分析，到底是那一種因素或多種因素綜合造成疾病，然後針對其主因，找對策醫治。

醫治的辦法當然也是用藥、用方法或離開病源三種，要視病因、病情、病況而有不同的選擇或綜合使用。

所謂肉體病就是各種疼痛、痠麻、潰瘍、腫瘤、糖尿病、血管病、血液病、內分泌失調、體內毒素病、器官敗壞、脂肪、皮膚、骨骼……等等，凡是體內的疾病都叫做肉體病。

4.意外傷害

人是活動性的生命體，在生命的過程中都會到處走動，何況科技發達的現代，交通工具或工作機械也都會造成意外傷亡。

天災是不可預測的，有時待在家裡也會發生意外。還有因戰爭、打架、運動、蟲、蛇、動物傷害……等等都算是意外傷害。

當一個人發生了意外傷害時，精神上會產生不平衡現象，而手術復健後的肉體也會產生氣、血、神經、經絡路線的不暢通而形成氣瘀、疼痛、發炎等病症，這些奇怪的疾病，假如不注意分析的話，還會以為那是因肉體或因其他的問題而產生的疾病，如果針對那些懷疑的問題去醫治，始終都醫不好，這時就要從舊傷復健的方法去做才能

恢復健康。

5.遺傳

人的命運有分先天性與後天性，生命體也是一樣，生前的遺傳基因是用人力很難改變的事實，就如同有些人一生下來就遺傳了愛滋病，有些人家族有高血壓、糖尿病、心臟病、癌症、癲癇症、精神病等的遺傳基因，遇到這種事是很無奈的，有時只好用避免、防止、延遲發病來治療。

俗語說：「知己知彼，百戰百勝」，要先了解自己到底有什麼不良的遺傳，而再做徹底預防的工作，才可解決事情。

6.老化

每種物品用久了，都會故障或老舊，生命體也是一樣，這是很正常的大自然現象。

生命體的各部門老化期並不一致，有的先，有的後，當然先的會影響到後的或影響到整體，例如，有些人看起來還很年輕，身體狀況也還很健康，但膝關節有問題，走起路來很吃力，醫生說：膝關節已老化，必須要換零件裝人造關節，或是有些人的某種器官有老化現象，細胞不能重生，這些現象就叫做老化病。

人正常的老化年齡應該是七十歲以後，雖然法定老人的年齡是滿六十五歲，但有些人到了八、九十歲身體還很健康，活動力也很敏捷，但有些人五十歲還不到，就已老態龍鍾。

老化的疾病，沒有特殊的治療方法，還是預防勝於治

療，平常的保健要做好，自然就可延遲老化的時間。

二、平衡洩補學說

大自然有一套自然法則，其中有一個自然定律，人類將它稱為生態平衡，也就是說，一件事，一件物，有一定的範圍或數量，離開了這個範圍或數量就是違反生態平衡。

生命體也是依照自然法則去運作，一切的事或物都必須在固定的定律內行使，離開了這個定律的範圍運作時就會產生瑕疵，也就是俗稱的生病，此時就必須去調整。

調整就是治病，治病的方法就是將這些超出範圍的事或物調整回到正常的範圍內，使其運作恢復正常，這種方法在中國醫學上稱為洩與補。

一個人血壓過高或過低都會產生疾病，超出時將它調整到標準的範圍內就可；過度肥胖與過度瘦小也是病態，也必須調整到標準的範圍內就不會發生疾病，另外例如：尿酸指數、膽固醇指數、血糖指數……等等，如果在標準的範圍內，人體就不容易得病的。

人的心情過喜或過悲，做事過份積極或過份消極；慾望過高或過低都是病態，也會產生很多疾病，應該保持在中庸狀況，才能平衡發展。

以前的人因為太貧窮，吃不好，營養不良，體質虛弱，免疫力低，容易產生疾病，所以經常要進補，以求平衡體質，然而現代的人吃已不成問題，有些人更天天大魚大肉，沒有節食，營養已過剩，以致產生了很多所謂的文

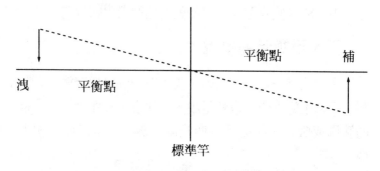

圖16　洩補平衡標準點

明病，例如：心臟病、血管病、動脈粥狀、硬化症、腦中風等，這些人應該用洩的方法將屯積在體內過剩的營養物質洩出體外，才能保持平安，而非用補的方式來治病。

　　總之，要懂得人體狀況，採用洩、補調整之方法才能使人體正常運作。（圖16）

三、八綱

　　中醫對論症有分八綱之說，在治病前必須先了解患者的症狀是屬於那一綱，而再用適合消除那一綱的方法來治病就可。

　　八綱就是八種症狀，每種症狀都有其特性，而且是對比的，只要了解它的性質，再用對比的方法補足它或沖淡它就可。

1.陰、陽

　　大自然現象有分陰與陽。陰就像月亮，夜間，潛在，而陽就像太陽，白天，顯現。

陰看起來很消沉、陰森、沒有活力、沒有元氣，例如失神、悲觀。

陽是陰的相反，看起來好像很活潑、過度興奮、衝動，例如失眠、燥氣。

2.虛、實

虛就是虛弱、不足，就像營養不良、瘦小、臉色蒼白、貧血。

實症就是虛症的相反，表現出肥胖、高血壓、高膽固醇、高血脂、營養過剩。

3.寒、熱

患者身體冰冷、畏寒、顫抖、流鼻水、多尿、口水過多，就是寒症。

熱症者剛好相反，患者身體會發燒、發炎、口乾舌燥、皮膚癢、刺痛。

4.表、裡

有些病是發生在裡面或表現在裡面，而外面是看不出來的，例如：內傷、潰瘍、腫瘤、內部發熱、發炎、刺痛，這些都算是裡症。

而裡面好好的，人體表面卻發熱、發炎、潰瘤、疔瘡表膚病，都算是表症。

四、八法

中醫治病有所謂的八法，但說清了也就是洩補平衡方法的應用，民間療法並沒有什麼特別的方法，也可以借用此法來治病。

就此分析八法如下：

1.汗

很多病是因為氣場調節不良，病邪侵入體內，使人體運作發生問題，內分泌排洩不良，遇到這種病，可用逼使身體發汗的方法來治療。

例如：感冒、雨淋、受風寒時可用喝薑湯、熱茶、泡浴、刮痧等方法將積留在體內的邪氣逼出體外，並使身體發汗，人體的內在運作就會恢復平衡正常。

2.吐

吃錯食物產生中毒現象或吃到不潔的食物產生胃痛，可用吐的方法，讓屯積在胃裡的食物吐出體外，這也是治病的一種方法。

3.下

下法就是用藥物或方法逼使屯積在體內的毒素、病體、廢物用洩的方法排出體外，例如：用洩藥治便秘、腹脹或用草藥治痢疾，用放血治發高燒等排洩的方法治病。

4.和

有很多病是不宜用洩，也不宜用補的方法治病，只好用和的方法來調整體內運作，讓它和平共存。例如：神經衰弱症、慢性病或氣場不順，吃了某種食物不利人體，再補吃某種食物使其中和，或用甘草等解毒劑解毒，中和病毒的治病方法都叫做用「和」治法。

5.溫

虛寒症者必須用溫熱的方法將體內溫度升高，以驅除因體質虛寒而引起之病，例如，胃寒者喝杯熱牛奶或熱湯

來沖淡寒症。關節疼痛，沒有發炎、發熱者屬於寒症，可用熱敷的方法來舒解病痛。或是體質虛弱、手腳冰冷畏寒者可服用乾薑、肉桂等溫性食物治療，或泡熱澡、溫灸都是溫法，但要適可而止，服用太多反而會起燥熱症。

6.清

「清」就是將體內的熱症、病邪用藥物或方法去消除，例如：喝西瓜汁、冬瓜湯、蘿蔔湯或涼性的青草茶（例如：魚腥草、蒲公英等），將燥熱的火氣降下。清也是一種洩法，類似做體內環保的將血脂肪、膽固醇等積留在體內多餘的毒素排出體外。

7.補

以前的人因營養不良，所以體質很虛弱，常會吃一些特殊食品或藥物來進補，以便增強免疫力，改善體質，但是現代人又有另外一種補法，那就是如果發現體內缺乏某種元素，而產生疾病時，只要補足那項元素到標準點就可除病（例如：維他命丸、魚乾油）。

有些人以為身體虛弱或生病就一定要進補，那是不正確的，補法是針對體質虛弱或需要補充某種營養的人才需要，而非常人或一有病就要進補，進補過頭了反而有害健康。國人喜歡進補的陋習值得注意。

8.消

「消」就是消滅、去除，例如，體內長腫瘤、潰瘍、水腫、呼吸道有痰，可用藥物或手術方法去消除疾病。

經絡不通產生氣結、氣瘀或扭傷、拉傷，可用舒筋活血的推拿或拔罐方法去消除。

腰痠背痛、關節痠痛、風濕等症也可用練氣功、拉筋、運動等方法來消除，不見得要用藥。

五、斷診方法

醫生在治療疾病前必須先了解患者的病因、病情，然後才能選擇適當的方法來治病，並非憑空想像或聽信患者一面之詞就自作主張的隨便抓藥或聽信偏方來治療疾病。

中、西醫療斷診的步驟都是採用望、聞、問、切，但方法有異，例如，西醫採用聽筒聽患者內臟操作的聲音就可預知患者大概患了什麼病，而中醫是採用把脈的方式來偵測患者的氣、血流動，分析八綱，而民俗療法又有其另外的方法。茲分析如下：

1.望

當患者來求診，醫者與患者見面的時候，醫者就要先觀望患者的外表、走路、行動、舉止的情形，及其眼神、皮膚的氣色，看有什麼異於常人的地方，因為疾病都有其特徵，會顯現出體外，有經驗的醫生一眼就可看出其大概情況。

望，可以分析出患者的八綱，初步了解其病情，例如關節痠痛的人走路不但不方便，而且患部會有消、腫、熱寒等症狀都可以看得出來。脊椎側彎的人，有經驗的醫生一眼就可看出那一節出毛病。眼神無力帶苦澀的人是有疼痛的疾病，眼睛發紅的人是熱症疾病，體內溫度會很高。臉色蒼白與臉色發紫又是相反的疾病（前者虛症，後者實症），體內器官內臟有浮腫、發炎、潰瘍也會顯現在嘴唇

旁邊。沉思不語倦態失神的人大部份都患有憂鬱症。

總之，病症都會表現在外表，只要醫者經驗豐富，一眼就可看穿內在實情。

2.聞

「聞」有兩種解釋：1 是用鼻聞氣味；2 是用耳聽聲音。

當患者靠近醫者時，病人的身體都會有一種很特殊的味道，例如：胃病、胃潰瘍或內臟潰瘍的人，會有一股惡臭味；肺病或呼吸器官有毛病的人，會有一股腥味；尿失禁、洗腎患者或膀胱有問題的人，會有一股尿臭味；下痢或痔瘡的人，會有一種大便味；癌症患者會有一股屍體味。

氣喘、呼吸困難也會發出聲音，西醫用聽筒就是在聽內臟運作及心跳的情形，而判斷病情。

所以說，去看醫生不是去約會，患者除了要服裝整潔衛生外，不要去塗化妝品、噴香水、摸藥膏或其他掩蓋氣味的行為，以免醫生無法判斷病情。

3.問

問是很重要的步驟，人非神仙，不可能全部看穿患者的一切問題，所以，除了用望、聞的經驗以外，也要知道患者真正的病因、病情以及病狀、病況，以便能更徹底的了解及核對自己的判斷是否有錯誤。

一般都是問一些看不到、聞不到、甚至是患者私人的事情，例如：發生時間、過程、環境、睡眠、疼痛、食慾、大小便、情緒、家族遺傳等情形，順便也與患者交

談，聽取患者意見及安慰患者幾句，與患者一起研究病情及處理辦法。

有關失眠、情緒不穩、憂鬱症等患者更需要交談得更久，以便了解患者為何會產生心理負擔及壓力，要研究患者的家庭背景、社會地位、教育思想、宗教信仰……等等之心理因素，才能對症下方，解除心靈之結。

4.切

「切」就是檢查及再一次的確認。

當望、聞、問的過程都完成以後，也不能斷章取義的自作主張開藥治療，必須要再做進一步的檢查與確認，核對與自己的想法與斷定是否同樣相符才可。

切的方法中西醫都不同，上述的把脈與聽筒只是初步的檢查而已，如果發現有可疑現象，就要再進一步的檢查患部或其他相關地方，例如，性病必須檢查生殖器，皮膚病檢查皮膚患部情形，關節炎檢查關節運作情形，也可檢查患者的神經或精神反應，或是大小便、血壓、血糖、體溫等測試。更可以進一步的用科技方法驗尿、驗糞、驗血或照心電圖、X光線圖、照胃鏡、細胞切片檢查等方法，找出真正的病因。

民療法的「切」法要看個人的醫療方式而定，例如：草藥師就可以比照中醫斷診方法，而氣功師是用手或意念測試患者之全身氣感，遇有刺、麻、燥、痛、熱、涼等反應就可知體內是否有長腫瘤、發炎、潰瘍、增生異物或經絡不通、氣結、氣瘀、邪氣纏身等現象，也可用按摩、指壓、推拿等方式接觸患者患部，問患者之感受。

六、治病強調事項

1. 每種病都有病因、病情、病況，而且會受環境、個人因素影響，所以要仔細的去分析清楚，才能對症下藥，也可避免重複患病。

2. 醫療分醫藥與醫術，而且是數百種，每種藥與方法都有其特性與優、缺點，必須懂得去應用，要選擇適合的藥或治療方法，而非聽信偏方，或一成不變的治病。

3. 針對疾病選擇專業的醫生治療，而非聽信尋找權威名醫，因為術業有專攻，不見得每位醫生都很博學。

例如：痠痛症去找中、西醫效果都不好，反而一些「赤腳大仙」能夠醫治，但是，開刀手術真的要找到有經驗的西醫。感冒、發燒自己懂一點醫術，可用氣功、刮痧、草藥來治療，小病也不要老是跑醫院或吃藥，因為吃藥總是有副作用，會降低抵抗力的。

4. 複雜的病或重病都要綜合治療，世界上沒有任何一種「藥」或「術」可以治百病的。複雜重病就像蓋一座大樓，必須要有不同的專業人才來做不同的工作，前後秩序也要分明，才能將大樓順利蓋成，例如：癌症之病，只相信西醫，而排斥其他療法的人，總是很難將病醫好。

5. 世界上最好的醫生就是自己，因為只有你自己才最了解你自己，才能控制你自己。很多疾病並非醫生能控制或徹底了解的，醫生如果得不到你的合作或你隱瞞事實，或求生意志力不堅，這都會造成醫療枉然的現象，而且病中的預防、復健也要靠自己，醫生是幫不上忙的。

第六章　自我健康檢查

　　車輛在使用前司機都會自行檢查一下車輛的狀況，才能安心的使用，而且也要經常送去維修場檢查，才不會發生故障，否則一旦發生意外，那可不是鬧著玩。

　　人也是一樣，每天要做一次的自我檢查，發現有小毛病就要立即處理，否則等到嚴重才發現，總是很難治療。

　　每天例行的五分鐘自我健康檢查，是很重要的。趁在早上起來洗臉、刷牙、沐浴、上廁所、換衣服時順便關心自己一下，至少也可以了解一下自己的健康情況，如遇有不對勁，自己懂得調整就要趕快去做調整，如遇不清楚、懷疑有病也可以去看醫生或去做個科技的全身檢查，往往可以早日發現問題所在。

　　一種疾病的形成通常都會有時間性的，如果能趁早知道，趁早治療，不讓它擴散或惡化，總是較容易治癒。例如：癌症，在初期時不容易被發現，但只要每天仔細的去關心自己，都會有徵兆出現，那麼趕快處理，總是可以控制，如果等到非常疼痛，或人已消瘦才去看醫生，往往都已進入嚴重期，病情將很難控制。

　　自我檢查都要靠自己，而非交給家人或醫生。只要掌握下面幾個重點，是很容易的。

一、眼神

眼睛是生命的靈魂之窗，不管是肉體面或精神面都會將內心深處的情形，在眼神中透露出一點訊息。

如果一個人身體很健康、思想也很健全，那麼，精神一定很好，眼睛也會明亮、炯炯發光，反之，苦澀、黑眼框、紅腫、發黃或眼神癡呆都是有問題之現象。

黑眼框表示疲倦、身體內部虛寒、氣血不順暢。

紅腫、紅絲表示實熱症、氣血亢奮或勞累過度。

發黃要注意是否有黃疸、肝病出現。

苦澀表示精神不佳，有憂鬱、煩惱、壓力。眼神癡呆、心神不定、記憶減退等都是精神症狀。

二、顏面

顏面是人的生命門面，一切的生命過程、喜怒哀樂都會表露在臉上，體內的健康狀況也同樣的會表露在臉上。

一個身、心健康的人，臉部一定是滿面春風、皮膚光滑紅潤、顏色一致，而且帶有少許油質。相反的，一個人體內有病也會表露於臉上，例如：臉色蒼白、通紅，甚至發紫、印堂發黑、發青、苦澀沒有光滑、長青春痘、黑斑、有硬塊、潰瘍等，所以每天起床、睡前照照鏡子，檢查一下顏面情況是很重要的事。

臉色蒼白表示貧血、虛寒症，或氣血不暢通。
臉色通紅、發紫，甚至油膩，表示血脂肪過高、高血壓、高膽固醇，應趕快整頓健康，做體內環保，否則很容易得

心臟病、腦中風、糖尿病之類的現代文明病。

印堂發黑、發青，表示腎有問題或即將發生意外。

青春痘、黑斑、皮膚病都是肝火太盛或肝臟有問題。

三、舌

舌頭是最接近體內的器官，所以，舌的一切情況也可以反應體內的情形。檢查舌頭很容易，只要對著鏡子，並將舌頭吐出體外，那麼，體內的情況就可一目了然。

正常健康的舌頭顏色淡紅，且均勻光滑，沒有舌苔。

舌的顏色如果是清白無血色表示體虛、貧血或寒症。

顏色通紅或發紫表示體熱、氣瘀、血濃度過高，有高血壓、心臟病、血管病等實熱症。

舌苔很多，或一片白茫茫表示虛火，消化系統有問題，或失眠、氣虛、神經衰弱等症。

舌邊起水泡或有瘀血，表示內臟虛、實火並行，亦有血瘀，可用食療或草藥調整。

舌邊經常潰瘍、內臟也一樣有潰瘍，應立即到醫院做科技健康檢查，早日發覺問題，早日整頓健康才不會使病情惡化。

舌下靜脈粗大、怒張、發黑，表示體內嚴重血瘀，是心臟病、腦中風的前兆，要特別注意。

四、身體及四肢皮膚外表

在浴室洗澡前或在房間更換衣服時，順便赤裸身體面對鏡子檢查一下自己的身體狀況，也是每天必須的例行工

作，順便用手觸摸全身一下，看是否有硬塊或其他異樣。

皮膚紅腫、潰瘍、有皮膚病都會與體內器官有關，尤其是硬塊或痣腫大、潰瘍可能是腫瘤、癌症的先兆。女性朋友要每天自行檢查雙乳房及生殖器，以防範乳癌及子宮癌等症，順便也看是否該減肥了。

四肢關節也稍微活動檢查一下，是否行動敏捷或有異樣。

五、尿液

早上起來上廁所時先仔細檢查自己尿液的顏色。可拿一個透明玻璃杯盛尿，看它是否有雜質、沉澱物。

正常健康者的尿液呈現淡黃色，而且透明無雜質。小便白濁或起水泡表示腎臟功能已亮紅燈（蛋白尿）。小便有血絲或小便困難、會痛，這是泌尿系統已感染病菌或內部潰瘍、內部已出血，應立即就醫。

頻尿者可能膀胱狹小，或糖尿病。排尿困難可能是攝護腺有問題。

尿色蒼白無色表示虛寒症；深茶色者表示發燒、實熱症。

六、糞便

上廁所時順便看一下自己所排出的糞便，也可以了解自己體內運作及健康情況。

正常的糞便是綠黃色且軟硬適中。

如果發現糞便中帶有血絲，那表示大腸有問題，或許

是腸癌。

糞便中帶有鮮血者可能是痔瘡。

糞便黑色且硬表示胃出血，應該立即就醫或用草藥來醫治。

如果是下痢、腹痛、水狀大便，也有很多草藥可醫治。

習慣性便秘或瀉痢都是腹部腸、胃有問題，千萬不要長期吃西藥或採用通便器，因為養成習慣，神經失去警告作用，後果將不堪設想，可以用食療、草藥、推拿、按摩等方式調整或處理，才不會有副作用。

七、血壓

量血壓也是很重要的工作，自備血壓機在家，所花不多，每天一次的測量，至少可防止高血壓。

量血壓必須在平靜、不寒凍的情況下，且坐著手肘與心臟同高度測量，才能準確，因運動過後或寒凍天氣都會使血壓暫時升高，而失去準確度。

血壓值數視年齡而定，越年輕血壓值數會越低，一般青、中年人正常的收縮壓在 140 以下，舒張壓在 90 以上都算是正常，而 60 歲以上之老年人因動脈老化的情況，可提高一點，但如能與年輕人相同則更佳。

值數在 160～95 以上者為高血壓，90～50 以下者為低血壓？

高血壓會產生尿毒症或心臟病、腦中風等疾病。

低血壓會產生虛弱、腦缺氧、休克等症狀，也是很危

險之病症。

八、體溫

量體溫也是很重要的工作，一旦發現體溫過高，應立即想辦法退燒或立即就醫，否則會使病情更嚴重，甚至失去生命。

一般人的體溫都在 35～36 度左右，超過 38 度為高熱病態。

九、痠痛、疲倦感

痠痛、疲倦也是人體運作故障的警鐘，人體在發生問題時免疫力會增高，自然會產生疲倦，病症處也會發出痠痛的警告，這時就要趕快仔細的檢查病因，然後儘速處理，而不是用止痛藥或提神藥來敷衍，這樣會違反生理作用，如果神經被麻痺了，就像國家沒有政府與軍隊一樣，將不堪設想。

十、精神

精神就是靈魂，精神不佳表示生命發生偏差，或無法照顧及使用肉體，應該想辦法解除壓力、充分休息。

平時要做好修心養性工作，對生命要有正確的信念與希望，身、心都要健康協調，生命品質才會提升，而不是用麻痺、提神的方法來解決。

第七章 保持健康、長壽的方法

人活在世上，必須要活動，而活動必須依靠健康的身體及敏捷的反應力，才能使生命達到最高品質，所以有所謂「健康是人生最大的財富」之說，的確，一個人如果沒有健康的身體做後盾，即使是擁有榮華富貴、金銀財寶，也將是同如虛有，享受不到，有時還會惹來殺身之禍。

影響生命品質之好壞，雖有先天及後天的因素，然而後天的自我努力與防禦，有時可以彌補先天之不足及增長後天之能，只要能懂得一點訣竅，而去認真的執行，雖不能達到百分之百的滿意，但至少比不去努力改進好得太多了。

長壽的人，如果沒有健康的身體做後盾，那麼，活得越久越痛苦，也活得沒有意義，所以，長壽的人必須身、心都很健康，而且要有智慧，這樣才能將生命品質提高到快樂如神仙的最高境界。

筆者看過古今中外許多有關健康、長壽之書，也訪問過很多健康、長壽的老者，以及憑自己的經驗分析，發現要健康、長壽都有共同點，憑這些共同點擬出十大要點，可說是健康、長壽之十大要訣，只要遵從這十大要訣去努力執行，相信要健康、長壽是輕而易舉之事。

在此將十大要訣一一說明，希望各位讀者諸兄、姊都能同享健康、長壽的快樂人生。

一、均食

人要活命，除了必須仰賴陽光、空氣、清水以外，還需有食物來補充能量，創造生命的活動力，然而食物的種類有數萬種，其特性也各異，有些對人體有益，有些對人體有害，有些雖對人體有益，但吃多了也不好，況且有些有毒、有些寒涼、有些溫熱、有些能量過高、有些沒有營養，必須懂得分辨，善於利用。

上天造人或動物，都會依據其生理特性，給予固定的食物。例如：肉食動物的老虎、貓、狗，草食動物的牛、羊、馬，也有雜食動物的豬、鳥、人，不過，他們都有自控能力，不利他們健康的食物他們是不想吃的。

人也是一樣，但人類自有文明以後，這種自控能力就逐漸消失，現代的人為了貪口慾，什麼都吃，不管是對健康有利或有害的照吃不誤，而且過量，才會造成很多所謂的現代文明病。

食物分酸性與鹼性，酸性食物大多是肉類或五穀雜糧類，能產生動力能量，而鹼性食物大多是蔬菜、水果、植物類，它能幫助人體清除毒素，平衡人體運作，所以，這兩種性質的食物都是人體不可或缺的能源，但需均衡攝取才能健康。

每種食物都有其特性、特點，要均衡攝取，人體才能平衡發展，否則就會失去健康。

科學家曾經用老鼠來做實驗，分兩組，一組讓牠多吃、過量，另一組讓牠少吃、控制飲食，結果多吃的那一

組老鼠發育很快，但壽命也很短，另一組少吃控量者卻很健康、很長壽。而將這理論用在人的上面也是一樣，有句話說：「吃到七分飽，活到老老老」可見均食、少量對健康、長壽是很有幫助的。

貓、狗在生病時會拒絕進食，並餓著肚子，自動的去尋找草藥吃來治病（草藥有充足的鹼性物質，可消除多餘的酸性物質），以貓、狗沒有教育制度，而能夠如此，這就是天生的自然免疫能力，而人也可以學貓、狗用斷食療法來治病，或用草藥來排出毒素，以達到調整人體運作平衡的目的。

經常會聽到有些人以素食或生機飲食或單吃、挑食、進補之法來促進健康，筆者持相反意見，認為除非有必要，短期可以，如果長期如此將有礙健康。

二、身動

生命體是活動的，就像車子或機器一樣，要越動越健康越靈活越好用，否則就會生鏽或故障。

活動也可促進體內運作平衡，排除體內毒素及消除體內過剩的能量，增進新陳代謝之平衡發展。

當然每種事物過多或過少都是不好的現象，活動也要看情形，劇烈不停的運動或疲勞後還在活動，不但不能健康，反而會傷害身體，但整天好吃懶動，或做固定式的動作（例如長期工作，讀書、看電視、專心一件事……等等），都是有礙健康。

活動要看年齡及視健康情況而有所分別，例如：小孩

及青少年天真活潑、活動力很強，可用打球、跑步、競技等比較劇烈的方法來活動；中年人體力漸衰，可用慢跑、登山、郊遊、逛街等方式來活動；老年人身體機能已開始退化，不宜用劇烈的方法來活動，應該以休閒及智性的活動來維持身體健康。例如：散步、打太極拳、練養生氣功等活動。

活動並非只指肢體上的運動，靈性意識上的轉動也是對健康很有幫功的，例如，腦筋的思考、邏輯的推測，閱讀書籍、下棋、寫作、畫畫等腦筋的運動，只要不動情緒的腦力活動，不但對健康有益，還能防止腦筋老化、記憶力衰退，或老人癡呆症的發生，也能增加智慧、提升生命品質。

三、除陋

社會是一個大染缸，社會上奇形怪狀的人、事、物都有，為了生活，都會學到或染到一些不好的壞習慣，這些壞習慣都會直接影響到我們的健康及生命品質，例如，抽煙、飲酒、吸毒、亂丟東西、隨口罵人、亂發脾氣、喜歡嫖妓、賭博、日夜顛倒、熬夜看小說、下棋、看電視、不洗澡、不衛生、偏食……等等。

除陋並非只限個人的習慣性舉動，還有心態性的除陋也是很重要的。例如：不要固執己見、深信長規、造口業或貪、瞋、癡等思想偏差、依賴心等。

除陋像洗澡、換衣服、打掃房間一樣，時時都要去做，而非等到髒亂不堪了再來打掃。

培養好的習性與嗜好可以去除陋習，改善健康，及提高生活品質，例如，種花、郊遊、接迎大自然、聽音樂、看藝術品或看有益心身的書、參加慈善公益活動等等，可調劑心靈也可活動身體。

四、心靜

　　心要靜才能產生智慧；心要靜才能體會生命的意義；心要靜才能抑制感情衝動；心要靜才能無所慾；心要靜才能讓肉體有充分休息的機會。所以，心靜是有益健康，有益長壽，有益提升生活品質。

　　醫學界一直在研究生病的原因，發現大部份生病的病因都是因人的靈性慾望過高、過激動而產生對身體的壓力或傷害變成疾病，所以，心靜是對提升生命品質有所幫助的。

　　心靜並非指癡呆，沒有思想情感反應的人，而是需透過理性的修心養性，去除惡習，讓思想、情感回歸於中性的性格，而不去動怒、動喜、動悲、動恐等理性思想，心無罣礙，是非分明，生活自然安詳。

　　心靜可透過練氣功、靜坐、接近大自然、宗教信仰、去除貪、瞋、癡，欣賞藝術品等修心養性方法來達成。

五、勤儉

　　勤儉並非指金錢上的節約，而是指要隨時隨地注意檢查週邊的環境變化及身體狀況的變化。

　　一個人會生病都是有原因的，疾病的產生除了內在的

因素以外，外在的環境變化、污染都是影響到身體健康的因素。例如：天氣的變化容易感冒，空氣的污染容易傳染疾病，水土的污染容易引起中毒，化學品的污染容易致癌等，這些都要隨時的注意，如能早期發現，立即處理，就不會影響到健康。

有些病毒或致病的因素是看不到的，但我們可以用敏銳的感覺去發現問題所在。例如：突然間魚缸裡的魚死掉了，室內或室外的植物枯萎了，牆壁發生潮濕潰爛了，屋子裡長了很多小蟲，經常聞到奇怪的氣味，或屋外的小鳥突然少了，不叫了，這些都是環境起了變化，致病因素已經侵入的徵兆，應該立即想辦法排除或遷移，否則會影響到自身的安全。

每天對著鏡子檢查自己的身體狀況也可預知身體的健康情形。例如，皮膚發炎、紅腫、潰爛、搔癢、噁心、痠痛、無力、失眠、精神恍惚、口臭、便秘、出血、身體有硬塊、多尿、疲倦、昏睡、沒有食慾，甚至性慾減低，都是發生重大疾病的先兆，如果能及早發現，就要快調整，假如不能調整或不知如何處理，就要去看醫生，讓專業醫生或用科技儀器來做進一步的檢查身體，早發現病症，治癒率都會很高。

自己要懂得一點自我檢查的常識，例如，尿液、糞便的性質、顏色、身體的溫度、血壓的高低、皮膚的反應、精神狀況的分析、活動力的程度，都是每天例行的自我檢查工作，並非依賴別人或交給醫生去做。

每年一次的全身科技健康檢查是有必要的，因為有些

病症早期是無法感覺預知的，例如癌症，有時潛伏性一、二十年，等到發現時已很難醫治，這些都要靠精密的現代科技儀器來檢查，才能早期發現，早一點時間治療，治癒率也會比較高。

六、衛生

衛生習慣必須養成，才能常保健康，避免患病，因為細菌、病毒是用肉眼看不見的微小物質，它流動在我們生活的空間裡，潛伏在身上，隨時都會進入人體，影響到人體的運作。

經常不洗澡、不洗手、不刷牙、不換洗衣物，或共用毛巾、牙刷、刮鬍刀、器具；居住的環境髒亂、不常打掃、吃東西隨便、生吃，及經常進出醫院、垃圾場、接觸患病者等人都要特別注意衛生，必須養成潔身自愛的衛生習慣。

七、平衡

宇宙運作是平衡的，星球的轉動，自然生態的變化，都是依據平衡學來發展的，就如我們騎腳踏車一樣，左右都要保持平衡，不然就無法前進，所以，生活中也都要依據平衡定律去生活，才不會發生運作困難。

生活中的思想情感、飲食習慣、人際關係、經濟收支……等等都要注意保持平衡，這些都是對健康有直接或間接的影響。

如果有失衡現象就要依據洩、補、中庸的平衡原理去

調整，自然會健康。

八、練氣

任何強調用養生方法或運動方法來保持健康都是片面性的，沒有練氣功的全面性、根本性，因為氣功是生命科學，它幾乎把所有的養生方法及心靈哲學都包含在內。

假如你對氣功有徹底的了解，你會發現為何宗教的求道者都是用修練氣功的方法來修身養性（宗教是一種生命哲學，各種宗教都一樣，只是名稱、方法各異而已）。

古時候道家修練氣功的目的是在求強身、治病、開發潛能，並且企圖達到長生不老的境界，後來也證實很多人達到了，只是人是活在大自然法則的定律之下，人可以長壽，但不可能不死。

練氣功應分成練身、練氣、練神三個階段，也就是練生命全部的要素，如果我們能掌握做到，那麼，後天健康長壽的條件就能擁有。

練氣功不但要循序漸進的練，還要持之以恆，才能永保健康，養成習慣每天花個一小時時間，隨時隨地的練，對健康長壽是有幫助的。

九、避險

天災、人禍、環境變化，這不可預測的事，誰也不知何時會降臨到我們的身上，它一旦發生，輕者受傷，失去健康，重者立即死亡，生命終結，非常可怕。

但這些事也非一成不變的不可避免，只要憑經驗，儘

量避開，也是可保健康長壽的。

例如，開車要小心，工作要小心，危險率高的地方不要去，危險的工作不要做，與人相處要和氣，避免樹敵，遇有爭吵就要忍耐，儘速想辦法去化解，環境不良可以移居遷離或拒絕前往，這都是可以事先避免的災禍。

其實，排除了這些可預防的問題以後，真正的災禍將少之又少。

十、就醫

每個人都要懂一點醫學常識，萬一生了病，簡單的事就要自己去調整，但複雜的病立即要就醫，交給醫生、醫院去處理，不可托延，才不會將病情惡化。

人非萬能，很多事都要靠專業才能勝任，醫生經常看病有豐富的經驗，值得我們信賴，醫院設備完善，醫療儀器、藥品齊全，它是我們生命、健康的修護站。

但就醫要懂得選擇醫療方法、醫生、醫院，因為術業有專攻，選擇適當的醫生、醫療方法是很重要的。

首先要先了解自己是患了什麼病，屬於那一科，再找一位口碑好，或你了解他的醫術、醫德的好醫生，虛心的請教他，配合你自己的經驗，就可容易的將病治好。

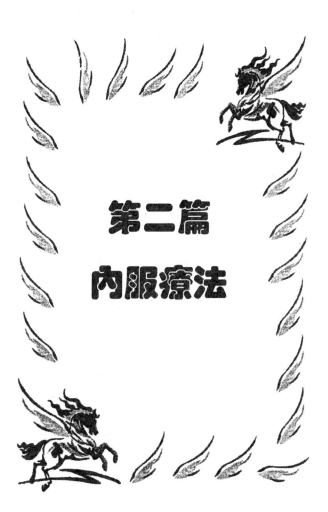

第二篇
內服療法

第一章　草藥療法

一、草藥的作用

自從神農氏嚐百草以後，草藥在中國人的生活中扮演著非常重要的角色，它不只是用在醫學上而己，它還涉及到文化、民俗等生活層面的用途。例如：野食、藥茶、藥酒、外敷、泡澡、食膳、節慶、習俗、觀賞……等等，用途之廣很難計數，尤其是中藥，其原始材料，幾乎百分之八十都是由草藥延伸而來。

筆者記得小時候，老一輩子的台灣人都懂一點草藥的用法，遇有家人或親友得了病，都會以採鄰近田野中的草藥來治病，從來不去看醫生，當時幾乎人人都是醫生，只是懂多一點的人就成了村裡的「赤腳仙」，我家庭院也種了很多珍貴的草藥（祖父種的），然而現在的台灣人，幾乎已遺忘了祖先寶貴的文化遺產，而一味的依賴醫生與健保，確實可惜。

草藥是天然品，既免費又無副作用，如果我們能夠懂一點，而能善於利用的話，走遍天下到處都有，要用時隨時隨地都可採，平時拿來養生、保健、觀賞，病時拿來治病，可化解龐大的醫療負擔，亦可救人。

認識草藥，學習用法並不難，只要平時多注意它的特性，多看一點草藥的書、多請教一些有經驗的人，虛心去

研究，很快你也將成為草藥專家了。

在台灣可用的藥用植物據說有五千多種，但實際能很方便採摘到，用得上的草藥並不多，而且也沒有必要去認識那麼多，因為類似功效的草藥實在太多了，除非是專門研究植物的學者，否則一般草藥師如果能夠掌有二、三百種草藥的知識，也已足夠成為職業性的專家了。

一般在鄉里間一公里內至少可以找出五十種以上的藥用植物，假如能夠充分利用這五十種草藥來替人治病，那也可謂名醫了，如果需要再多一點特殊的草藥，也可以再擴大地域範圍去尋找，因為每種植物都有聚集的習性，或是去草藥店購買，都可以買到自己需要的草藥。

一般專門販售草藥的草藥店大約都會有存貨約 200 種（30 種鮮品，一百多種乾品），非常方便，價格也便宜，且比自己去採方便、安全、經濟得多，所以，本書提供 200 種平日台灣常用的青草藥，相信也夠用了。

二、草藥的分類

要認識草藥，首先必須要了解它到底屬於那一種類的植物。茲分析如下：

1.草本——有分一年生或多年生之小草本植物，一般都不會超過一公尺高，例如：蒲公英、車前草。

2.寄生——它不是自主性的生長在泥土裡，而是寄生在其他的植物上，例如：伏石蕨、菟絲子。

3.藤類——藤類有分大小，大者稱為「藤」，小者稱為「蔓」，例如雞血藤為藤類、雞屎藤為蔓類，是伸爬在

地上或植物上 的長形莖植物。

4.灌木——介於草與喬木之間的植物，高度約一公尺以上，三公尺以下之植物，一般都成群或整片生長，例如：苦林盤、月橘之類。

5.喬木——一般的樹木，至少比人還要高。原始森林的喬木有些是幾千年壽命，有五、六層樓之高，例如，樟木、扁柏。

三、草藥的分辨

藥用植物雖然種類很多，但要分辨並不難，只要能夠抓住它的特點、特性，就能很清楚的辨認，因為每種植物雖是同屬同科，但其莖、葉、花、形、色、味、根、果都不同，多少都有一些不同點，例如，咸豐草與照和草，筆者在初學草藥時往往會把它混為一談，後來老師告訴我，咸豐草的莖是四方形的，而照和草的莖是圓形的，後來我就很容易分辨出那一株是咸豐草，那一株是照和草。

1.葉——每種植物的葉都不同，有對生、互生、圓形、心形、橢圓形、也有線形、三角形，而且大小顏色也不同。

2.莖——莖有圓形、三角形、四方形、菱形、竹節形，各式各樣大小不一，顏色也不同。

3.花——花的形狀、顏色、大小也絕對不同。

4.形——植物的形有直立的、有橫臥的、有蔓、藤形的、有匍匐形的、有寄生的，而且大小也不一，是學者第一眼就要去辨認的。

5.色──上天創造大自然，賦於形與色，增加了美與認識上的容易。植物並非全屬綠色，每種植物都有它的特「色」，有的表露在花、葉、莖或其他部份上，要仔細去辨認，就容易記住了。

6.味──有些植物是遠遠就可以聞到其味，有些要近一點才能聞到，但也有一些隱藏式的味道，要去碰觸或品嚐才能知曉。例如，魚腥草、雞屎藤、馬櫻丹、薄荷及每種植物的花香都會不同。

7.根──很多藥用植物其地上物雖類似，但地下的根卻不同，必須要再仔細的去分辨才能確定。

8.果──植物的果實，奇形怪狀，大小不一、顏色也不同，須去分辨出它的特點與味道。

四、藥用部份

有些植物，其有療效的部份並非全株，而是在某一個部位，所以，我們在野外採摘時就可取其有用的部位，其他的部份並無須去採，或採後可當場去除掉，丟棄不用的部份，只帶回需要用的部份就可。例如：

1.根──白茅根、土人參、防葵、鳳凰蛋、土半夏、薑。

2.莖──火炭母草、苦林盤、八角蓮、野牡丹、馬櫻丹。

3.葉──曼陀羅、化石樹、蘆薈、接骨桐、紫薇、五爪金英。

4.花──菊花、桂花、曼陀羅、金銀花、金針、曇

花。

5.**果**──枇杷、苦瓜、龍眼、荔枝。

6.**皮**──鳳凰木、山苧麻、黃槿、重陽木、野梧桐。

7.**幹**──白粗糠、樟木、牛乳榕。

8.**種子**──決明子、菟絲子、蓮、車前草、相思子。

9.**鬚**──老公鬚、玉蜀黍。

10.**全草**──魚腥草、夏枯草、車前草、紫背草、龍葵、馬齒莧。

五、草藥的用法

藥用植物，立即採立即可用的為鮮品，經曬乾後儲存備用者為乾品，其用法也各有不同：

1.**鮮品**──精力湯、絞汁、外敷、野菜、藥膳、袪邪、觀賞。

2.**乾品**──草藥配方，青草茶、養生茶、泡酒、泡澡、煎洗、煎服、製成粉末或藥丸、參入其他物品、提煉成油精香料。

六、草藥的性味

每種草藥都有其特別的性質與味道，藥用植物的可貴處就在此，使用者必須要徹底充分的了解，才能比照用在治病的八綱、八法上，平衡生理狀況，如果用錯將適得其反，有時還會造成大禍，不得不慎。

例如：寒性草藥用在消炎、解熱上，而溫性的草藥用在虛寒症上。

性質有分——寒、涼、平、溫。

氣味有分——辛、酸、甘、苦、鹹、甜、澀、大毒、小毒。

七、取得的方法

1.野外採摘——野外到處都有，免費、方便，但是要能分辨其品質有否受污染。

國家公園內或別人之地不可採摘。

2.自己培種——一些比較難找或常用者也可以自己在庭院種一點來備用或供觀賞，因為很多草木相當漂亮、美觀、芳香。

3.草藥店——全省各都市都有專門販賣草藥之店，可去購買，經營者往往也很內行，可詢問參考。

例如台北市萬華區的龍山寺附近就有數十家，貨源相當充裕，價錢也很便宜，比自己去採還合算，而且安全。

八、如何採摘草藥

如果把採摘草藥當成一種休閒樂趣，爬山、郊遊順便研究它，需要時摘回來備用，一舉數得，但採摘必須懂得下列步驟：

1.找——出門時要備好挖、剪工具及裝備袋、雨具、飲水、隨身需要物品等。從路口尋視漸深入內地或山區，注意安全及回途路，遇有品質好的才採。並沿途記錄何處有何種草藥，以備下次需要時採摘。

2.採——採時必須要懂得植物的品質，不可亂採，因

為現在到處土地都已被農藥或化學品、空氣所污染，所以一般在路邊的草藥品質都不好，深山或野生地者較好。

3.修——很多藥用植物只用到一部份，例如，只需用到根的部份者就取其根帶回家，其他的部份不取或取後原地丟棄。

4.洗——修選可用部份後，如果當地有水源就立即在河川、池邊清洗一下才帶回家，回家後還要重新修剪、清洗一次。

5.曬——一般要備用而非鮮用的草藥，都以吊起來陰乾，但也有在陽光下直接曬乾的，要視需要性而定。

6.收——放在室內陰、風乾的大約要二個星期才能乾，而在太陽下直接曬乾者，可能二、三天就夠，然後將它剪切成小片或小段，以便好收藏。

7.藏——收藏要注意保持品質的穩定性，要注意收藏室的潮濕度，也要注意是否會受蟲蛀或環境有否污染品。

先將切好的草藥放入塑膠袋包裝好，再放入櫥櫃的抽屜中才能久藏（勿在抽屜中放防腐劑或臭丸），也可裝入玻璃甕中。

8.注意——包裝袋上或抽屜前，玻璃瓶上要清楚寫明藥名及存放日期。如果是有毒性的草藥更要用紅筆標明「有毒」，以方便辨認。

九、處方的配用

1.單味——一般藥茶或只供養生、調和陰陽、氣血、治小病的事都只用單味品，例如，用菊花來泡茶、雞屎藤

治咳嗽、照和草當野菜、白毛根降火退熱、冇骨消根搗敷外傷……等等。

2.複方——假如病情較複雜嚴重，就要考慮到多方面的用複方，以增強藥性及多功能，可視需要選擇多種草藥混合在一起使用。但複方也分成：

君：主藥，主治這種病的草藥，一般都是一種或兩種，針對這種病比較強烈有效的藥，而且份量也要佔多一點。

臣：副藥，也就是補助病情的藥，或患者有連帶其他病症，需要用到的藥，一般也是一種或數種，視情況、需要而定。

佐：是補助、加強的藥，或是怕藥性太強、不夠、為降低副作用，中和調整的藥。

使：也就是藥引或解毒之藥，因為有些藥必須藥引才較會起作用，或是用某種藥可以中和某種藥的毒性或氣味等，例如，甘草、薄荷、甜菊之類的草藥。

3.用量——一次藥量大約二錢至一兩不等，要看其藥性及使用者的體質、病情、目的而定。也可數次份一次煎泡後再分次使用。

4.煎泡時間——假如是藥茶就要快煎快泡，火力要強，時間要短，才不失其風味，但治病之煎藥往往都是慢火煎熬數小時，要視藥性、用途而定。

毒性強之藥，往往要小心配量及慢火煎熬，長時間才能化解其毒性。

5.加料——在配方中經常會看到增加一些配料，以增

強藥性或增加口感，以免藥味難入口或是補增營養及其他必須之理由，其特性如下：

酒：促進血液循環、增強藥效。

醋：軟化、消積、輸通之作用。

紅糖：去垃圾、助排毒之作用。

冰糖：有涼血及增加口感、沖淡苦味之作用。

砂糖：增加口感。

蜜：一般都用在絞汁服，以增加口感、減低苦味。

鹽：消炎、殺菌之作用。

浸尿：消毒、殺菌、解藥之毒性。

瘦肉：補充營養、增進口感、潤滑藥之澀味。

豬腳：助關節、壯筋骨之作用。

排骨：補充鈣質及營養。

豬腸：一般都用在咳嗽、支氣管病上。

雞肉：補充營養、增進口感。

豬皮：製造膠質、補修胃壁。

絞汁：鮮品清涼藥效迅速。

十、台灣常見草藥介紹

1. 一葉草——又名一支香、瓶爾小草、金劍草

【辨別】：小草本，一株只有一片葉而得名，生長在草原、草堆中。

【用部】：全草。

【性味】：性涼，味甘。

【藥能】：清熱、解毒、消炎、活血、散瘀、治小兒

發燒、感冒、咳嗽、扁桃腺炎、支氣管炎、肺炎、肝炎、口腔炎、心臟病。

【用法】：洗淨，絞汁加蜜服，或水煎服。

2. 刀傷草——又名山板刀、大公英、一枝香

【辨別】：多年生草本、黃花、葉有鉅齒狀、葉綠色但背面灰白色。

【用部】：全草。

【性味】：性寒，味辛、苦。

【藥能】：消炎、退癀解熱、健胃。治高血壓、腎臟炎、心臟積水、氣喘、氣管炎、感冒、發燒、肝炎、胃痛。

【用法】：鮮品洗淨搗汁加蜜服，乾品水煎加冰糖服。

刀傷、蛇傷、跌打、疔瘡，鮮品洗淨搗敷患部。

3. 八角蓮——又名獨腳蓮、八角盤、鬼臼

【辨別】：多年生草本，葉形八角如盾狀、星形、鋸齒緣。

【用部】：根、莖。

【性味】：性平，味辛、苦，有毒。

【藥能】：清熱、解毒、化痰、散結、去瘀、消腫、抗癌、治蟲蛇咬傷、腹痛、乳癌、痛風、慢性盲腸炎。

【用法】：根莖切片，半酒水煎服。

4. 七葉一枝花——七葉蓮、蚤休

【辨別】：多年生宿根性草本，莖單一直立，七葉中一朵花。

【用部】：根、莖。

【性味】：性寒，味辛、苦，有毒。

【藥能】：清熱、解毒、平喘鎮咳、消炎止痛。治癰腫、疔瘡、瘰癧、喉痺、慢性氣管炎、抗癌、蟲蛇咬傷。

【用法】：炒焦研末吞服或水煎服，孕婦忌服，外症搗敷或研末塗敷。

5. 七葉膽──又名絞股藍、金絲五爪龍

【辨別】：多年生攀緣性藤本，葉小，通常五枚。

【用部】：全草。

【性味】：性寒、味苦。

【藥能】：利尿、清熱、強壯、解毒、止咳袪痰。治便秘、高血壓、糖尿病、血濁、風濕性關節炎、改善體質、清除體內毒素。

【用法】：水煎、泡煮當茶常飲（可酌量加冰糖）。

6. 十大功勞──又名山黃柏、角刺茶

【辨別】：常綠灌木，葉邊緣有鉅齒。

【用部】：葉、根、莖。

【性味】：性寒，味苦。

【藥能】：清熱解毒、止咳化痰、肺癆咳血、腰痠腿軟、心煩目赤、風濕關節痛、頭暈耳鳴、流行感冒、腹瀉、黃疸、喉痛、牙痛、肛門腫痛、疔瘡。

【用法】：內症根莖水煎服，外症鮮葉搗敷患部。

7. 九層塔──又名羅勒

【辨別】：多年生半灌木狀草本，全草具芳香。

【用部】：莖、根、種子、葉、全草。

【性味】：性溫，味辛。

【藥能】：疏風行氣、除濕、活血，鮮菜供調味香味，種子為眼用藥、避孕藥。治小兒發育不良、婦女病、筋骨痠痛。

【用法】：小兒發育不良，根加含殼仔草燉雞服。

婦女科病、行血，根、莖水煎服。

筋骨痠痛，根加米酒、水，燉豬腳服。

8. 土半夏——又名犛頭草、生半夏

【辨別】：多年生草本，廣心狀箭形葉、莖半球形。

【用部】：球莖。

【性味】：性溫，味辛，有毒，用量宜慎。

【藥能】：解毒藥，治咳嗽、去痰、外用搗敷蛇傷、乳癰、皮膚癢。

【用法】：祛痰、止咳，球莖三錢切片，甘草二錢加醋水煎服。瘡毒、蛇傷，搗敷患部。皮膚癢水煎洗患部。

9. 土人蔘——又名假人蔘、山蔘仔

【辨別】：多年生草本，葉肉質，小點紅花。

【用部】：莖、葉、根。

【性味】：性平，味甘。

【藥能】：消腫、解熱、滋補、潤肺、生津。治尿毒、多尿、腫毒、脾虛泄瀉、強壯補虛。

【用法】：根部燉豬肉水煎服。搗葉外敷腫毒疔瘡患部。

10. 小葉桑——又名桑樹、蠶仔樹

【辨別】：落葉小喬木，蠶葉樹，結果桑椹，由青變

紅轉黑。

【用部】：葉、枝、根、皮、果，全株都可使用，但功效各異。

【性味】：性寒，味甘、微苦、果酸甜。

【藥能】：消炎、利尿、祛痰、治喘止咳、補血。治水腫、煩渴、咯血、吐血。

【用法】：感冒頭痛、解熱、鎮咳、祛痰，枝、葉鮮品水煎服。果實桑椹製酒補血，桑白皮利尿、消腫，水煎服。

11. 曼陀羅──又名洋金花、萬桃花、打破碗花

【辨別】：多年生草本灌木，長漏斗狀白花。

【用部】：葉、花、種子。

【性味】：性溫，味辛，有毒。

【藥能】：定喘、祛風、麻醉、止痛。

【用法】：花及葉曬乾捲作煙抽，治哮喘、鎮咳、止痛。

花及葉鮮品搗汁塗敷患部止痛、消炎、消腫。

花及葉乾品水煎洗患部亦有止痛、殺菌、治皮膚病的作用。

花及葉少許加車前草、咸豐草水煎服治胃酸過多症（慎用）。

12. 小葉冷水麻──又名透明草、小號珠仔草

【辨別】：一年生肉質草本，葉小，綠色透明。生長在牆角、路邊。

【用部】：全草。

【性味】：性涼，味淡。

【藥能】：清熱解毒、利濕、安胎。治肺病、肝炎、咽喉痛、癰瘡、腫毒、創傷、燙火傷。

【用法】：水煎服治內症或加冰糖當茶飲，有排毒去脂質作用。鮮品搗敷外傷或皮膚腫瘡患部。

13. 山芙蓉——又名狗頭芙蓉

【辨別】：落葉大灌木或小喬木，鐘形大花，白色裡紅黃蕊。

【用部】：根、莖、葉、花。

【性味】：性平，味辛。

【藥能】：消炎、解毒、清肺、涼血。治外傷腫毒、關節炎、肺膿瘍、久咳、咳血、月經過多、白帶、乳腺炎、淋巴結炎、腮腺炎。

【用法】：內症，根、莖切片水煎服。

外傷各症，葉、花鮮品搗敷。

關節炎，根、莖加牛乳榕根、有骨消根，燉豬腳水煎服。

14. 千金藤——又名犁壁藤、犁壁草、金線吊龜

【辨別】：多年生常綠藤本，葉似犁頭。

【用部】：全草。

【性味】：性涼，味苦。

【藥能】：清熱、瀉火、利濕、消腫、散血。治喉痛、跌打損傷、腰痛、痢疾、風濕關節炎、腳氣腫脹、瘡毒。

【用法】：內症水煎服，外症搗爛敷患部。

15. 山藥——又名山藥薯、淮山藥、懷山藥

【辨別】：多年生常綠藤本，根部為薯，有紅、白兩色，富黏液質。

【用部】：薯部。

【性味】：性微溫，味甘。

【藥能】：補脾胃、強肺腎、生津止渴、平喘澀精、滋養、產婦進補、治糖尿病、虛寒症。

【用法】：一般藥膳用材料，補品，可燉雞、排骨、烹飪各種花樣之料理。水煎清燉服治糖尿、生津止渴。

16. 小白頭翁——又名野棉花、三輪車、台灣秋牡丹、白頭翁

【辨別】：多年生草本，五瓣白花中一粒種子。

【用部】：根、莖、葉。

【性味】：性寒，味苦。

【藥能】：清熱解毒、涼血止痢、治下痢、咽喉紅腫、月經不調、膽道迴蟲病、鼻疳。

【用法】：下痢、咽喉病、月經不調、迴蟲病等水煎服。鼻疳，莖、葉鮮品搗爛用沙布包塞鼻。

17. 山苧麻——又名山茶仔麻、青苧麻

【辨別】：多年生草本，小灌木。

【用部】：葉、皮、花、根。

【性味】：性寒，味甘。

【藥能】：去毒、清血、散熱、清火、利尿。治肝炎、肝硬化、血熱、崩漏、安胎。

【用法】：水煎服。

18. 山煙草——又名土煙、山番仔煙、樹茄

【辨別】：灌木或小喬木，全株葉背灰白色絨毛。

【用部】：根、莖、葉。

【性味】：性平，味辛，有小毒。

【藥能】：祛風濕、解熱、止痢、止痛。治痛風、痔瘡、牙痛、瘰癧、濕疹、皮膚炎、跌打損傷、神經痛、腰痠、骨痛。

【用法】：內服，根、莖水煎服（適量）。外傷葉搗敷。

葉曬乾切成細絲當煙抽，止痛。

19. 小葉葡萄——又名小本山葡萄、細本山葡萄、山葡萄

【辨別】：多年生藤本，葉三角狀卵形，疏粗鋸齒緣。

【用部】：全株，主用根部。

【性味】：性溫，味酸、微澀。

【藥能】：補腎、明目、祛風、解毒、補血、壯骨、治腎虛、眼疾、小兒發育不良、風濕、白帶、肺炎、乳癰、無名腫毒、頭痛、腰痠、痔瘡。

【用法】：根部切片燉排骨或瘦肉內服。

20. 千里光——又名大本雨神翅、半天雷、鐵掃帚

【辨別】：多年生直立小灌木，單莖多葉。

【用部】：全草。

【性味】：性平，味辛、苦。

【藥能】：益肝、明目、利尿、解熱。治遺精、白

帶、哮喘、胃痛、目赤、糖尿病、跌打損傷。

【用法】：水煎內服或燉瘦肉內服。

跌打損傷，全草鮮品搗敷患部。

21. 三白榮──又名水芛葉、水芛草、水芛根

【辨別】：多年生草本，葉互生，披針狀卵形。

【用部】：全草或地下根。

【性味】：性寒，味苦、辛。

【藥能】：利尿、消炎、消腫、除積、清熱。治感冒、發燒、肺炎、關節炎、肝炎、高血壓、水腫、淋病、癬瘡。

【用法】：發炎、感冒、發燒、水腫、肺積水，用根部水煎服。

高血壓用葉水煎服。癬瘡鮮品搗敷。

22. 小飛揚──又名紅乳仔草、小本乳仔草

【辨別】：一年生匍匐性草本，細葉，全草略帶暗紅色。

【用部】：全草。

【性味】：性涼，味酸、澀，有小毒。

【藥能】：清熱、利溫、消腫、解毒，治急性菌痢、腸炎、腹瀉、過敏性皮膚炎、濕疹瘙癢、香港腳。

【用法】：內症水煎服（少量），外症鮮品搗汁塗患處或水煎洗滌患部。

23. 大青──又名觀音串、鴨公青、臭青公

【辨別】：小灌木，葉對生、披針狀長橢圓形，夏末至冬季開綠白色花，有臭腥味。

【用部】：根及幹。

【性味】：性寒，味苦、腥。

【藥能】：消炎、鎮痛、解熱、止渴、祛風、清血、治傷風、產婦傷風口渴、白帶、梅毒、頭痛、瘰癧、喉嚨痛、口腔炎、淋巴腺炎、牙痛、熱咳。

【用法】：根部水煎服。

24. 山澤蘭——又名接骨草、小駁骨丹、尖尾鳳、六月雪

【辨別】：多年生草本，莖直立，全草密生粗毛，葉裂片披針形，白花，紅莖。

【用部】：根或全草、心葉。

【性味】：性平，味辛、微酸。

【藥能】：活血、散瘀、祛風、除濕、消腫、消炎、清熱、解毒、抗癌。治風濕、關節炎、瘡瘍、腹痛、高血壓、發炎症、血癌。

【用法】：內症水煎服。外症鮮葉搗敷患部。

25. 火炭母草——又名秤飯藤、冷飯藤

【辨別】：多年生草本，或灌木狀蔓莖，莖多分枝，長達數公尺，白花黑果，似飯粒。

【用部】：根、莖、葉。

【性味】：性涼，味甘、酸。

【藥能】：清熱、利濕、涼血、解毒、行血、止痛、通經。治腰痠背痛、跌打、癰腫、小兒發育不良、月經不調、皮膚疾患、閃腰、經絡不通。

【用法】：小兒發育不良根莖燉雞服，月經不調等內

症水煎服。跌打外傷、皮膚病，鮮葉搗敷及水煎服。

26. 木犀——桂花根、桂花、九里香

【辨別】：常綠大灌木，樹皮灰白色，春季開白花或黃花，芳香。

【用部】：根、枝、葉、花。

【性味】：性平，味辛、苦。

【藥能】：順氣合血、鎮痛、久年內傷、筋骨疼痛、胃痛、經痛。小兒受驚、行血治風濕。

【用法】：花製茶。久年內傷、筋骨疼痛，根半酒水燉雞或瘦肉內服。桂花及枝水煎洗滌沐浴。

27. 冇骨滑——又名七葉蓮、七葉根

【辨別】：多年生草本狀常綠小灌木，葉長尖、花白，果青轉紅。

【用部】：根、莖、葉。

【性味】：性寒，味甘、苦。

【藥能】：祛經絡風濕、清涼解毒、消腫、退癀。

【用法】：跌打損傷、外部腫毒、葉鮮品搗敷。腎炎敷肚臍。

內部腫瘤、腫毒、解熱等，根部水煎服。

腳風、風濕痛、根部燉豬腳或排骨水煎服。

28. 水芹——又名水芹茱、細本山芹茱、水薪

【辨別】：多年生草本，具香氣，與常吃之芹菜類似。

【用部】：全草。

【性味】：性涼，味甘。

【藥能】：解熱、潤肺、利濕、止咳、消腫退癀、治肺炎、淋病、高血壓、疔瘡、小兒發熱、小便不利。

【用法】：內症水煎服。高血壓、鮮品絞汁加蜜服。外症消腫退癀、疔瘡，全草搗敷患部。

29.六角定經草──又名定經草、通泉草

【辨別】：一年生草本，莖直立，全株光滑或略具短毛。

【用部】：全草。

【性味】：性平，味甘。

【藥能】：清熱利濕、消腫解毒、調經理帶、治感冒發炎、高血壓、婦女月經不調、經痛、赤白帶。

【用法】：全草水煎服。

30.水丁香──又名水香蕉、假蕉、水登香

【辨別】：多年生草本，大部份生長在沼澤中，葉細長，開黃花，果似小香蕉。

【用部】：根、莖。

【性味】：性涼，味苦。

【藥能】：利尿、消腫、化石、抗癌。治高血壓、膀胱炎、喉嚨痛、痢疾、牙痛、泌尿系結石、慢性腎炎、膚癢。

【用法】：結石，根加化石草、化石樹，水煎服。皮膚癢水煎洗。慢性腎炎，根燉赤肉服。其他消炎、止痛、痢疾、高血壓等症，水煎服。

31.化石樹──又名爪哇大青、大號化石草

【辨別】：落葉灌木，枝纖細，葉大粗，鋸齒緣，白

花。

【用部】：葉或根。

【性味】：性寒，味甘、苦。

【藥能】：化石、利尿、主治膀胱結石、膽結石、腎結石。

【用法】：葉七片與貓鬚草一兩，水煎加紅糖服。

32. 牛乳榕——又名牛乳埔、鹿飯

【辨別】：半落葉小喬木，全株被有毛茸、隱花果腋生球形，熟時橙紅色。

【用部】：根、幹。

【性味】：性溫，味甘。

【藥能】：驅風、解毒、助小兒發育、風濕病、敗腎。

【用法】：風濕、關節炎，水煎服。助小兒發育進補、敗腎，根加九層塔、蚶殼仔草、半酒水燉雞服。

33. 牛筋草——又名牛頓棕、牛頓草

【辨別】：一年生草本。

【用部】：全草。

【性味】：性涼，味甘、淡。

【藥能】：生筋接骨、止血、消炎、降火氣、發汗、解熱。

【用法】：流鼻血，鮮品全草燉豬肉水煎服。

高血壓、風熱目痛、淋病、花柳病、肝病、糖尿病，水煎服。

34. 毛茛——又名毛蔪、大本山芹菜、小金鳳花

【辨別】：多年生草本，全株被白色粗毛，莖中空圓筒狀。

【用部】：全草。

【性味】：性溫，味辛，有毒。

【藥能】：強力抗生素、治瘧疾、黃疸、偏頭痛、胃痛、風濕關節痛、癰腫、惡瘡、疥癬、皮膚癢。

【用法】：內症，全草燉赤肉水煎服。外症，鮮葉搗敷或搗汁擦患部。皮膚癢，水煎洗患部。偏頭痛、胃痛，根搗爛加食鹽敷太陽穴、心窩。

35. 五爪金英——又名小向白葵、樹菊

【辨別】：草本植物，或稱小灌木，葉尖有五爪，黃花似向日葵。

【用部】：莖、葉。

【性味】：性寒，味苦。

【藥能】：清肝火、消暑氣、利尿。治肝炎、膀胱炎、糖尿病、高血壓。

【用法】：水煎服。

36. 毛蓮菜——又名天芥菜、登豎朽、丁豎朽

【辨別】：多年生草本，全株密被白色軟毛。

【用部】：全草。

【性味】：性寒，味辛、味。

【藥能】：清熱解毒、利尿、消脹、涼血。治腎臟炎、淋病、腳水腫、痛風、神經痛。

【用法】：全草加冰糖水煎服。

37. 天門冬——又名天文冬、天冬

【辨別】：多年生蔓性草本，根呈紡錘塊狀，葉細長似針。

【用部】：根。

【性味】：性平，味甘、苦。

【藥能】：祛風濕、利尿、降火、潤燥、滋陰。治吐血、喀血、咽喉腫痛、便秘、肺癰、痛風、心臟水腫。

【用法】：配合其他草藥水煎服。

38. 月橘——又名七里香、九里香

【辨別】：常綠灌木，白花，果綠熟變紅，奇香。

【用部】：全草。

【性味】：性溫，味苦辛。

【藥能】：消腫、止痛、健胃、理經。治跌打損傷、皮膚瘙癢、風濕關節炎、濕疹、月經不順、胃腸疾病。

【用法】：葉、花、果搗敷患部，或水煎洗患部。

根加豬腳燉服治風濕關節炎。

根加豬皮燉服治久年胃病。

39. 巴豆——又名猛樹、落水水剛、廣仔

【辨別】：常綠灌木，大戟科植物，巴豆亦名亦是果實種子。

【用部】：根、葉、種子。

【性味】：性溫，味辛，有毒。

【藥能】：行血、止痛、解毒、消炎、麻醉、治疔瘡、跌打損傷、蛇傷、風濕痺痛、胃寒痛。傷科藥。

【用法】：喉嚨痛、口腔癌，採一葉咬可止痛。

疔瘡、蛇傷、風濕痺痛，根泡米酒內服或外敷。

根浸尿 49 天再浸溪水 49 天，研磨成粉製傷藥。

泡藥洗用配方之一。

【注意】：慎用，有毒勿過量，孕婦禁用。

40. 白茅根──又名茅草根、甜根

【辨別】：多年生草本植物，根莖橫走地下，葉線形、先端尖、白絨花。

【用部】：根。

【藥能】：涼血、止血、清熱、利尿。治小兒麻疹發燒、腎炎、肺炎、腸炎、小便出血、肝炎、肛門腫痛。

【用法】：根，水煎服。

41. 白花益母草──又名益母草、鴨母草

【辨別】：一年生草本，全株被細毛，方莖，單一直立，葉細長，葉腋開白花。

【用部】：全草。

【性味】：性涼，味辛、苦。

【藥能】：活血、調經、祛瘀、消水。治經痛、月經不順、瘀血、腹痛、肝血不足、產後血暈、腎炎、水腫、婦女良藥。

【用法】：水煎服或半酒水煎服，亦可燉瘦肉服。

42. 白鶴草──又名白鶴靈芝、仙鶴草

【辨別】：多年生灌木、全株被毛、春開白花、形似鶴。

【用部】：全草。

【性味】：性涼，味苦。

【藥能】：潤肺、降火、消炎、消腫、解毒、止血。治早期肺結核、肝炎、胃炎、腸炎、濕疹、糖尿病、高血壓、外傷腫痛。

【用法】：濕疹，鮮品搗敷或水煎洗患部。

發炎症、高血壓、糖尿病全草水煎服。

初期肺結核，全草加冰糖水煎服。

43. 白冇骨消——又名冇管麻、白花香苦草、頭花香苦草

【辨別】：一年生木質性草本，全株被毛，莖方形直立，頭狀花序球形。

【用部】：全草。

【性味】：性涼，味甘、淡、澀。

【藥能】：行血、解熱、消炎、利尿。治感冒、氣喘、肺疾、乳癰、腹痛、淋病、瘡癤、夏日涼茶。

【用法】：內症全草水煎服。行血、腹痛全草半酒水煎服。外症全葉搗敷患部。

44. 白花蛇舌草——又名龍吐珠、珠仔草

【辨別】：一年生草本，葉對生，細長如蛇舌，花白色，單莖。

【用部】：全草。

【性味】：性寒，味甘苦。

【藥能】：清熱、解毒、利尿、消腫、清肺火、抗癌。治痢疾、尿道炎、肺熱、胃腸炎、慢性盲腸炎、扁桃腺炎、咽喉炎、黃疸、疔瘡、胃癌、肝癌、肺癌、大腸癌等多種癌症有特殊療效。

【用法】：必須對症，配合其他草藥水煎服。

45. 玉蜀黍——又名番麥鬚、包谷鬚、玉米鬚

【辨別】：一年生草本，一般常吃的蔬果。

【用部】：鬚、根、種子。

【性味】：性溫，味甘。

【藥能】：利尿、清熱、泄瀉。治糖尿病、腎水腫、肝炎、高血壓、慢性尿毒症、吐血。

【用法】：鬚，水煎當茶飲。

46. 半枝蓮——又名向天盞、韓信草

【辨別】：多年生草本，春夏季開淺藍紫色花。

【用部】：全草。

【性味】：性平，味微苦。

【藥能】：清熱、解毒、活血、祛瘀、消腫、止痛、抗癌。治肺癌、肺膿瘍、咽喉腫痛、內傷、跌打損傷。

【用法】：單純消炎、止痛可單方全草水煎服。

複雜之病，例如各種癌症、膿瘍必須視症狀、病情配合其他草藥水煎服。

跌打損傷、外傷用鮮品搗敷患部。

47. 仙草——又名涼粉草、仙草乾

【辨別】：一年生草本，莖方形，褐紅色，被毛，秋天開淡紫色花。

【用部】：全草。

【性味】：性涼，味甘、淡。

【藥能】：清熱、解渴、涼血。治感冒、中暑、高血壓、糖尿病、關節痛、肌肉痠痛、夏日解渴涼茶。

【用法】：水煎加紅糖或冰糖當茶飲。（乾葉藏放越久越好）

48. 石菖蒲——又名九節菖蒲、石菖、鐵蘭

【辨別】：多年生草本，根莖平臥，具多節，葉深綠色，劍狀線形。

【用部】：根、莖。

【性味】：性微溫，味辛。

【藥能】：健胃驅風、鎮痛、鎮靜、理氣、活血、驅蟲。治牙痛、胃痛、腹痛、濕寒症、疝氣、跌打損傷。

【用法】：內症水煎服，外症鮮品全草搗敷。

49. 白龍船花——又名白瘋人花

【辨別】：常綠灌木，莖方形，葉對生，心臟形，白花（亦有紅花者稱紅龍船花）。

【用部】：莖、根、葉（內服用莖、根，外敷用葉）。

【藥能】：調經理帶、祛風、利尿、消腫毒。治月經不順、白帶、腳氣病、糖尿病、心臟病、腰背痠痛。

【用法】：莖、根燉瘦肉水煎服治月經不順、白帶等內症。葉搗汁洗或敷外傷、跌打損傷、消腫毒。

50. 仙人掌——又名巴前掌、山巴掌

【辨別】：多年生肉質小灌木，全株莖長小刺。

【用部】：全株可用。

【性味】：性寒，味苦。

【藥能】：消炎、鎮痛、清熱、解毒。治百日咳、腦膜炎、胃痛、肺炎、胃及十二指腸潰瘍、肝炎、火燙傷、

跌打損傷。

【用法】：仙人掌切成薄片曬乾研磨成粉，每日服一公克。鮮品絞汁治火燙傷，搗敷跌打損傷。

51. 白粗糠──又名杜虹花、粗糠仔

【辨別】：常綠灌木，全株被褐色柔毛，葉對生，粉紅色。

【用部】：根、莖。

【性味】：性平，味澀苦。

【藥能】：補腎滋水、清血祛瘀。治風濕關節、老人手腳痠痛、下消、白帶、小便白濁、坐骨神經痛。

【用法】：根、幹切片，燉豬腳或排骨，半酒水內服。

52. 白英──又名蜀羊泉、白毛藤、柳仔癀

【辨別】：多年生蔓性亞藤本，莖葉被細毛，開白花，漿果球形。

【用部】：全草。

【性味】：性寒，味甘、苦。

【藥能】：清熱、利濕、祛風、解毒、收斂。治黃疸、水腫、疔瘡、淋病、牙病、風濕關節炎、抗癌、肝硬化。

【用法】：配合其他的草藥水煎服。

53. 伏石蕨──又名瓜子草、抱樹蓮、螺厴草

【辨別】：多年生蔓性蕨類，根、莖絲橫走，附生於樹上。

【用部】：全草、葉。

【性味】：性寒，味甘、微苦。

【藥能】：消炎、解熱、利尿、止瀉、止血。治肺熱咳血、風火牙痛、淋病、關節炎、陽痿、瘡癬、蛇頭疔。

【用法】：內症水煎服，陽痿加米酒水煎服、關節炎加米酒內服及洗患部，外傷、瘡癬搗敷。

54. 艾草——又名祈艾、醫草

【辨別】：多年生草本，葉互生，背面密生白茸毛，有異氣味。

【用部】：葉、嫩枝、根。

【性味】：性溫，味辛、苦。

【藥能】：止痛、止血、解熱、滋養強壯劑。治吐血、衄血、直腸出血、子宮出血、月經不順、經閉、胸痛、神經痛、關節痛、頭痛、腹水、跌打損傷。

【用法】：艾草曬乾研製成艾草棒、艾草絨，當灸棒、灸柱用，補元氣、殺菌、治百病。內症，根、莖水煎服。外症搗爛摻酒敷患部。

55. 地耳草——又名小還魂、鐵釣竿、田基黃

【辨別】：一年生草本，黃花。

【用部】：全草。

【性味】：性涼，味甘、苦。

【藥能】：清熱、消腫、解毒。治咳嗽、喉痛、扁桃腺炎、吐血、肝炎、跌打損傷。

【用法】：內症水煎服，外傷搗敷。

56. 印度茄——又名紐仔茄、刺柑仔

【辨別】：多年生灌木狀草本，全株具毛及刺，漿果

球形，紅、黃色。

【用部】：全草、根。

【性味】：性寒，味苦。

【藥能】：散瘀、解熱、解毒、止痛、抗癌。治感冒、頭風病、風濕關節痛、胃痛、瘰癧、扁桃腺炎、淋巴腺炎、肺癌。

【用法】：單純症狀單味水煎服，重症須配合其他草藥應用。

57. 含羞草——又名見笑草

【辨別】：多年生草本，葉綠莖紅，開紅絨狀花，葉片廣線形，觸動時會收縮。

【用部】：根或全草。

【性味】：性溫，味苦澀，有小毒。

【藥能】：止痛、消腫、解毒、安神。治風濕痛、眼痛、腰背痠痛、失眠、神經衰弱、肝炎、腎臟炎、腫毒、帶狀疱疹。

【用法】：半酒水燉瘦肉水煎服。帶狀疱疹、腫毒，鮮葉搗敷。

58. 車前草——又名五筋車、錢貫草

【辨別】：多年生草本，葉大橢圓形，穗狀花序，小花白色。

【用部】：全草、種子。

【性味】：性寒，味甘。

【藥能】：解熱、利尿、止瀉、明目、祛痰。治淋病、尿血、咳嗽、眼疾、胃病、膀胱炎、高血壓、痢疾。

【用法】：配合其他草藥加紅糖或冰糖製成青草茶、夏日清涼、止渴、解熱用。

　　治淋病、尿血、咳嗽、高血壓等症水煎內服。

59.含殼草──又名雷公根、老公根

　　【辨別】：匍匐性多年生草本，全株疏被軟毛，莖淡紫色，葉圓在莖部缺口，有異氣味。

　　【用部】：全草。

　　【性味】：性寒，味苦、辛。

　　【藥能】：清熱、解毒、消腫、止瀉、止痛。治腹痛、中暑、高血壓、腹瀉、霍亂、胃腸炎、食物中毒、傳染性肝炎、疔瘡、腫毒、小兒科良藥。

　　【用法】：水煎服或加紅糖水煎服。

　　鮮全草搗敷疔瘡、腫毒患部。

60.長春花──又名日日春、四時春

　　【辨別】：一年生草本，莖直立帶紫紅色，葉對生，花有紅、白兩種，全年開花。

　　【用部】：全草（一般都用白花）。

　　【性味】：性涼，味微苦，有毒。

　　【藥能】：止痛、消炎、安神、健胃、通便、利尿、抗癌。治痢疾、胃痛、腹痛、腸炎、扁桃腺炎、腮腺炎、小兒百日咳、癌症主配藥。

　　【用法】：內症水煎加紅糖或冰糖內服。

　　外症鮮莖葉搗敷患處。

61.使君子──又名山羊屎、色干子、仰光藤

　　【辨別】：落葉性蔓狀灌木，葉對生，長橢圓形，穗

狀花序、紅花，芳香，一般為庭園栽種景觀用。

【用部】：果實、根、莖（果實驅蛔蟲）。

【藥能】：健胃、驅蟲。治小兒疳疾、驅小兒蛔蟲。

【用法】：果實、根、莖燉赤肉水煎內服。

62. 金露花——又名苦林盤、台灣連翹、苦藍盤

【辨別】：常綠灌木，葉橢圓對生，花藍紫色，核果球形，庭園綠籬。

【用部】：莖、葉、花、果（果實治瘧疾，花為興奮藥，葉莖內服或外敷、煎洗）。

【藥能】：止癢、祛瘀、消腫。治跌打損傷、瘧疾、癰腫。

【用法】：跌打損傷，莖、葉搗敷患部。濕疹、皮膚癢，水煎洗患部。胸痛、內傷、瘧疾，半酒水水煎服。

63. 虎耳草——又名錦耳草、金綿吊芙蓉

【辨別】：多年生草本，葉圓形，長剛毛，深綠色，沿脈有白斑。

【用部】：葉。

【性味】：性寒，味微苦、辛，有小毒。

【藥能】：清熱、解毒。治耳疾、中耳炎、小兒百日咳、清肝熱、痔瘡、腫痛。

【用法】：內症水煎服。外症鮮葉搗敷或水煎洗患部。耳疾、中耳炎，鮮葉搗汁滴耳內。

64. 忍冬——又名金銀花、忍冬藤

【辨別】：常綠攀緣性灌木，葉對生，橢圓形，花初色白後變黃，腋生雙立，花冠長漏斗狀，芳香。

【用部】：花蕾、嫩莖葉、根粗莖。

【性味】：性寒，味甘、苦。

【藥能】：花有清熱解毒、消炎之效。治溫熱症、癰腫、瘡毒、膿瘍、惡瘡、淋病、赤痢。嫩莖葉治利尿、殺菌、風濕腫毒、筋骨酸痛。根治花柳病、梅毒、淋巴結核、皮膚病。

【用法】：內症水煎服，外症葉搗敷患部。

花為解毒配藥，類似甘草之作用，可製泡茶。

65.決明子——又名草決明、馬蹄決明

【辨別】：一年生草本，全株被短柔毛，葉互生，偶數羽狀複葉，黃花，莢果細長，呈弓狀彎曲，種子菱形，褐綠色。

【用部】：種子。

【性味】：性微寒，味甘、苦、鹹。

【藥能】：清肝、明目、祛風熱、通便、消炎、瀉下。治眼疾、習慣性便秘、高血壓、肝炎、肝硬化腹水。

【用法】：水煎當茶飲。

66.虎杖——又名土川七、黃肉川七

【辨別】：灌木狀草本，葉廣卵形，先端漸尖，白花，圓錐花序。

【用部】：根。

【性味】：性平，味甘、苦。

【藥能】：祛風利濕、破瘀通經、鎮痛解毒。治月經不調、產後瘀血腹脹、小便不通、跌打損傷、小兒發育不良。

【用法】：根燉赤肉半酒水煎服。

67.狗肝菜——又名六角英、竹節癀

【辨別】：多年生草本，全株被短毛，葉對生，橢圓形，兩端銳尖，開紅白小花。

【用部】：全草。

【性味】：性涼，味甘、淡。

【藥能】：清熱、解毒、涼血、利尿。治肺炎、肝炎、腸炎、胃出血、感冒發燒、喉嚨痛、纏身蛇、癰疔、跌打損傷。

【用法】：胃出血全草鮮品絞汁加少許鹽巴服用。

發炎、感冒、喉嚨痛，水煎服。

跌打損傷、癰疔、纏身蛇，鮮品搗敷患部。

68.金線蓮——又名金線蘭、金線連

【辨別】：多年草本，葉互生，卵圓形，暗綠色，背面粉紅色，春天開紅花。

【用部】：全草。

【性味】：性平，味甘。

【藥能】：清涼退火、補中氣、固肺、解鬱、強壯。治肺病、高血壓、糖尿病、胃炎、膀胱炎、腦中風、肝炎、胰臟炎。

【用法】：水煎加冰糖當茶飲。

69.金錢薄荷——又名虎咬癀、茶匙癀、大馬蹄草

【辨別】：多年生草本，葉腎心形，先端稍圓，基部心形。

【用部】：全草。

【性味】：性涼，味辛、微苦。

【藥能】：清熱、解毒、利尿、行血、止痛、祛風、止咳。主治腫毒、腹痛、腸胃痛、腰痛、經痛、慢性肺炎、泌尿器疾病、腦振盪、膀胱結石、咳嗽、肝病、手腳抽筋、跌打損傷。

【用法】：視病情、症狀配合其他草藥水煎服。消炎、止痛可單味。跌打損傷，全草鮮品絞汁加米酒外敷患部。

70.林投──又名露兜樹

【辨別】：灌木，葉狹長兩邊帶刺如鋸帶，果似鳳梨。

【用部】：果、根。

【性味】：果性溫、味辛。根性涼、味甘、淡。

【藥能】：果，補脾胃、固元氣、制伏亢陽、扶持衰土、益血、消痰。根，發汗、解熱、利水化濕、治跌打損傷、膀胱炎、產後瘀血、腹痛、白喉、避孕。

【用法】：切片水煎服，或搗汁喝。

71.刺波──又名紅梅消

【辨別】：匍匐性灌木，莖葉具細短刺及細毛，三出複葉，頂葉較大，具柄。春、秋季開淡紅小花，漿質莓果，紅熟。

【用部】：根、全草。

【性味】：性平，味甘、苦。

【藥能】：行血、清涼、解毒、消腫、解熱、止瀉、治風濕、腸炎、胃痛、糖尿病、小兒疳積、黃疸、膽結

石、濕疹、止癢、風濕關節炎、骨刺、痔瘡、淋病、尿道炎。

【用法】：內症，水煎服。外症，鮮品搗敷患部。

72. 長梗滿天星——又名田鳥草、空心蓮子草

【辨別】：一年生草本，莖橫臥而節上生根，上部斂上或群生直立，葉對生，白花或淡紅色。

【用部】：全草。

【性味】：性平，味甘。

【藥能】：清熱、利尿、解毒。治腎臟炎、淋濁、痢疾、瘡癤、肺結核、咳血、蛇傷、帶狀疱疹。

【用法】：內症，加冰糖水煎服。

外症，鮮品搗爛或搗汁加紅糖敷塗患部。

73. 紅田鳥——又名滿天星、蓮子草、田邊草

【辨別】：一年生匍匐性草本，莖帶淡紫紅色或綠色，葉對生，綠帶紫紅色、白小花蕊紅色。

【用部】：全草。

【性味】：性平，味甘。

【藥能】：清熱、利尿、解毒、止血、退癀。治肺熱、咳血、吐血、腎臟炎、尿毒症、濕疹、腫毒、涼茶材料。

【用法】：腎臟炎、尿毒症，鮮葉加苦茶油炒蛋吃，莖水煎服。肺熱咳血、吐血、濕疹、腫毒，鮮葉絞汁加鹽巴少許服用。

74. 刺莧——白刺杏、白刺莧

【辨別】：一年生草本，全株光滑無毛，莖紅色，葉

菱形，穗狀花序，白色苞呈剛毛刺狀。

【用部】：全草。

【性味】：性寒，味甘。

【藥能】：解熱、利尿、通便、解毒。治下消、白帶、月經不順、淋濁、眼疾、喉痛、疔瘡、便秘、膽結石。

【用法】：下消，根燉豬腸水煎服。其他內症水煎服。白帶、月經不順，加九層塔根燉雞水煎服。

75. 乳仔草──又名大飛揚草、大本紅乳草、羊母乳

【辨別】：一年生草本，全草淡紅紫色，具毛，折之有白乳汁，夏秋開黃褐色小花，腋生，蒴果三棱形，具彎曲短毛，紅熟。

【用部】：全草。

【性味】：性寒，味酸、苦，有小毒。

【藥能】：解熱、消化、收斂劑。治痢疾、乳腫、解熱、抗瘧、支氣管炎、哮喘、腰痠痛、乳腺炎、前列腺炎。

【用法】：水煎服。腰痠痛加豬尾水煎服。

76. 芙蓉──又名戟艾、白芙蓉

【辨別】：多年生亞灌木，全株被灰白色短毛，具芳香，葉互生，長橢圓，倒卵形，春季開球形黃花、瘦果。

【用部】：全株、根、嫩枝葉。

【性味】：性溫，味辛、苦。

【藥能】：根有祛風濕、壯筋骨、解熱之功效、治風濕關節炎、腰膝痠痛、小兒發育不良、跌打等。嫩枝葉治

小兒胎毒、解熱、婦女月經不順、頭風、牙痛、睪丸炎、子宮炎。

【用法】：壯筋骨、風濕關節炎、跌打，半酒水燉豬腳水煎服。其他小兒病、婦女病、消炎、解熱，水煎服。

77. 咸豐草——又名赤查某、鬼針子、蝦腳草

【辨別】：一年生草本，莖方形，葉對生，粗鋸齒緣，頭狀花，白色倒廣卵形，頂部具黑色針狀逆刺。

【用部】：全草。

【性味】：性平，味甘、微辛。

【藥能】：解熱、利尿、消炎、收斂、活血、散瘀、涼茶材料。治盲腸炎、肝病、糖尿病、咽喉腫痛、痢疾、痔瘡。

【用法】：水煎當茶飲。

78. 兔兒菜——又名本蒲公英、兔仔菜、小公英

【辨別】：多年生草本，全株折之有白乳汁，葉長尖，頭狀黃花、瘦果。

【用部】：全草。

【性味】：性平，味苦。

【藥能】：消炎、解熱、鎮痛。治乳癰、肺癰、瘡癤、皮膚病、便秘、膀胱炎。

【用法】：內症水煎服；外症搗品搗敷患部。

79. 苦林盤——又名苦藍盤、苦樹

【辨別】：蔓莖狀灌木，葉三角形對生，白花，蕊紫紅色，挺出花冠甚長。

【用部】：根、莖、葉。

【性味】：性寒，味苦。

【藥能】：根、莖治風濕、神經痛、淋病、衄血。葉止癢、疥癬、跌打。

【用法】：根、莖水煎內服。葉搗汁洗患部或敷患部，亦可水煎洗皮膚、止癢。

80. 紅鳳菜——又名木耳菜、腳目草、紅菜

【辨別】：多年生草本，葉背紫紅色，為一般常用蔬菜，煮湯成紅色。

【用部】：全草、根。

【性味】：性溫，味甘。

【藥能】：活血、止血、解毒、消腫。治經痛、血崩、咳血、潰瘍、消腫。

【用法】：內症半酒水煎服；外症搗敷患部。

81. 珍珠癀——又名老鼠拉秤錘、銅垂玉帶草、普刺特草

【辨別】：多年生匍匐性草本，全草有毛，莖絲狀，節處生細根，葉近圓形，春、夏開淡紫紅或白色小花，漿果球形，熟呈紅紫色。

【用部】：全草、果實。

【性味】：性平，味甘、苦。

【藥能】：消炎、解熱、活血、祛風、利濕。治風濕疼痛、跌打損傷、乳癰、腫毒、月經不調、白帶、疝氣、糖尿病。

【用法】：內症水煎服；外症全草鮮品搗敷患處。

82. 苦蘵──又名燈籠草、炮仔草

【辨別】：一年生草本，葉互生，廣卵形，夏秋開淡黃花，單生葉腋，花冠盃狀，漿果球形，膨大如燈籠。

【用部】：全草。

【性味】：性寒，味苦。

【藥能】：清熱、利尿、祛風、止痛、鎮咳、行血、調經、解毒。治疝氣、胃出血、婦女赤白帶、子宮炎、卵巢炎、月經痛、蛇咬傷、咳嗽發熱、腸炎腹痛、喉嚨腫痛。

【用法】：全草水煎服。

83. 魚腥草──又名蕺菜、臭瘥草

【辨別】：多年生草本，全草無毛，具特殊臭腥氣，根莖呈匍匐狀，葉互生，心臟形，白花。

【用部】：全草。

【藥能】：利尿、解毒、清熱、消腫、利肺。治水腫、淋病、梅毒、肺炎、肺癰、子宮炎、乳癰、化膿性中耳炎、膀胱炎、高血壓、腎臟炎、狹心症、高血壓、血濁、胸悶失中氣、慢性氣管炎、皮膚病、咳嗽。涼茶材料、藥膳、野菜。

【用法】：水煎服或燉雞、瘦肉內服、當茶飲、炒食。

84. 夏枯草──又名鐵色草、夏枯草花

【辨別】：多年生草本，全株被短毛，匍匐或斜上生長，莖方形，葉對生，花紫色，唇形花，夏季開花，花後隨即枯萎故名。

【用部】：全草。

【性味】：性寒，味苦、辛。

【藥能】：花序清肝火、散鬱。治瘰癧、目赤、腫毒、瘡毒。全草利尿。治淋病、殺菌、子宮病、乳癌、扁桃腺炎、咽喉疼痛、赤白帶、高血壓、Ｂ型肝炎、風火牙痛。

【用法】：水煎服或加冰糖、紅糖內服。

85.雞屎藤——又名雞香藤、白雞屎藤、五德藤

【辨別】：多年生蔓性草本，全株具特異臭氣味故名，莖與葉有毛，葉狹卵形夏開花冠白色，內面紫紅色，筒狀，核果黃熟，球形光滑。

【用部】：根部、莖葉。

【性味】：性平，味甘、酸。

【藥能】：驅風、鎮咳、祛痰、止瀉、益氣補虛、補筋骨。治感冒、咳嗽、風濕、痢疾、腎臟疾病、肝勞傷、跌打損傷。

【用法】：咳嗽、風濕、補筋骨、益氣補虛，半酒水燉豬腸服。痢疾、止瀉水煎服。慢性腎炎，鮮葉絞汁加蜜內服。

86.豨薟——又名狗咬癀、希占草

【辨別】：一年生草本，莖直立，紫紅色密生短毛，葉卵狀，長橢圓形，四季開花，頭狀形，黃色。

【用部】：全草。

【性味】：性寒，味苦。

【藥能】：祛風、散濕、消炎、解毒、鎮痛。治神經

痛、喉痛、瘡毒、關節炎、風濕、痛風、高血壓、瘧疾、黃疸、肝炎、扁桃腺炎。

【用法】：水煎加冰糖內服。

87. 藿香薊——又名勝紅薊、鹹蝦花、南風草

【辨別】：一年生草本，全株被粗毛，具特殊氣味，莖直立，葉對生，心臟形，全年開紫或白花，頭狀花序。

【用部】：全草。

【性味】：性涼，味辛、微苦。

【藥能】：清熱、解毒、消腫。治感冒發熱、咽喉腫痛、筋骨扭傷、毒蛇咬傷、腫毒、風濕、鵝瘡。

【用法】：內症水煎服；外症搗敷患部。

88. 鱧腸——又名旱蓮草、黑墨草

【辨別】：一年生草本，全株粗糙具短剛毛，葉對生，披針形，頭狀白花，腋生，瘦果黑熟。

【用部】：全草。

【性味】：性寒，味苦鹹。

【藥能】：清熱、解毒、消腫、排膿、通經絡、生髮。治腎臟水腫、吐血、腸出血、外傷出血、骨癌、鼻癌、骨痛、乳房腫痛、痔瘡出血、流行性腮腺炎。

【用法】：內症水煎服；外症搗敷患部。促進毛髮生長，鮮品搗汁塗患部，並全草水煎服。

89. 紫背草——又名葉下紅、一點紅

【辨別】：一年生草本，單莖或分枝，葉單生，葉背呈紫紅色故名，四季開花，頭狀花序，花冠呈淡紫色。

【用部】：全草、葉。

【性味】：性涼，味甘、微苦。

【藥能】：解熱、消炎、涼血、利尿、解毒。治肺炎、肝炎、腸炎、喉痛、乳癰、腫毒、腹瀉、水腫、腎炎、肝硬化、外敷跌打損傷、刀傷、疔瘡。

【用法】：內症水煎服、外症鮮品、搗敷患部。

90. 腎蕨──又名啼雞蛋、鳳凰蛋

【辨別】：多年生草本，根莖短小，根下有塊莖呈球形，肉質，葉叢生，直立，羽狀複葉呈覆瓦狀排列，尖端有孢子囊，腎臟形。

【用部】：塊莖。

【性味】：性涼，味甘、淡。

【藥能】：涼血、清血、解毒。治小便白濁、咳嗽、疝氣、降血壓、瘰癧、瘡癤、淋巴結核。

【用法】：半酒水燉瘦肉內服；外症塊莖鮮品搗敷患部。

91. 酢漿草──又名鹽酸草、鹽酸仔草、山鹽酸

【辨別】：多年生草本，葉互生，掌狀複葉、心形，莖細長味帶酸故名，有大本紫花與小本黃花兩種，效用相同。

【用部】：全草。

【性味】：性寒，味酸。

【藥能】：清熱、利濕、涼血、消腫、散瘀、解毒、殺菌、止渴、利尿。治喉腫痛、赤白帶、痢疾、疥癬、傳染性肝炎、跌打損傷、腫毒。

【用法】：內症水煎服；外症搗敷患部。

92. 龍葵──又名烏甜菜、烏子仔草、烏子茄

【辨別】：一年生草本，葉片長尖橢圓，開白花，漿果球形，由青熟呈黑色，果味甜故名。

【用部】：全草。

【性味】：性寒，味苦。

【藥能】：清熱、利尿、消炎、解毒、抗癌。治肝炎、腎炎、牙痛、氣管炎、喉痛、濕疹、睪丸炎、癰疔、瘡毒、跌打扭傷、初期癌症抗癌有效。

【用法】：抗癌，龍葵、半枝蓮、白花蛇舌草、白英水煎服。其他內症水煎服，外症搗敷患部。野菜炒食、煮湯。

93. 馬齒莧──又名豬母乳、豬母菜

【辨別】：一年生草本，全株光滑無毛，多肉質，莖臥伏，略帶紅色，葉倒卵形，夏秋開小黃花。

【用部】：全草。

【性味】：性寒，味酸。

【藥能】：消炎、解毒、涼血、止痢、消腫、殺菌。治糖尿病、痢疾、腳氣水腫、高血壓、痔瘡、肛門腫痛、腎炎水腫、小便淋瀝、婦女赤白帶、蜈蚣咬傷、各種癰腫。

【用法】：內症水煎服或配赤肉燉服，外症搗敷患部。野菜炒食。

94. 蒲公英──又名黃花地丁、蒲公丁

【辨別】：多年生宿根性草本，葉叢生根際，葉片披針狀，倒向羽狀，缺刻或深裂，銳尖，花根生，黃色。

【用部】：全草。

【性味】：性寒，味苦。

【藥能】：清熱、解毒、利尿、消炎、止痛、健胃。治喉嚨痛、乳腺炎、感冒發熱、支氣管炎、乳癰、胃炎、疔毒、瘡腫、膽囊炎、肝炎、蛇傷。

【用法】：水煎加冰糖內服；外傷鮮品搗敷。

95.鴨舌癀──又名石莧、鴨嘴黃、鱟殼刺

【辨別】：一年生草本，莖於沙上或岩上匍匐分枝，葉對生，倒卵形，夏秋開紫紅色花，苞形，莖紫紅。

【用部】：全草。

【性味】：性寒，味酸、甘、微苦。

【藥能】：祛風、清熱、解毒。治婦女病、月經不調、經閉、白帶、淋病、咽喉腫痛、痢疾、癰疽腫毒。

【用法】：婦女病，鮮葉切碎，以麻油煎雞蛋服，或半酒水燉赤肉內服。外症鮮品搗敷患部。

96.黃槿──又名粿葉樹、朴子、鹽水面頭果

【辨別】：喬木，幼枝葉及花序均被短柔毛，葉圓心形，花冠鐘形、黃色，花心暗紅色，民間用來包粿熟葉。

【用部】：根、葉、樹皮、花。

【藥能】：根為解熱劑、催吐劑，葉及樹皮治咳嗽、支氣管炎、感冒。葉外敷腫毒及洗滌皮膚。

【用法】：內症水煎服或燉赤肉內服，外症搗敷患處。

97.紫蘇──又名紅紫蘇

【辨別】：一年生草本，全株呈紫色或綠紫色，葉對

生，圓卵形，先端長尖，鈍鋸齒緣，被毛，夏秋開紅或淡紅色花。

【用部】：莖、葉、種子。

【性味】：性溫，味辛。

【藥能】：理氣、散寒、解毒、防腐。治傷風感冒、咳嗽、頭痛、發熱、吃魚、蝦中毒、魚、蝦保鮮防腐劑。

【用法】：水煎服或加冰糖水煎服。

98. 荔枝——又名荔枝根、荔枝殼

【辨別】：常綠喬木，夏季結果，倒卵形，果皮呈龜甲狀之凸起，果肉白色，果核暗褐色，粒大光滑，夏季水果。

【用部】：種子、根、果殼。

【性味】：性溫，味甘、澀。

【藥能】：種子為止咳劑。根治喉痹腫痛、胃寒脹痛、遺精、疝氣、關節痠痛。果殼有清心降火之效，治感冒、頭痛、赤白痢。

【用法】：根燉豬小肚內服，殼加冰糖水煎服。

99. 雞冠花——又名雞冠莧

【辨別】：一年生草本、全草無毛、葉卵長橢圓形、夏秋間莖頂抽變形穗狀花序、形如雞冠、有如紅、黃、白色、蓋果卵形、種子細小黑色。

【用部】：種子、花、根、莖、葉、全草。

【性味】：性涼，味甘。

【藥能】：涼血、止血、止瀉、調經理帶、外傷。治痔瘡、血病、赤、白痢、赤、白帶、產後血痛、月經不

調、攝護腺炎、肝病。

【用法】：內症水煎服或半酒水內服，外症葉搗敷患部。

100. 薄荷——又名卜荷

【辨別】：多年生草本，全草具芳香，莖方形直立，葉對生，狹卵形，具毛，夏秋輪繖花序，腋生，數十朵成球形，白色或淡紅色。

【用部】：莖、葉。

【性味】：性涼，味辛。

【藥能】：祛風止咳、解熱發汗、健胃、止痛。治頭痛、咽喉腫痛、目赤、皮膚癮疹、風邪感冒、鼻炎、中耳炎。涼茶材料、藥膳材料、藥茶、藥酒、藥膏材料。

【用法】：配其他草藥水煎服或加冰糖（不宜久煎）當茶飲。中耳炎，葉搗汁滴入耳內；外傷，搗敷患部。

101. 貓鬚草——又名化石草、腰只草

【辨別】：多年生草本，莖方形，有毛，具淺溝，葉狹長，廣披針形，夏秋開紫色或白色花，花絲伸出花冠之外，似貓鬚故名。

【用部】：全草。

【性味】：性涼，味微苦。

【藥能】：清熱、化濕、排石、利尿。治腎臟炎、腎結石、膽結石、肝炎、高血壓、泌尿系統結石、尿毒症。

【用法】：配合化石樹葉、水丁香，水煎服治排石症。高血壓、肝炎、腎炎，水煎服。尿毒症，全草鮮品絞汁加蜜服。

102. 重陽木——又名茄苳樹

【辨別】：半落葉性大喬木，葉具長柄，三出複葉，小葉呈長橢圓形，漿果小粒球形。

【用部】：葉、皮、根。

【性味】：性寒，味澀。

【藥能】：滋腎、養血、利尿。治胃病、遺精、感冒發燒、肺炎、小兒發育不良、風濕關節炎、腹內腫瘤、袪傷解鬱、漆中毒。

【用法】：內症，根、皮燉雞服或半酒水燉排骨亦可。外症，葉絞汁擦洗患部。

103. 康復力——又名康富利、康固力

【辨別】：多年生草本，全株被白色粗毛，莖具棱翼，葉片卵狀披針形，花冠廣筒形，有白、黃、紫等各種顏色，果為四分果。

【用部】：葉、全草。

【性味】：性平，味苦、淡。

【藥能】：補血、止瀉、助血液流暢、增強淋巴液流暢。有治高血壓、出血、止痢、胃炎、胃潰瘍、抗癌、外傷等作用。

【用法】：葉鮮品絞汁或水煎內服各內症；葉鮮品搗敷外傷患部。

104. 萱草——又名金針

【辨別】：多年生草本，根莖極短，肉質細柱狀根，橢圓形塊根，葉線形，花莖圓柱形，漏斗狀黃赤色，具香味。

【用部】：根、花。

【性味】：性涼，味甘。

【藥能】：利尿、止血、消腫。治小便不利、肝炎、黃疸、水腫、乳癰。

【用法】：水煎服或當茶飲。外傷鮮根搗敷患部。

105.鳳尾蕨——又名井邊草、鳳尾草

【辨別】：多年生常綠蕨類，根狀莖短，橫走，葉羽狀複葉，長線針形。

【用部】：全草。

【性味】：性寒，味淡、微苦。

【藥能】：解熱、止瀉、消腫、解毒、涼血、止血。治急性肝炎、腸炎、膀胱炎、扁桃腺炎、腮腺炎、濕疹、赤痢、小便不利、咽喉腫痛、膽囊炎、傷風、腸痔出血。青草茶常用材料。

【用法】：水煎服或加紅糖、冰糖，當茶飲。

106.海金沙——又名珍中筆仔、鼎炊藤

【辨別】：多年生攀援性草本，全草光滑無毛，莖細如鐵線，羽狀複葉，小葉卵狀披針形，葉背具孢子囊。

【用部】：全草、孢子。

【性味】：性寒，味甘。

【藥能】：清熱、解毒、利濕、消腫、補虛、利尿。治牙痛、淋病、感冒、吐血、肝炎、膽囊炎、盲腸炎、皮膚病、腰閃、痘瘡、纏身蛇、腹瀉、淋病、尿道炎。

【用法】：內症水煎服，外症搗敷患部。

107. 菁芳草——又名荷蓮豆草、河乳豆草、對葉蓮

【辨別】：一年生草本，常成群落生長，莖高，葉對生，心臟圓形，綠白色小花，似蔬菜之荷蓮豆，故名。

【用部】：全草。

【性味】：性涼，味苦、甘。

【藥能】：清熱、解毒、消炎、消腫。治小兒解熱、解胎毒、退胎火、降血壓、黃疸、癰腫、小兒疳積、蛇咬傷、跌打、頭痛、發燒、喉嚨痛、腹痛氣脹、消化不良、慢性腎炎。

【用法】：內症，半酒水水煎服，小兒水煎服。外症，鮮品搗敷患部。

108. 蓖麻——又名紅肚卑子、紅蓖麻、蓖麻仔

【辨別】：一年生草本灌木狀，葉互生，具長柄，楯形掌狀，綠色乃至褐色，四季開花，蒴果卵形，通常有刺。

【用部】：種子、根、幹、嫩葉。

【性味】：性微溫，味淡。

【藥能】：種子為輕瀉劑，根及幹為行血、止痛、解毒劑，葉為跌打、外庤、腫毒、皮膚劑。

【用法】：內症水煎服，外症葉搗敷患部。

109. 野牡丹——又名王不留行、九螺花、埔筆仔

【辨別】：常綠小灌木，莖略呈方形，全株密生淡褐色狀之剛毛，葉四片對生，長尖形，初夏開花，紫紅色五片，果球形，壺形。

【用部】：根、幹、全草。

【性味】：性微溫，味甘、酸。

【藥能】：消炎、解毒、祛風濕、行瘀止痛。治跌打損傷、癰腫、惡瘡、淋巴結炎、肺積水、頭痛、風濕關節炎、坐骨神經痛、肺癰、打通血路。

【用法】：水煎服或燉赤肉、燉豬腳內服。

110. 威靈仙——又名能消、靈仙

【辨別】：多年生攀綠性藤本，葉對生，羽狀複葉卵形披針形，圓錐花序，腋生或頂生，白色，瘦果扁平狀，卵形。

【用部】：根、莖、葉。

【性味】：性溫，味辛、苦。

【藥能】：鎮痛、抗菌、通經、軟化。治痛風、腰膝疼痛、風濕痛、痔瘡腫痛、魚骨梗喉。

【用法】：魚骨梗喉，根莖加醋及砂糖水煎慢服。鎮痛、通經、風濕，半酒水水煎服。葉搗敷患部。

111. 釘地蜈蚣——又名過路蜈蚣、蜈蚣草

【辨別】：一年生草本匍匐性，莖多分枝，葉卵心狀，四季開藍紫色花，腋生，花冠呈不整齊之唇形，蒴果。

【用部】：全草。

【性味】：性涼，味甘。

【藥能】：消炎、解毒、解熱。治中暑、痢疾、瘡癤、傷風、筋骨痛、口腔炎、火燙傷、飛蛇。

【用法】：內症水煎服或加冰糖當茶飲，外症搗敷患部。

112. 鴨跖草——又名水叮仔荣、竹葉荣、淡竹葉荣

【辨別】：一年生草本，葉對生，鞘柄抱莖，葉卵狀披針形，夏季開花，總狀花序，深藍色，苞片心狀，卵形，蒴果橢圓形。

【用部】：全草。

【性味】：性寒，味苦。

【藥能】：清熱、利尿、涼血、解毒。治腎水腫、小便不利、感冒、咽喉腫痛、肝炎、肺炎、喉痺腫痛、關節腫痛、瘡癤。

【用法】：鮮品絞汁加蜜服用，或水煎服。外症鮮品搗敷患處。

113. 駁骨丹——又名接骨草、尖尾鳳、接骨筒

【辨別】：草本狀灌木，葉對生，長披針形，夏天開花，穗狀花序，頂生或腋生，花冠唇形，乳白色或粉紅色，蒴果棒狀。

【用部】：地上部莖葉。

【性味】：性平，味辛、微酸。

【藥能】：祛瘀、消腫、止痛。治跌打損傷、風濕骨痛、續斷骨、風濕關節炎。

【用法】：外症，鮮品搗爛用酒、醋調敷患部。內症，半酒水燉赤肉服。

114. 馬櫻丹——又名五龍蘭、刺仔花

【辨別】：多年生灌木，全株具強烈氣味，疏被毛，莖具逆鉤刺，葉對生，卵形，花期全年，紅、黃、橙、紫各色都有。

【用部】：根、莖、葉、花。

【性味】：性寒，味微苦。

【藥能】：活血、祛風、利濕、清熱。治風濕痺痛、水腫、感冒、跌打損傷、止癢、肺癆吐血、頭痛、脹痛、止瀉、濕疹、皮膚炎。

【用法】：內症，根水煎服（孕婦忌服）。外症，莖葉水煎洗患部、搗敷患部。

115. 菟絲子——又名無根草、豆虎、豆菟絲

【辨別】：一年生寄生蔓性草本，莖絲狀光滑，呈淡黃綠色，攀纏於寄生植物，無葉或退化成鱗片狀，秋開細小白花，肉質，瘦果，種子廣卵形，熟呈褐色。

【用部】：全草、種子。

【性味】：性平，味甘、苦。

【藥能】：清熱、涼血、解毒。治吐血、衄血、便血、淋濁、帶下痢疾、中暑、黃疸、疔瘡。種子有補腎、明目、治腰膝酸痛、遺精、陽痿、白帶、消渴的功效。

【用法】：全草鮮品水煎服治止血、涼血、清熱。種子泡酒，或半酒水燉排骨，補腎、明目、性功能。

116. 葉下珠——珠仔草、珍珠仔草

【辨別】：一年生草本，莖直立，常帶紫紅色，葉片長橢圓形，鱗葉，蒴果扁球形，生於葉莖下，整排，紫紅色或綠色。

【用部】：全草。

【性味】：性涼，味甘、苦。

【藥能】：清肝、清熱、明目、利尿、解毒。治腸

炎、痢疾、肝炎、腎炎、水腫、小兒疳積、目疾、瘡癤、腫毒、夜盲。

【用法】：水煎服或燉赤肉、排骨內服。

117. 紫茉莉──又名煮飯花、胭脂花

【辨別】：多年生宿根性草本，根塊紡錘形，呈黑褐色，莖直立，多分枝，葉對生，卵形三角形，秋夏開粉紅、黃、白色花，漏斗狀。

【用部】：根、葉。

【性味】：性平，味甘、苦。

【藥能】：根有清熱、利尿、活血、散瘀、解毒之效。治胃、十二指腸潰瘍、胃出血、內外痔瘡、慢性胃炎、子宮癌、淋巴腺癌、淋濁、白帶、關節炎、癰疽。葉治外傷、跌打損傷。

【用法】：根水煎服或燉豬腳服。癌症須配合其他癌症草藥，例如，白花蛇舌草、半枝蓮等視症內服。外傷鮮葉搗爛加紅糖外敷患部。

118. 照和草──又名飢荒草、山萵苣、太子草

【辨別】：一年生草本，莖直立柔弱，被粗毛，葉互生，長橢圓披針形，先端尖，不規則鋸齒緣，春至秋開花，頭狀，紫紅色，總苞圓筒形。

【用部】：全草或莖葉。

【性味】：性平，味甘、淡。

【藥能】：清熱、解毒、利尿、降血壓。治高血壓、頭痛、腹痛、小便不利、便秘、水腫、外敷腫毒野菜。

【用法】：葉、莖可炒成野菜吃，或當青草茶水煎

服。跌打損傷、外傷，葉莖鮮品搗敷患部。

119. **傷寒草**——又名一枝香、大號一枝香、星拭草、假鹹蝦

【辨別】：一年生草本，莖細長分枝，葉互生，具柄，兩面被疏毛。全年開淡紫紅色花，頭狀花序，瘦果圓柱形。

【用部】：全草。

【性味】：性涼，味辛、苦。

【藥能】：清熱、解毒、消炎、祛濕。治感冒發燒、急性黃疸肝炎、腹瀉、眼疾、疔瘡腫毒、喉痛、跌打損傷、蛇傷。

【用法】：內症，水煎服。外症，搗敷患部。

120. **黃鵪草**——又名罩壁癀、山飛龍、山菠薐、山芥菜

【辨別】：一年生草本，葉叢生根際，羽狀深裂，疏齒牙緣，春、夏開黃花，頭狀花序，舌形花冠，瘦果褐色具冠毛。

【用部】：全草。

【性味】：性涼，味甘、苦。

【藥能】：解熱、利尿、消炎。治胃熱、肝炎、感冒發熱、小便不利、刀傷、蛇傷、疔瘡。

【用法】：內症水煎服，外症鮮品搗敷。

121. **莎草**——又名香附、土香、水香稜

【辨別】：多年生草本，地下生匍匐莖。葉叢生於根際，葉片線形。春夏抽總狀穗狀花序，繖狀、頂生、小穗

線形，鱗片呈暗紅色。蒴果稜形，暗褐色。

【用部】：根、莖。

【性味】：性平，味辛、微苦甘。

【藥能】：行氣、祛風、止癢、調經、止痛。治月經不調、月經痛、子宮炎、吐血、胃寒痛、跌打損傷、皮膚風癢。

【用法】：婦女病、止痛、止癢，半酒水煎服，曬乾研末成粉，內服。外傷，鮮品搗敷。皮膚癢，水煎洗患部。

122. 美人蕉——又名蓮蕉花、曇華、觀音蕉

【辨別】：多年生草本，莖綠色被腦質白粉，叢生，單葉互生，卵狀長圓形，總狀花序，花單生或成對，花冠紅色亦有白色。

【用部】：根莖。

【性味】：性涼，味淡。

【藥能】：清熱、利尿、排毒、止血、調經。治黃疸、肝炎、喀血、白帶、月經不調、癰瘡、腫毒、抗癌。

【用法】：水煎燉雞內服。

123. 射干——又名紅尾蝶花、尾蝶花

【辨別】：多年生草本，莖直立，光滑，葉生於基部，劍形，總狀花序，頂生，呈橘黃色而暗紅斑點，蒴果橢圓形，種子黑色。

【用部】：根莖。

【性味】：性寒，味苦，小毒。

【藥能】：清熱、解毒、降火、祛痰、散血、消腫。

治咽喉痛、氣管炎、扁桃腺炎、通便、腳氣病、腫毒、疔瘡。

【用法】：水煎服或鮮品搗汁服，外症搗敷患部。

124.藤三七——又名藤子三七、雲南白藥

【辨別】：肉質小藤本，長可達數公尺。莖綠色，光滑。葉對生，肉質深綠色，卵圓形。葉腋節上生瘤塊狀珠芽，長穗狀花序腋生，白綠色。

【用部】：珠芽、葉。

【性味】：性溫，微苦。

【藥能】：滋補營養、強壯腰膝、消腫散瘀、病後體虛。治糖尿病、尿毒、骨折、跌打損傷、便秘、腫毒、野菜。

【用法】：炒煮食或炖雞、排骨藥膳。糖尿病，葉絞汁服。外傷、骨折、跌打、腫毒，葉搗敷患部。

125.麥門冬——又名麥冬、大葉麥門冬、麥文冬

【辨別】：多年生草本，根紡錘形。葉叢生、披針形。初秋開淡紫色花，總狀花序，花叢生成束。果實球形，熟紫黑色。

【用部】：塊根。

【性味】：性寒，味甘、微苦。

【藥能】：消炎、滋養、強壯、鎮咳、祛痰、強心。治肺燥乾咳、虛勞咳血、咽喉腫痛、感冒發熱、糖尿病。

【用法】：水煎服。

126.靈芝——古人稱爲「仙草」

【辨別】：菌類植物，附在枯木上，傘形。原本野

生，現台灣已有人大量栽植。野生者種類很多，有些有毒性，栽植者安全。

【用部】：整朵曬乾切片。

【性味】：性溫，味甘、淡。

【藥能】：滋補強壯、解毒、收斂、清積。治動脈硬化症、高血壓、腦中風、胃潰瘍、頭暈、失眠、抗癌（肺癌）、狹心症。

【用法】：切片加冰糖水煎當茶飲，或與瘦肉燉服。

127.番杏──又名毛菠菜、法國菠菜、蔓菜

【辨別】：一年生草本，全株多肉質，伏臥生長密被細毛。葉互生、有柄、肉質、卵狀菱形。花腋生，春開黃色小花。核果菱形。

【用部】：全草。

【性味】：性平，味甘、微辛。

【藥能】：清熱解毒、祛風消腫。治腸炎、敗血病、疔瘡紅腫、風熱目赤、胃癌、食道癌、腫毒、皮膚疾患。

【用法】：炒食、煮湯、水煎加排骨都可，外症鮮品搗敷患部。

128.筋骨草──又名過山龍、伸筋骨、鹿角草

【辨別】：多年生常綠草本，莖高質柔，下部生枝條，向四方開展，著地則發根生，根生小苗，白色鬚狀。葉線形，先端銳。夏季枝端生子囊穗、橢圓形、黃色，全株似鹿角分枝故名。

【用部】：全草、孢子。

【性味】：性平，味甘。

【藥能】：通經、活血。治肺炎、黃疸、小便不利、夢遺失精、痢疾、調和筋骨、跌打損傷、風濕、肝炎。

【用法】：發炎症，水煎服。通筋活血，加半酒水煎服。外傷，鮮品搗敷患部。

129. 曇花——又名瓊花、月下美人

【辨別】：多年生肉質植物，老枝圓柱形、新枝扁平，綠色，葉狀。花生綠凹處，大形、夜間開放、深夜凋謝，純白。

【用部】：花。

【性味】：性平，味淡。

【藥能】：清肺、止咳、化痰、清血。治肺熱、哮喘、流鼻血、咳血、熱咳、血濁、心胃氣痛。

【用法】：花數朵燉排骨服，或加冰糖水煎當茶飲。

130. 蘆薈——又名奴薈、納薈

【辨別】：多年生草本植物，葉根生，劍形、肉質、鋸齒緣，綠色帶白點斑絞。

【用部】：葉。

【性味】：性寒，味苦。

【藥能】：祛瘀、散毒、涼血、止痛、瀉火通經、殺蟲。治小兒疳積、尿血、肝炎、驚癇、婦女閉經、頭暈、頭痛、癰瘡、火燙傷、腫毒。

【用法】：絞汁加冰糖內服，或去外皮切片沾蜜服用。火燙傷、外傷、腫毒，搗敷患部。

131. 野甘草——又名土甘草、甜珠草、珠仔草

【辨別】：多年生草本，莖多分枝，葉互生，卵尖

形。白花花腋生、莖咬之有甘甜味故名。

【用部】：全草。

【性味】：性平，味甘。

【藥能】：解熱、利尿、消腫。治肺熱咳嗽、暑熱泄瀉、小兒麻疹、濕疹、喉嚨發炎、丹毒、肺炎、肝炎、痢疾、跌打。青草茶原料之一。

【用法】：內症，水煎加冰糖內服。外症，鮮品搗敷患部。

132. 漏蘆──又名山防風、漏盧

【辨別】：多年生草本，密被白絨毛。莖上葉呈披針形，不整齊羽狀深裂，邊緣具不規則銳刺。夏季開花，頂生呈球狀，淡藍色。瘦果。

【用部】：根。

【性味】：性寒，味鹹、苦。

【藥能】：清熱解毒、消腫排膿。治瘰癧惡瘡、筋脈拘攣、骨節疼痛、乳房腫痛、乳汁不通。熱毒、血痢、痔瘡出血、骨癌、鼻癌、腮腺炎。

【用法】：單純排毒、清熱，單味水煎服。其他內症配合適症之草藥水煎服（孕婦忌服）。

133. 蠅翅草──又名蝴蠅翼、蠅翼草

【辨別】：多年生草本。葉互生，三出，背面被毛，全緣，小葉近心形。春夏開紫紅色蝶形花，腋生。莢果鐮形，被釣毛。

【用部】：全草。

【性味】：性涼，味濇、淡。

【藥能】：驅風、解熱、解毒。治目赤腫痛、黃疸、淋病、痢疾、疥癬、婦女經風、痢疾、咳嗽吐血、感冒。

【用法】：水煎服。

134. 糯米團——又名奶葉藤、蔓苧麻

【辨別】：多年生草本，莖斜上生長，常分枝，上部著生短花。葉對生，卵狀披針形。花腋生，卵形、白絨毛。

【用部】：全草。

【性味】：性涼，味甘。

【藥能】：清熱、解毒、健脾、止血。治癰瘡、腫毒、痢疾、白帶、積食、脹滿、白帶、痢疾、經痛。

【用法】：鮮品水煎內服，外症鮮品搗爛加少許鹽敷患部。

135. 樟——又名香樟、樟仔

【辨別】：常綠喬木，全株具特殊氣味。葉互生橢圓形。圓錐花序，腋生於枝端，黃綠色。結果呈紫黑色。

【用部】：全株根、幹、葉均可入藥。

【性味】：性溫，味辛。

【藥能】：祛風濕、行血氣、利關節。治藥膏配方提煉成精油、製樟腦丸。治腳氣、痛風、心腹脹痛、胃痛、疥癬、風濕關節炎、跌打損傷、止癢。

【用法】：內症，樟材五錢水煎服。外症，葉搗敷患部或煎洗患部。

136. 橄欖——又名干仔根、鹹干仔

【辨別】：常綠喬木，果實卵形，常製成蜜餞。

【用部】：根、果實。

【性味】：性溫，味苦、澀。

【藥能】：消化不良、胃病、疳積、腳氣、白濁、咽喉腫痛、筋骨疼痛、腎虧、腰骨痠痛。

【用法】：胃病，根燉豬皮服用。筋骨痠痛，根燉豬腳服用。

137. 榕鬚——又名老公鬚、倒吊榕根

【辨別】：常綠喬木，樹幹生出長細線狀鬚。

【用部】：根鬚。

【性味】：性平，味苦澀。

【藥能】：清熱解毒、祛風活血。治流行性感冒、百日咳、扁桃腺炎、風濕骨痛、麻疹不透、結膜炎、痧氣腹痛、跌打損傷、濕疹。

【用法】：風濕骨痛，半酒水煎服。感冒、咳嗽、發炎，燉瘦肉水煎服。手指麻木、濕疹，水煎浸泡。

138. 細葉金什時花——又名蛇總管、四米草、黃花稔、柑仔蜜

【辨別】：多年生草本或小灌木。葉互生，披針形，鋸齒緣。四季開花結果，黃色花。蒴果倒卵形。

【用部】：根、莖、嫩枝葉。

【性味】：性涼，味微辛。

【藥能】：清熱、解毒、消腫止痛、收斂、生肌。治蛇傷、肝腫、慢性腎炎、乳腺炎、痢疾、腸炎、跌打損傷、骨折、外傷出血、癰瘡、感冒、腫毒、高血壓。

【用法】：內症，根、莖水煎服。外傷，嫩枝葉搗敷

患部。

139. 扁柏——又名側柏

【辨別】：常綠大喬木，葉針形，整片如扇。

【用部】：葉。

【性味】：性寒，味辛、苦。

【藥能】：涼血、止血、祛風濕、消腫毒。治鼻血、胃出血、流行性腮腺炎、痢疾、高血壓、咳嗽。

【用法】：流鼻血，葉一兩燉土虱魚內服。高血壓，葉水煎服。胃出血，蓮藕絞汁再與扁柏葉搗成糊狀過濾，調密服用。

140. 鼠尾癀——又名爵床、鼠尾紅、刺尾癀

【辨別】：一年生草本。莖方形多分枝。葉對生，卵狀橢圓形，全緣，具短柄。穗狀花序，頂生，花淡紅紫色。蒴果長橢圓形，種子灰褐色。

【用部】：全草。

【性味】：性寒，味鹹、辛。

【藥能】：消炎、退癀、解毒。治感冒發熱、咳嗽、喉痛、腰背疼痛、神經痛、肝硬化腹水、腎炎、卵巢發炎、痢疾、黃疸、跌打損傷、疔瘡。

【用法】：內症，水煎服。外症，搗敷患部。

141. 狐狸尾——又名狗尾草、通天草、統天草

【辨別】：小灌木狀草本。全株被短毛茸，粗澀粘手，葉奇數羽狀複葉，長卵形。花淡紫色，穗狀似兔之尾。

【用部】：根部、葉。

【性味】：性溫，味甘。

【藥能】：開脾健胃、利尿、葉殺蟲、除癀。治小兒發育不良、疳積、胃痛、胃、十二指腸潰瘍。

【用法】：根燉赤肉內服，治胃、十二指腸潰瘍、小兒發育不良。葉水煎內服，治殺蟲、除癀、疳積、利尿。

142. 筆筒樹──又名蛇木、木貫眾、山過貓心

【辨別】：木本狀蕨類植物。單幹，樹幹下半部密被黑褐色如粥根狀之維管束群。葉叢生幹頂，二回羽狀複葉。

【用部】：莖、芽。

【性味】：性平，味甘、淡。

【藥能】：莖清熱散瘀、收斂止血、解毒殺蟲。主治驅蟯蟲、血崩便血、肺癆。芽皮膚科藥、消腫退癀、搗敷癰腫、乳癰、瘡癤。嫩芽可當野菜，生食、炒食均可。

【用法】：切片水煎服，外症芽搗敷患部。

143. 骨碎補──又名石岩薑、猴薑、龍眼癀

【辨別】：多年生草本，根莖肥厚多肉，外被有鋸齒之鱗片葉，葉平滑無毛、葉柄基部具赤褐色枯葉狀之根生葉，孢子囊群圓形。

【用部】：根莖。

【性味】：性溫，味苦。

【藥能】：補腎、活血、止血。治腰膝痠痛、跌打損傷、瘀血、骨折、腎虛耳鳴、牙痛、遺精、風濕關節痠痛。

【用法】：水煎服或泡酒服，半酒水燉排骨服亦可。

144. 烏面馬——又名黑面馬、白花藤、白花丹

【辨別】：多年生木質草本，枝幹叢生，枝梢蔓性伸長。葉互生，長橢圓形。四季開白花，總狀花序，花冠筒狀。瘦果長橢圓形。

【用部】：根、幹、葉。

【性味】：性溫，味辛、苦澀，有毒。

【藥能】：行血通經。治鐵打、蛇傷、調經、墮胎、發育不良、疥癬。

【用法】：根、莖燉雞半酒水煎服，葉搗爛加酒外敷患部。

145. 家蛇草——又名抱壁蟑螂草、抱壁家蛇草、哈哼花

【辨別】：多年生草本，莖甚短。葉叢生於莖上，長橢圓形，全緣，表面深綠色，背面灰白色，主脈密生柔毛。白色或淡紅色花。蒴果。

【用部】：全草。

【性味】：性寒，味甘、苦。

【藥能】：行血、降血壓、消腫、退癀。治高血壓、肝病、神經痛。

【用法】：內症加冰糖水煎服，外症搗敷患部。

146. 木賊——又名接骨筒、筆管草、節節草

【辨別】：多年生草本。莖有營養莖與孢子囊穗莖之分，莖中心孔大形，表面粗糙。夏季由莖頂抽出黃色長橢圓形之子囊穗，直立。

【用部】：全草。

【性味】：性平，味甘、苦。

【藥能】：收斂、止血、清熱、利濕、發汗、明目。治腸出血、痔出血、水腫、眼疾、急性黃疸肝炎、淋病。

【用法】：水煎服，當茶飲。

147. 魚針草──又名假紫蘇、臭蘇、金劍草、臭天癀、抹草

【辨別】：一年生或越年生草本。葉對生，闊卵形，鋸齒緣，兩面被毛。粉紅或淡紫色花，花冠唇形，花萼鐘狀，整串具包葉。果圓黑褐色。

【用部】：全草。

【性味】：性溫，味辛、苦。

【藥能】：解熱、祛風濕、健胃、解毒、止痛。治感冒發熱、腹痛嘔吐、風濕骨痛、濕疹、腫毒、瘡瘍、痔瘡、蛇傷。

【用法】：內症水煎服，外症搗敷患部。

148. 鳳仙花──又名指甲花、金鳳花、急性子

【辨別】：一年生草本。莖高直立、內質、光滑。葉互生，披針形，鋸齒緣。花腋生，有淡紅、白、紫、雜色。蒴果成熟，種子裂開彈出播種。

【用部】：種子、莖、花。

【性味】：性溫，味微苦，有小毒。

【藥能】：花可清血治胸痛。莖葉治跌打、腫毒。種子為解毒藥，有通經催生、治月經不調、閉經、骨哽、魚肉中毒。

【用法】：內症水煎服，外症搗敷患部。

149.茵陳蒿——又名蚊仔煙草、青蒿草、茵陳

【辨別】：多年生宿根性草本。裂片絲狀複葉，密波棉狀白毛。頭狀花序，圓錐狀。瘦果黃褐色。

【用部】：全草。

【性味】：性涼，味辛、苦。

【藥能】：消炎、解熱、利尿、濕熱、袪傷。治感冒、風濕、瘧疾、打傷腰閃、黃疸。

【用法】：內症水煎服，傷科加酒水煎服。

150.茯苓菜——又名豬屎草、一粒珠、蜻蜓飯

【辨別】：一年生草本。莖直立，分株密生長軟毛。葉琴形、羽狀中裂。總狀頭狀花序。具長梗。瘦果扁平。

【用部】：全草。

【性味】：性平，味辛、苦。

【藥能】：清熱、解毒、利尿、止血。治高血壓、喉痛、肺炎、腫瘡、跌打、熱毒、糖尿病、尿毒。

【用法】：高血壓、肺炎，加冰糖水煎服。外症搗敷患部。

151.蒼耳——又名手帶來、虱母子、枲耳

【辨別】：一年生草本呈灌木狀。葉互生、大而廣闊、不規則粗鋸齒緣、長柄。夏開黃花，頭狀，聚生。瘦果倒卵形，總苞有刺。

【用部】：果實、根、幹、全草。

【性味】：性溫，味甘、苦。

【藥能】：果為發汗、利尿、排毒藥，有鎮痙、鎮痛作用。治神經麻痺、梅毒、麻瘋、關節痛、水腫。全草治

中風、麻瘋、傷寒頭痛、耳瘤、外敷。根、幹治感冒、瘰癧、扁桃腺炎、鼻竇炎。

【用法】：內症水煎服，外症搗敷，皮膚病水煎洗。

152. 紫莖牛膝——又名掇鼻草、對節草

【辨別】：多年生草本。全草有毛，莖方形，呈赤褐色，夏開綠色小花、穗狀花序。葉披針形。瘦果小，被以宿存之苞及萼。

【用部】：根、莖、葉。

【性味】：性涼，味微苦。

【藥能】：健胃、袪風、利尿、行血、降火。治感冒、夢遺、高血壓、瘰癧、糖尿病、風濕、跌打、筋骨痠痛、癰腫。

【用法】：內症水煎燉赤肉內服，外症搗敷患部。

153. 土牛膝——又名白掇鼻草、白土牛七、雞骨黃

【辨別】：一年生草本。莖有稜、具毛茸。葉對生，披針形，兩面均被毛茸。春開花，穗狀花序。瘦果。

【用部】：根部。

【性味】：性平，味酸、苦。

【藥能】：活血散瘀、袪濕利尿、清熱解毒。治瘀血、強筋骨、腰痠背痛、跌打、頭風、瀉肝火、小兒發育不良。

【用法】：小兒發育不良，根加九層塔根燉雞服。腰骨痠痛、頭風、去濕，根半酒水燉雞服。

154. 馬蹄金——又名馬茶金、荷包草、小金錢草、金鎖匙、小元寶草

【辨別】：多年生草本，單葉互生，圓形乃至腎形，基部凹心形，全緣。春夏開白色小花，鐘形。蒴果近球形。

【用部】：全草。

【性味】：性平，味辛、苦。

【藥能】：清熱、解毒、消炎、活血、兒科良藥。治小兒疳熱、傷風感冒、眼痛、黃疸、腹痛、胃腸炎、痢疾、結石、跌打損傷。

【用法】：內症水煎服，外症搗敷患部。

155. 落葵——又名藤菜、藤葵

【辨別】：一年生蔓性草本。全草光滑，肉質，呈綠或紫紅色。葉廣卵形，肉質肥厚，全緣。夏開紫紅色花，穗狀花序，腋生。漿果球形、熟呈紫黑色、其液汁亦呈紫黑色。

【用部】：莖葉。

【性味】：性寒，味酸、滑。

【藥能】：解熱、利尿、通便、消腫、退癀、野菜。治腫毒、癰疔、跌打、出血、大便秘結。

【用法】：炒食、水煎、絞汁內服。外症搗敷患部。

156. 倒地鈴——又名假苦瓜、三角燈籠、風船葛、白花草

【辨別】：一年生或二年生纏繞性藤本。莖質柔，疏被毛。葉互生具長柄，二回三出複葉、披針形、粗鋸齒

緣。秋開花，腋生、花瓣白色。蒴果膨脹成鈴狀三稜形，種子黑色。

【用部】：全草。

【性味】：性寒，味苦。

【藥能】：清熱、利尿、涼血、去瘀、解毒之效。治肺炎、黃疸、糖尿病、疔瘡、風濕、跌打損傷、蛇傷等。

【用法】：內症水煎服，外症搗敷患處。

157. 野菸——官真癀、鐵雨傘、土地公拐、官真菇

【辨別】：一年生肉質性草本。全株無毛、帶紫色，莖短，花莖直上，單生，花單生於梢端、側向，淡紫紅色，花冠筒狀，唇形。蒴果卵球狀。

【用部】：全草。

【性味】：性溫，味辛、甘。

【藥能】：強壯、強精、消炎、祛傷、解鬱、散風。治吐血、腸炎、肝病、神經衰弱、風濕、小兒發育不良、骨髓炎、抗癌。

【用法】：強壯、強精、神經衰弱、風濕等，半酒水燉排骨服。小兒發育不良等其他症狀，燉赤肉內服。

158. 落地生根——又名倒吊蓮、大還魂、倒地蓮、天燈籠

【辨別】：多年生肉質草本。葉對生，單葉或羽狀複葉、橢圓形、鈍鋸齒緣。春季開花，頂生或腋生，下垂，如掛燈籠，花冠如長頸甕形。

【用部】：葉或根。

【性味】：性寒，味酸。

【藥能】：止血、消炎、止痛、消腫、解毒。治吐血、胃痛、關節痛、咽喉腫痛、中耳炎、乳癰、疔瘡、潰瘍、乳腺炎、中耳炎。

【用法】：中耳炎，鮮葉搗汁滴耳。胃痛，鮮葉絞汁加少許鹽內服。疔瘡等外症，鮮葉搗敷患部。關節痛，水煎服。

159. 鼠麴草——又名清明草、黃花艾、佛耳草

【辨別】：一年生草本。全株密被白色柔毛，莖直立，根生葉小廣線形，莖葉互生，狹匙形。頭狀花序密集成繖房狀，淡黃色。瘦果長橢圓形。

【用部】：全草。

【性味】：性平，味甘、苦。

【藥能】：鎮咳、祛痰。治氣喘、高血壓、胃潰瘍、支氣管炎、咳嗽、風寒感冒。

【用法】：水煎加冰糖內服。

160. 馬利筋——又名蓮生桂子花、芳草花、紅花草

【辨別】：一年生或多年生草本。節明顯，幼枝被白色柔毛，全株具白色乳汁。葉對生，披針形。春夏開黃橙紅色花。

【用部】：全草或根。

【性味】：性涼，味微苦。

【藥能】：消炎、解熱、活血、止血、祛痰。治扁桃腺炎、肺炎、支氣管炎、尿道炎、月經不調、創傷。根治催吐、瀉藥、腫毒、腫癌。

【用法】：水煎服。

161. 喜樹——又名旱蓮木、水桐樹、千張樹

【辨別】：落葉喬木，幹部聳直，樹皮灰白色而平滑。葉對生，長橢圓形，全緣。花單生、腋生、頂生、圓錐花序。果為翅果狀。

【用部】：根、莖、葉、果、樹皮。

【性味】：性寒，味苦。

【藥能】：治血癌、腹水癌、胃癌、腸癌、直腸癌、食道癌、癰腫、疥瘡、牛皮癬。

【用法】：癌症，半酒水燉瘦肉內服，外症搗爛加鹽敷患部。

162. 七日暈——又名紅珠仔、紅心仔、木本紅雞母珠

【辨別】：半落葉灌木，樹皮平滑，分枝多，葉長橢圓形。春開花、腋生。漿果扁球形，紅熟。

【用部】：根、莖、葉。

【性味】：性寒，味苦、大毒。

【藥能】：行血、散瘀、解毒、麻醉。治梅毒、腫毒、跌打、瘰癧、小兒發育不良、心臟無力。

【用法】：半酒水水煎服（內服慎用，不可過量），外症葉搗敷患部。

【注意】：內服前先備空心菜根煎湯，在用藥後 30分鐘喝下解毒，孕婦忌服。

163. 百部——又名百條根、嗽藥、對葉百部

【辨別】：多年生攀緣性藤本。塊根多數簇生，肉質，紡錘形。葉對生或互生，廣卵形。花腋生，具長梗、黃綠色。蒴果倒卵形略扁。

【用部】：塊根。

【性味】：性微溫，味甘。

【藥能】：咳嗽、百日咳、支氣管炎、肺結核、溫疹、濕疹、蕁麻疹、蚵蟲、蟯蟲。

【用法】：配合其他草藥水煎服。

164.麒麟花——又名鐵海棠、萬年刺

【辨別】：常綠小灌木。莖幹粗肥，肉質，半蔓藤性深溝，嫩枝綠色，老幹紫褐，密生棘刺，堅硬而銳利。長橢圓形葉。花腋生，色紅艷麗。

【用部】：全草，鮮用。

【性味】：性平，味苦，有小毒。

【藥能】：止血、拔毒。治瘡癰、腫毒、刀傷、火燙傷、子宮出血。

【用法】：花可止血，內服燉赤肉水煎服。外傷以莖葉鮮品搗敷患部。

165.辣椒——又名番椒、番薑

【辨別】：多年生草本植物，枝葉繁茂，葉全緣，廣披針形。春夏開小白花，花後結小果，未熟前綠色、成熟後鮮紅色。

【用部】：根、莖、果。

【性味】：性熱，味辛、辣。

【藥能】：散寒、消食、開胃。治下痢、瘧疾、毒蛇咬傷、腎腫。

【用法】：半酒水燉赤肉內服。

【注意】：虛火旺、目赤、咳嗽、發炎者忌服。

166. 青葙——又名白雞冠、白桂菊花、野雞冠

【辨別】：一年生草本，全株無毛，葉互生，線形乃至披針形。穗狀花序，直立，圓錐形，具長梗，花白色或淡紅色。種子黑色、細小。

【用部】：全草、花穗、種子。

【性味】：性微寒，味苦。

【藥能】：莖葉治邪氣。皮膚中熱、風搔身癢、惡瘡、金瘡出血、痔漏。種子治皮膚癢、濕疹、疥癬，亦為強壯劑。花及種子治熱性病及月經不調。

【用法】：內症水煎服，外症搗敷患部。

167. 龍芽草——又名仙鶴草、馬尾絲、牛尾草

【辨別】：多年生草本，全草被粗毛，葉互生，奇數羽狀複葉，粗齒牙緣，花黃色，頂生梢端。

【用部】：全草。

【性味】：性平，味辛、苦。

【藥能】：止血、補虛、止痢、涼血。治癆咳、吐血、尿血、便血、牙齦出血、崩漏帶下、血痢、胃潰瘍出血、子宮出血、痔出血、降血壓。

【用法】：全草水煎服。

168. 山素英——又名山秀英、秀絨花、山李根、素茶花

【辨別】：蔓性常綠灌木，全株平滑。葉對生，尖銳卵形，全緣短柄。春開花，花冠白色具芳香，長筒形。

【用部】：全草、根、莖。

【性味】：性平，味淡、甜。

【藥能】：行血、補腎、理帶、明目、治眼疾、腰痠。

【用法】：燉雞水煎服。

169. 臭杏——又名臭川芎、臭莧、土荊芥

【辨別】：一年生草本。莖葉具強臭氣，全草被白色腺毛，葉狹卵形，波形齒緣，短柄，春開綠色小花。

【用部】：全草。

【性味】：性溫，味辛，有毒。

【藥能】：止痛、祛濕、健胃、強壯、通經、殺蟲。治濕疹、經痛、跌打、消腫、除蟲、頭痛、蛇傷。

【用法】：內症半酒水煎服，外症搗敷患部。

170. 大薊——又名刺薊、老虎薊、馬刺薊

【辨別】：多年生草本，根粗大，莖直立，密被微毛。葉互生，倒披針形，齒緣具刺針。春夏開紫紅色花，冠筒頭狀，頂生。

【用部】：根或全草。

【性味】：性溫，味甘。

【藥能】：破血、行瘀、涼血、止血。治吐血、衄血、肺熱咳血、婦人崩漏下血、白帶。

【用法】：鮮品絞汁內服。

171. 艾納香——又名大風草、大風艾、冰片艾

【辨別】：多年生木質狀草本，全株密被黃色絨毛，葉具芳香氣。葉互生，披針形。春夏開花，頭狀花序、頂生、管狀黃花。

【用部】：莖、葉、根。

【性味】：性溫，味辛、苦。

【藥能】：祛風、消腫、活血、散瘀。治風濕痛、神經痛、腹痛腫脹、感冒咳嗽、跌打瘀痛、腫毒、癬瘡。

【用法】：水煎服。

172. 一條根──又名千斤拔、臭空仔

【辨別】：直立半灌木，幼枝被有黃色短毛茸。葉全緣，三出複葉、總狀花序、腋生、花冠蝶形、淡黃色。

【用部】：根、莖、葉、花。

【性味】：性平，味甘、微澀。

【藥能】：祛風、利濕、舒筋活經、解熱、鎮痛、補氣血、助腸道。治風濕痛、坐骨神經痛、跌打損傷、中風、手足麻痺、肝腎疾患、月內風、久年痠痛。

【用法】：燉赤肉內服。

173. 倒手香──又名左手香、廣藿香、本藿香

【辨別】：多年生草本，全株密被粗毛，肉質，枝葉具特殊香味，莖直立略蔓性，葉對生，心形或闊卵形，粗鈍鋸齒緣，春秋開花，淡紫色。

【用部】：全草。

【性味】：性溫，味辛、甘。

【藥能】：清涼、消炎、祛風、解毒、活血。治感冒發燒、扁桃腺發炎、喉嚨腫痛、肺炎、嘔吐瀉泄、胸肋苦悶、癰腫、疔瘡、刀傷。

【用法】：鮮葉搗敷患部，鮮葉絞汁加少許鹽內服，或全草水煎服。

174. 山梔子──又名山黃梔、黃梔子、山枝子

【辨別】：多年生常綠灌木或小喬木。葉對生，長橢圓形，全緣。花冠白色，具芳香氣味。果實橢圓形，果皮具翅狀縱稜。

【用部】：果實、根、葉。

【性味】：性寒，味苦。

【藥能】：果實消炎、解熱、利膽，治黃疸、胃及食道炎、血尿、淋痛。根治肺炎、牙痛、吐血、衄血、淋病、感冒發燒。葉外敷癰腫、跌打損傷、疔瘡。

【用法】：內症水煎服，外症搗敷患部。

175. 構樹──又名鹿仔樹、楮殼樹

【辨別】：落葉中喬木，樹皮灰褐色，纖維質。葉卵形，具鋸齒緣或分裂。圓形球果，果被紫色長毛。

【用部】：果、葉、根、皮。

【性味】：性涼，味甘。

【藥能】：果實為強壯劑，治陰痿、水腫、壯筋骨、補虛勞、明目。葉治風濕、疝氣、皮膚病。根皮治水腫、利尿、吐血、咳血、筋骨痠痛。

【用法】：內症，水煎服。外症，搗敷患部。

176. 牛蒡──又名惡實、鼠黏、大力子

【辨別】：一年生草本植物。根多肉。葉大心形，有長葉柄，鋸齒緣，下面生白毛。初夏開紫色筒狀花，頭狀花序。

【用部】：種子、根、莖。

【性味】：性寒，味苦。

【藥能】：明目、利尿、解熱、消積、藥膳。治喉痺腫痛、熱疹、老人風濕、小便不通、頭痛、眼疾、蛇傷、牙痛。

【用法】：燉排骨煎服。

177. 葛——又名葛根、葛藤、葛花

【辨別】：多年生蔓性藤本。全株被褐色粗毛，三出複葉，全緣，背面密被銀白色茸毛。夏至冬開紫紅色蝶形花，腋出。莢果長方狀線形，扁平，外被褐色剛毛。

【用部】：塊根、花。

【性味】：性平，味甘、辛。

【藥能】：根為發汗、解熱之藥。治熱性病、口渴、泄痢、血痢、痘疹、中毒、頭痛。花為解熱、止渴、治腸炎、便血、解酒、嘔吐、產後風邪、酒後感冒。

【用法】：水煎服。

178. 半邊蓮——又名鐮力草、水仙花草、拈力仔草

【辨別】：一年生草本，莖細長匍匐，葉互生，披針形。夏至秋開白花帶紫紅色，花冠筒狀，一側開裂，裂片偏於一邊故名。

【用部】：全草。

【性味】：性平，味甘。

【藥能】：清熱、解毒、利尿、消腫。治蛇傷、跌打、疔瘡、菌痢、降血壓、腫毒、黃疸、水腫、乳腺炎、風濕神經痛。

【用法】：水煎服。

179. 馬鞭草——又名鐵馬鞭、鐵釣竿、茶米草

【辨別】：多年生草本，莖細長具 4 稜，全草疏生短粗毛。葉卵形對生，細裂成羽狀。春末至秋開花，穗狀花序，形如馬鞭，故名。

【用部】：全草。

【性味】：性涼，味苦。

【藥能】：解熱、解毒、活血、化瘀。治腸胃疾病、月經不調、腫瘤、胎毒、腹痛、感冒、膚癢、痢疾、耳疾、吸蟲病。

【用法】：內症，水煎服或絞汁內服。外症，搗敷患部或絞汁塗。耳炎，葉絞汁滴入耳內。

180. 天胡荽——又名遍地錦、變地錦

【辨別】：多年生草本，莖細長，匍匐有節，著地常生鬚根。葉著生於節上，盾狀圓形、裂片，表面光滑或被疏毛。夏間開白花。

【用部】：全草。

【性味】：性寒，味辛、苦。

【藥能】：清熱、利尿、消腫、解毒。治感冒、喉痛、腸炎、腦炎、腎結石、黃疸、赤白痢、淋病、帶狀泡疹、跌打、癬瘡。

【用法】：搗汁加少許鹽內服或外敷。

181. 大甲花——又名八卦草、五虎下山、滿天星

【辨別】：多年生草本。葉密互生或輪生，無柄，長披針形，金緣。五、六月開花，複繖形花序，頂生或腋生。蒴果 3 稜。

【用部】：根、全草。

【性味】：性寒，味苦，有毒。

【藥能】：解毒、消炎、退癀。治蛇傷、風濕、疥癬、跌打、蜂傷、狗傷、腫毒、毒蛇咬傷解毒藥。

【用法】：酒煎服、渣敷患部，外科病搗汁敷洗。

182. 馬鞍藤──又名馬麻藤、厚藤、馬蹄草

【辨別】：多年生草本，全株光滑，莖細長而匍匐地面。葉互生，廣卵形，先端凹缺，形如馬鞍，故名。花冠紅紫色、漏斗狀。

【用部】：莖葉。

【性味】：性微寒，味辛苦。

【藥能】：祛風濕、消癰散結。治風濕痺痛、癰疽腫毒、疔瘡、痔漏、關節炎、神經病、淋病。

【用法】：內症，半酒水煎服。外症，搗爛加紅糖外敷患部。

183. 蒟醬──又名荖葉、荖藤、青荖葉

【辨別】：多年生藤本。葉互生，肉質，廣卵形，全緣。花果期全年皆有，穗狀花序。漿果肉質，長條形而彎曲，深綠褐色。

【用部】：果穗、葉。

【性味】：性溫，味辛。

【藥能】：果穗溫中下氣、散結氣、消痰。治咳逆上氣、心腹冷痛、胃弱虛瀉、解酒。葉祛風濕燥、除痰、消腫、止癢、溫中下氣、驅蟲、腳氣、潰瘍、濕疹、水腫、疥癬。

【用法】：鮮葉搗汁調蜜塗患處，內症燉豬肉內服。

184.葎草——又名山苦瓜、苦瓜草

【辨別】：多年生蔓性草本，莖、葉柄生有短棘，莖呈四角或多角狀。葉狀分裂為七個裂片，具柄，葉片邊緣有鋸齒。夏開淡黃色小花。

【用部】：全草。

【性味】：性寒，味苦。

【藥能】：治淋病、瘧疾、祛瘀血、利尿、健胃、腫毒、梅毒及腳腫、痔瘡、赤痢、皮膚搔癢。

【用法】：內症，水煎服。外症，水煎洗患部。

185.錦地羅——又名石牡丹、金錢草、落地金錢

【辨別】：多年生小草本，基生葉匍地，葉片倒卵狀匙形，帶暗紅色，葉面密生紫紅色腺毛，藉此粘著捕捉昆蟲，四～六月開白色或粉紅色花。

【用部】：全草。

【性味】：性涼，味淡。

【藥能】：清熱、解毒。治肺熱咳嗽、肺癆咳血、咽喉腫痛、耳炎、小兒疳積、赤白帶、瘡毒、腎水腫。

【用法】：內症，水煎服。外症，研末調茶油，外塗患處。

186.紫花地丁——又名黑疔草、雞舌癀、甕菜癀

【辨別】：多年生草本，葉長橢圓狀戟形，背面粉白帶紫色。春夏開淡紫色花，花梗較葉為長。蒴果橢圓形。

【用部】：全草。

【性味】：性寒，味辛、微苦。

【藥能】：為兒科、婦科良藥，有解毒清熱之功。治小兒科疾患，開胃、胎毒、感冒、小兒發育不良、婦人經痛、外敷腫毒。

【用法】：內症，鮮品絞汁加冰糖服或水煎服。外症，搗敷患部。

187. 臭茉莉——又名山茉莉、白茉莉、臭屎茉莉

【辨別】：常綠小灌木。莖直立。全株被毛。葉卵圓形，基部心形，具長柄。春夏開花，聚繖花序、著生於枝梢、花重瓣白色。

【用部】：莖葉、根。

【性味】：性平，味淡、微苦。

【藥能】：治五毒症、腳痛、高血壓、疥癩、風濕、慢性骨髓炎、腫毒。

【用法】：內症，燉赤肉內服。外症，搗敷患部。

188. 野桐——又名白肉白匏仔、野梧桐、白葉仔

【辨別】：半落葉小喬木。幼枝葉柄、葉背及花序被星狀絨毛。葉互生，具長柄、菱形分緣。夏開花，頂生，黃色。

【用部】：樹皮、葉。

【性味】：性寒，味辛、苦。

【藥能】：樹皮治吐逆、胃、十二指腸潰瘍、慢性胃腸炎、慢性皮膚病、癰腫、惡瘡、抗癌。葉治皮膚、外傷各症。

【用法】：內症，水煎服。外症，搗敷患部。

189. 扛香藤——又名桶交藤、糞箕藤、石岩風

【辨別】：常綠蔓性灌木，幼枝被星狀毛。葉互生，菱狀橢圓形、全緣、具長柄。春開花，總狀花序，密被黃色茸毛。

【用部】：根或莖葉。

【性味】：性寒，味苦。

【藥能】：祛風、解熱、解毒、止癢、殺蟲。治傷風感冒、風濕腫痛、潰瘍、跌打損傷。毒蛇咬傷、皮膚癢、瘡癤、驅蟲。

【用法】：根、莖燉排骨內服，外症鮮品搗敷。

190. 鹽膚木——又名山埔鹽、埔鹽仔、山鹽青

【辨別】：落葉小喬木，嫩枝被褐色柔毛、皮孔紅色。葉奇數羽狀複葉，卵狀披針形，鈍鋸齒緣，背面密被褐色毛，四季開黃白色花。

【用部】：根及幹。

【性味】：性涼，味酸、鹹。

【藥能】：祛風、除濕、消炎、解毒。治風濕、感冒、跌打、糖尿病、關節炎、筋骨痛、閃腰。

【用法】：半酒水燉赤肉內服。

191. 浮萍——又名水萍、紫萍

【辨別】：漂浮性植物，葉狀體二至五片連生，圓形或倒卵形，扁平，表面淡綠或黃綠色，面呈紅紫色，常見於水田或池溏。

【用部】：全草。

【性味】：性寒，味辛。

【藥能】：發汗、袪風、利尿、止渴、清熱。治皮膚搔癢、水腫、瘡癬、丹毒、燙傷、風疹、急性腎炎、衄血、小便不通。

【用法】：水煎服或曬乾研末服用。

192. 狗脊——又名金毛狗脊、金狗毛

【辨別】：多年生大型蕨類植物，根狀莖粗、橫臥，密被金黃色長柔毛。葉叢生，具短柄，裂片線形，呈鐮刀形。

【用部】：根。

【性味】：性平，味苦。

【藥能】：補肝胃、除風濕、健腰腳、利關節。治腰痠背痛、膝腰無力、尿頻、遺精、白帶。金狗毛可止血。

【用法】：用火燎去鬚，切細浸酒數天後取出研末或水煎服，外症水煎敷腫或洗患部。

193. 長柄千層塔——又名龍鱗草、七寸金、千層塔、金不換

【辨別】：多年生常綠蕨類，莖基部分歧、直立或斜上、葉密生於莖上，葉片倒披針形，葉綠具不整齊銳鋸齒。

【用部】：全草。

【性味】：性微寒，味淡。

【藥能】：袪瘀行血、止血。治跌打損傷、月經不調、肺炎、肺癰、吐血。

【用法】：鮮品搗汁加蜜服或水煎服都可。鮮品加酒糟、紅糖搗敷跌打、外傷或腫毒。

194. 佛手柑——又名枸櫞、香櫞

【辨別】：小喬木或灌木。枝有短刺，嫩枝紫紅色。葉互生有鋸齒緣，倒卵形。春夏開內白外紫色花。秋結卵形或長圓形果，檸檬黃色，果皮粗厚有芳香，似手掌故名。

【用部】：根、葉、果皮。

【性味】：性溫，味辛、苦。

【藥能】：根，利尿、順氣止痛、健胃。治尿毒、腎炎、下消、四肢痠軟。果，治水腫、腳氣、胃寒、胃痛、助消化。

【用法】：燉雞水煎服。

195. 蔓荊——又名海埔姜、白埔姜、海埔姜

【辨別】：落葉性灌木，斜上或伏地而生，幼枝密生柔毛。單葉對生、卵形，全緣，短柄，秋、冬開花，頂生，花冠淡紫色。

【用部】：果實、葉。

【性味】：性寒，味苦。

【藥能】：疏散風熱、清涼利頭目。治風熱感冒、頭痛、偏頭痛、齒痛、赤眼、眼痛。跌打、外傷、止痛、風濕痛、止血。

【用法】：果實水煎服治內症。外症鮮葉搗敷患處。

196. 稻草根——又名糯稻頭

【辨別】：一般的水稻，以糯米者為佳。

【用部】：莖、根。

【性味】：性溫，味苦。

【藥能】：補氣化痰、滋陰壯腎、除風濕。治虛汗、流鼻血、退虛火、安胎、血尿、小便白濁。

【用法】：稻草頭洗淨切碎，水煎服或曬乾燒成灰服用。

197. 萹蓄——又名豬牙草、扁竹草

【辨別】：一年生草本植物，常伏或斜生，莖綠色有棱和節，葉互生，綠色帶粉質、鞘筒形。春天開花，淡綠色，邊緣白色。

【用部】：全草。

【性味】：性平，味苦。

【藥能】：利尿、通淋、殺蟲。治血尿、下痢、痔瘡、肛門濕疹、驅蛔蟲、黃疸。

【用法】：水煎服或洗患部。

198. 水蜈蚣——又名球頭草、瘧疾草、金牛草

【辨別】：多年生草本植物。根、莖細長，匍匐狀。葉全緣，線形，筋上有細刺。春夏開花，穗狀花序球形，淡綠色，小豎果。

【用部】：全草。

【性味】：性平，味辛。

【藥能】：疏風、清熱、止咳、消腫。治風寒感冒、咽喉腫痛、支氣管炎、瘧疾、蛇傷、瘡腫、跌打、皮膚搔癢。

【用法】：內症水煎服，外症鮮草搗敷或水煎洗患部。

199. 白玉蘭——又名玉蘭花、白蘭花

【辨別】：常綠喬木，葉卵形，全緣，樹皮灰色，花單生於葉腋，色白，極香。

【用部】：花、葉、根。

【性味】：性微溫，味苦。

【藥能】：化痰止咳、化濕利尿。治支氣管炎、泌尿系統感染、中暑頭暈胸悶。

【用法】：水煎服或沖泡當茶飲。

200. 烏蕨——又名水雞爪、土川蓮

【辨別】：多年生草本蕨類。根莖橫走，密生赤褐鱗片。葉叢生，披針形，下部羽片卵狀披針形。孢子囊群頂生，囊蓋灰棕色。

【用部】：全草。

【性味】：性寒，味微苦。

【藥能】：清熱、利濕、解毒、止血、止痢。治感冒、中暑、支氣管炎、咳嗽、扁桃腺炎、腮腺炎、腸炎、腹痛、下痢、肝炎、止血、尿血、便血、痔瘡。

【用法】：水煎服。

第二章 食　療

一、食療的原理

　　食物是人類吸取生命能量，維持活力的方法之一，人類為了生存也為了活動，每天必須不斷的進食，然而每種食物都有其特性，在平日人類必須均衡的攝取，以均勻補充生命中各種不同的需求，但在生病時也可以利用食物的特殊特性來彌補調整、平衡人體的供需，這就是食療的特點。

　　古時候的王親貴族在身體有不適時，都會先以食療來去除疾病，如果食療不能奏效，再改以藥療來治病，因為食療少有副作用，除非過量，否則不必擔心會影響健康，而且也比較容易入口，容易被患者接受。

　　因為食療可以調理成各種不同的口味，而藥總是苦於入口，也多少會含有毒素及副作用，服用過量或失當，將造成健康上更大的傷害。

　　原始人類本來是草、果食動物（人類學家依據牙齒的結構而斷定），但因受環境的影響，現代人已改成綜合覓食方法，但生理機能依然是依照草果食動物的生理組織構造來運作，所以飲食不當，有時會造成生理上的不適。

　　現代人因物質生活豐富，普遍營養過剩，或因偏食造成某種體內物質缺乏而致病，所以，只要針對飲食的特性

去調整，就可恢復健康。

食療也必須先斷診，找出致病的原因，並分析八綱，依據治病八法來處理，才能奏效，而非一味的進補。

二、各種食物的特性介紹

1. 蕹菜

蕹菜又名空心菜，是最常見的草本蔬菜，一年四季、全世界都有的水生植物，它性寒味甘、無毒，百吃無害。

就因性寒所以有清熱、涼血、利尿、療瘡、解毒的功效。平時遇有身體燥熱、中暑、便秘或體內發炎，可水煮喝其湯，可將體內火氣降下或將毒素排出體外，疾病自然痊癒。

遇有皮膚紅腫、發炎、搔癢、蛇蟲咬傷，也可以用鮮蕹菜搗爛取汁清洗患部或敷在患部，有殺菌、消毒、降火的功效。

2. 芹菜

芹菜又名香芹，也是水生草本植物，常見蔬菜，其莖菜帶有強烈香氣，是調理中的佳品，也是到處可取之食物。

芹菜性涼味甘、無毒，有平肝、清熱、涼血、祛風利濕、醒腦、健神的功效。

芹菜絞汁服用，可立即降血壓，平衡血壓、涼血作用。

芹菜搗爛絞汁洗臉或敷臉，有滋養皮膚、美容之功效。

健康男性連續吃芹菜會抑制精蟲生長，有男性避孕作用，是自然避孕良方（但非百分之百）。

3. 韭菜

韭菜又名陽草、壯陽草，也是常見草本蔬菜。其性溫味辛、無毒，清香帶辛，也是調理佳品。

因其性溫，有扶虛助陽、助火的功效，是補氣壯陽的作用，治陰虛、陽痿、遺精甚效，是食療的「威爾鋼」，亦能健胃、行氣、理血、有助胃腸蠕動，促進排便，治虛症便秘的功效。

韭菜搗汁加牛奶煮沸後趁溫熱緩緩飲下，對患食道癌和胃癌的患者有益。

韭菜對婦女病也有理帶、理血、調經、養顏之效。

肥胖人常吃韭菜可減少脂肪堆積，有減肥作用。

韭菜香、甜可口，可清炒或加肉絲或與其他食物混食都可。

4. 菠菜

菠菜又名菠稜菜，相傳原產地為古波斯而得名。

菠菜性涼味甘、無毒，含有豐富的胡蘿蔔素、維生素C、鈣、磷、鐵等，有養血、止血、斂陽、潤燥等功效。

菠菜配豬肝煮食有補血作用。

多吃菠菜能促進人體新陳代謝，防止中風、抗衰老、增強青春活力。

但菠菜含多量草酸，會影響腎臟功能，對腎炎、腎結石患者不宜，也不宜與莧菜同食，易引起腹瀉。

5. 大蒜

大蒜又名胡蒜，獨頭蒜，是百合科植物大蒜的鱗莖，多年生草本、具強烈蒜臭氣，但也是料理中不可缺少之調味聖品。

其性溫味辛，有行氣、溫胃、消積、解毒、殺菌等作用。對於飲食積滯腹痛、泄瀉、痢疾，有治療作用。

將大蒜搗碎加十倍涼開水浸泡過夜，濾過，加糖服用，可治小兒百日咳。

將大蒜搗碎泡成酒，每晚睡前喝一小杯（10cc）有降低血膽固醇、防止動脈硬化、降低血壓、防癌、行氣、強身等保健作用。

將大蒜搗碎敷於肚臍再溫灸，可治腹痛、下痢等作用。

大蒜也是常見調理佳品，每次炒青菜或煮湯加點大蒜，不但美味，且有殺菌、助消化、清潔內臟、幫助內臟功能正常運作。

大蒜因是溫熱、刺激性食物，對於實熱、燥陽症者，不宜多食。

6. 山藥

山藥又名准山藥，是中藥材的一種，是薯蕷的塊莖。

其性平味甘、無毒，可健脾、補肺、固腎、益精、補氣，是陰虛症者之補品，常吃有防止動脈粥樣硬化、減少皮下脂肪沉澱、避免出現肥胖、能擴張血管、改善血液循環，也有降血糖的作用。

目前台灣各地盛產山藥，有紅、白兩種，價格也便

宜，是食療、藥膳佳品，料理方式也可煎、炒、烤、煮多樣化。

但因山藥有收斂作用，大便燥結或陽熱症者不宜服用過多。

7. 生薑

生薑又名地辛，是薑科植物，薑的鮮根莖，是常見的調理佳品，因其俱有芳香及辣氣味，尤其是烹飪海鮮魚類或肉類必須的調味品，它有去腥臭味的作用。

生薑性溫、味辛，可發汗、解表、溫中、止嘔、溫肺、止咳的作用，可治風寒感冒、惡寒發熱、胃寒嘔吐、食慾不振、寒痰性咳嗽、風寒性腹痛、腹瀉、痛經等。

用法可用切片水煎加紅糖服用，或加入蔬菜、食物煮湯、炒食都可。

薑辣素可刺激心臟、血管、皮膚、促使全身毛孔舒張、散熱排汗、帶出病菌、毒素的功效，也可刺激味覺神經及抑制體內過氧化脂肪，產生抗衰老的作用。

薑為溫辛食物，過食或陽熱症者不宜，生薑亦不宜與馬肉同食。

8. 蘿蔔

蘿蔔又名萊服，台語曰「菜頭」，是植物萊服的新鮮根。

蘿蔔性涼，味辛、甘，無毒，可生吃、炒、煮、涼拌、泡菜都可，尤其是湯食更是美味，是家常菜餚。

蘿蔔搗汁生飲有消積滯、化痰熱、解熱毒，可治失音、吐血、消渴、痢疾、頭痛、小便不利等症。

常吃蘿蔔亦俱有防癌、降低血脂、軟化血管、穩定血壓、預防冠心病等功效。

9. 蔥白

蔥白為百合科草本植物，青蔥接近根部處的白色莖，其味辛、性溫，是家常烹飪的佳品。

遇有感冒、受風寒、頭痛、鼻塞、無汗，可生吃，因有辣味，可刺激神經，起抗菌、殺菌、發汗、解熱、健胃、利尿的作用，亦可治下痢。

冬天生吃有耐寒、發熱、解毒、恢復疲勞、提升免疫力的作用。

10. 苦瓜

苦瓜是葫蘆科植物苦瓜的果實。一年生攀爬草本植物也是經常吃的家常蔬菜，尤其是苦瓜燉排骨更是到處小吃處都有的佳餚。

苦瓜味苦、性寒、無毒，它有清暑滌熱、明目解毒、降火氣之功效。

搗汁生飲可治中暑、痢疾、赤眼疼痛、癰腫、丹毒、惡瘡。亦可降血糖，對糖尿病有一定的療效。

搗汁擦洗皮膚及臉部，可促進皮膚新陳代謝，讓皮膚光滑細膩。

11. 蘆筍

蘆筍為禾本科植物蘆葦之嫩苗，常被視為珍貴的保健食品及高級蔬菜，烹飪方法是，放於熱水中燙片刻再撈出，可生吃或涼拌均佳，配以佐料，美味可口。

蘆筍性寒，味甘、無毒，能健脾益氣，滋陰潤燥，生

津解渴、化痰止咳、解毒去熱。用於肺熱、咳嗽、體虛乏力、口乾舌燥、皮膚疥癬很有效。

現代醫學研究發現，蘆筍營養豐富，含有大量的鈣、磷、鐵、維生素 A、B_1、B_2、C 等成份，對人體有特殊生理作用，對淋巴肉瘤、肺癌、血癌、皮膚癌有抑制和治療作用。

12. 冬瓜

冬瓜又名白瓜，是葫蘆科植物，冬瓜的果實，一般都很巨大，可切成數片多次煮食。

冬瓜含水量大，肉嫩質細，清淡可口，可去油除膩，葷素皆宜，燒、炒、燴、煮、煲湯、涼伴皆宜，是夏日常見美味佳餚。

冬瓜性涼，味甘淡，無毒，可利水、消痰、消熱、解毒。主治肺熱咳嗽、氣喘、熱病、利尿，是夏日清涼解暑之良藥。

冬瓜含水份高，亦有豐富的鉀、維生素 C，是無脂肪、低鈉的食物，可把肥胖者多餘的脂肪消耗掉，所以，是天然的減肥美食。它還能抑制體內黑色素沉積的活性物質，是良好的潤膚美容食品。

因為它能消耗脂肪、清積血管粥狀，所以，能治高血壓、動脈粥狀、硬化等血管引起之疾病。

它也是夏日清涼飲料——冬瓜茶的原始原料。

13. 黃瓜

黃瓜又名胡瓜，是葫蘆科植物黃瓜的果實。其性涼、味甘，可清熱解毒、利尿消腫、生津止渴。主治熱病、

渴、咽喉腫痛、扁桃腺炎、小便不利。生吃、煮湯皆可。

黃瓜含有柔軟細纖維、丙醇二酸，可抑制糖類物質轉化為脂肪，有減肥和預防冠心臟的功能。其嬌嫩的纖維素可促使大腸大便通暢，預防大腸癌的發生。

黃瓜含有豐富的黃瓜酶，能促進機能新陳代謝，有潤膚護髮的美容作用，可製成護髮素或皮膚營養霜。

外傷、刺傷、刀傷，用醃漬黃瓜泡尿敷於患處，有殺菌去毒、消腫之作用。

14. 絲瓜

絲瓜為葫蘆科植物，絲瓜的鮮嫩果實。其性涼，味甘，無毒，做湯、炒食皆宜，清香可口。老果曬乾後可當絲瓜纖維洗滌用，或成藥用絲瓜絡。

絲瓜有清熱、化痰、涼血、解毒、治咽喉發炎、腫痛、咳嗽多痰、支氣管炎、肺炎的功效。

將絲瓜的莖蔓煎斷，接入容器內，讓其汁滴入容器取其滋水，將滋水擦臉或擦皮膚，有消除皺紋，潤滑皮膚的美容功效。

其滋水加冰糖少許直喝，可治哮喘、咳嗽熱症，亦有養顏美容之效。

15. 髮菜

髮菜又名毛菜，是念珠藻科野生藻類植物，形狀類似毛髮。其味甘，性涼，可清熱解毒、化痰止咳、解積油膩、清腸胃、助消化。用於高血壓、肥胖症、兒童佝僂病、慢性氣管炎、月經不調等症。

髮菜營養價值極高，可排除人體內有害毒素，調節神

經的功能。手術後的病人多食可促進手術傷口早日癒合。

16. 海帶

海帶又名昆布，是大葉藻科植物大葉藻的全草。其性寒，味鹹，有化痰、利尿、瀉熱、鎮咳、平喘的功效。

海帶含有高量碘，可防治因缺碘而致甲狀腺腫大及克汀病。海帶中含有褐藻酸鈉鹽，有預防白血病過多和胃癌的作用。對動脈出血亦有止血的作用，還能降血壓，防止血栓，降低膽固醇，抑制動脈粥樣硬化的作用。

17. 綠豆

綠豆是豆科綠豆的乾燥果實，夏天常見的清涼飲食，其味甘、性寒，有清熱、解毒、消暑、解渴、利尿的功效。

綠豆可單獨熬湯加冰糖或紅糖飲用，或加米煮成綠豆粥，對於實熱症者有平衡機能的功效。

中暑、肝炎、皮膚燥熱刺癢、火氣大失眠、疼痛、有扶助治療的作用。

18. 南瓜

南瓜又名番瓜，是葫蘆科植物，南瓜的果，是常見蔬果類食物，一般料理以清炖、煮湯，或配合其他肉品煮餚，可多項變化，亦可加入米穀類食物，煮成粥或飯，更是美味。

南瓜味甘、性溫，可補中益氣、消炎止痛、化痰益脾肺，更可解毒、殺蟲，尤其是驅除體內寄生蟲，更俱效果。

另外，南瓜含有微量元素鈷，能增加體內胰島素的釋

放，促使糖尿病患者之胰島素分泌正常化，有利降低血糖，防治糖尿病。

19. 番茄

番茄又名西紅柿，原產南美洲，近代才傳入中國，但1983年從西漢古墓中已發現番茄之種子，可見二千年前在中國已有此植物。

番茄性寒、味甘酸，是很常見之果食類，用來生吃、煮湯、炒食、製成番茄醬或番茄汁都很受歡迎，且其營養豐富，含有多量多類維生素、葫蘿蔔素、蛋白質及磷、鈣、鐵等有機物質，常吃可助新陳代謝，有益健康。

番茄對軟化血管、降低血壓、清血脂、清熱解毒、殺菌、健胃、治高血壓、心臟病、防止老人斑紋、預防腦中風有直接的幫助。

20. 銀耳

銀耳又名白木耳，是銀耳科植物銀耳的子實體。銀耳寄生於朽腐的樹木上，子實體白色間或帶黃色，半透明呈雞冠狀。

銀耳性平、味甘，含多量碳化合物及豐富之鈣、磷、鐵、尼克酸等人體免疫系統需要之元素，常吃可滋陰潤肺、養胃生津、補虛損、治肺陰虛、咽喉乾燥、咳喇少痰、痰中帶血、食慾不振、口乾舌燥、便秘便血、咳嗽咯血、齒衄等症，並能調節大腦皮質和神經系統、興奮骨髓的造血機能，使肌膚潔白柔嫩、頭髮烏黑發亮，幫助心臟維持正常收縮及抗癌之功效。

一般都以水煎炖冰糖或加其他食物配料成甜點或茶飲

為主，是常用之保健食品。

21. 西瓜

西瓜為夏季最佳水果之一，因其味美多汁，清爽可口，所以，在炎熱夏季中很受歡迎，可生吃、絞汁，皮可曬乾備用，可料理成美食。

西瓜性寒味甘，有清熱解毒、生津止渴、袪燥熱、利尿、治中暑、發燒、發炎、小便不利、熱咳、便血等實熱症。

將西瓜皮曬乾磨成粉，可製成西瓜霜，治咽喉腫痛、口舌生瘡很有效果，亦可治成西瓜膏護膚、美容、消皮膚炎甚佳。

西瓜性寒，虛寒症者不宜多吃，且晚間吃西瓜會導致多尿、腹痛之現象。

22. 椰子

椰子是熱帶植物，溫、寒帶不能生長，所以，台灣只限高屏地區有少量種植，一般市面上之椰果都是從東南亞進口。

椰果大如球，用途很廣，椰殼可提煉食用油、製木炭、椰肉可製成果醬、蜜餞，也可生吃、椰漿可釀酒，或直飲。

椰肉味甘性平，營養豐富，含高熱量及多種維生素、礦物質，常食令人面部潤澤、益氣耐飢。椰汁味甘性溫可生津止渴、消腫利尿，並有消滅腸胃寄生蟲的驅蟲作用。

椰子溫煮後飲用，可治糖尿病，亦可供虛寒症患者補充體力的飲料。

23. 花生

花生又名長生果，為豆科植物落花生之果實，據本草綱木拾遺（清代趙學敏著），花生性平味甘，可清肺、和胃、養血、催乳、通便之功效。

花生含有很豐富之蛋白質、磷、鈣、鐵及人體所需之氨基酸，多吃可使兒童智力提高，防止過早衰老的功能，有醒腦、抗老作用，被稱為「長生仙果」。

花生炖豬腳服用可催乳，對產婦進補有幫助，亦有通便治便秘之效果。

血友病或內臟出血、手術後出血，用紅花生衣研細末，開水送服，有助骨髓製造血小板功能。

花生仁易發霉，發霉之花生含有致癌之黃麴霉素，因此發霉後之花生勿再煮食。

花生含高量之尿酸素，多吃會引起痛風症。

花生炒食易動肝火，亦勿多食。

24. 蓮子

蓮子為水生草木植物「蓮」之果實，蓮本身之葉、花、心、藕、種子都是常用之中藥材，是固精滋血、補中氣、安心脾的良藥。

蓮子性平味甘澀，含豐富之綿木糖、鈣、磷、鐵等物質，是老少皆宜的養生滋補品，可滲米殼類清煮成粥吃或加米酒、紅糖水煎飲，或其他適症藥材、食品合煮成藥膳或甜點。

蓮子對清心火、止血、固精、養顏、治胃潰瘍、久痢、脾胃虛弱、眼目昏花、高血壓，都有一定的療效，是

常被用來作為養生食品的好材料。

25. 菱角

菱角又名水菱、水粟，是菱科植物「菱」之果實，生長在水澤中。

菱角剝皮食肉，味甘美，可生吃或煮熟吃。

菱角生吃味甘性涼，煮熟吃味甘性平，可益氣健脾，除煩止渴，清暑解熱。

菱角含豐富之澱粉、葡萄糖、蛋白質，還有多種礦物質及維生素 B、C 群，現代藥理研究發現，菱角有抗癌作用，有人曾用菱角加薏苡仁合煎湯服，連服數月治療食道癌、子宮頸癌、乳腺癌、胃癌等癌症。

菱角果肉水煎加白糖服，可治月經過多、脾虛泄瀉、痔瘡出血，並能解酒。

菱角生食性涼，且不易消化，勿過食，亦不可與豬肉、狗肉同食。

26. 枸杞子

枸杞子又名甜菜子，為茄科植物枸杞的成熟果實。

枸杞子外表美觀，味道鮮美，營養豐富，有特殊功效，所以，被列入中藥材之滋補養生名藥，常被加工成為膳食主品，神農本草經稱枸杞子曰：「久服，堅筋骨，輕身不老」。

枸杞子性平味甘，可滋補肝腎、明目健胃、延年益壽，適用於肝腎虛損、精血不足、腰膝酸軟、頭昏耳鳴、遺精陽痿、視力減退等症。

枸杞子含大量人體需要之維生素 A、B、C 群、瞼白

質、鈣、磷質及煙酸、甜菜鹼。現代醫學實驗顯示,枸杞子可提高肝腦器官中的迢氧岐化酶活性,是有抗氧化劑的能力,有助於保護機體不受自由基的損傷,可延緩機體衰老,提高淋巴細胞,增強免疫功能,達到抗癌作用。

枸杞子可生吃,曬乾後成中藥材,泡茶或成藥膳材料兩相宜。

27. 山楂

山楂又名山里紅,為薔薇科植物,山楂的果實,因其外表鮮紅美觀,酸中帶甜,風味獨特,常為詩人吟詩對詞的好題材,台灣人稱它為「仙楂」,亦因其有獨特之性能,故為中藥材常見名藥,也是健康食品山楂糕、果凍、果醬之材料。

山楂味甘性微溫,有消食化積、活血化痰、驅蟲減肥、去脂肪等功效。

山楂含豐富之人體需要之維生素 C、鈣、磷、鐵、葫蘿蔔素、硫胺素、核黃素、尼克酸、蘋果酸、枸橼酸等。常吃可增加胃中酵素、促進消化、降低血壓、清血脂肪。因此,對高血壓、冠心病、高血脂、氣管炎患者有減輕症狀的效果。

山楂亦有抗癌、防癌及減肥之作用,常被用來當成減肥、抗癌之中藥或藥膳之配料。

山楂不宜與海鮮、魚類共同食用。

28. 楊桃

楊桃又稱羊桃,為楊桃木的果實,其味甘含酸,性平,飽含汁液,有豐富之葡萄糖、維生素、檸檬酸。可生

吃或絞汁飲，水煎服皆可，是四季皆宜的水果。

楊桃切片加少許食鹽生吃或絞汁加少許鹽、冰糖飲，可治咽喉炎、口腔潰爛、口瘡、風火牙痛、風熱咳嗽、小便不利、澀痛等實熱症引起之發炎症。

絞汁清洗皮膚風疹、紅腫、搔癢等皮膚發炎症亦有效。

絞汁或水煎飲對食積不化、心煩燥熱、解酒醒腦亦有效，是夏日常見之消暑飲料。

29. 枇杷

枇杷又稱蘆桔或琵琶果，是薔薇科植物枇杷的果實，熟時果皮黃橙色，有細毛，味甜帶酸、性平，是春夏常食的果物。

枇杷果含豐富的葫蘿蔔素及維生素 B_1、C、鉀、鐵、鈣、磷等，常食可提高視力，保持皮膚健美、促進胎兒發育、增進食慾、幫助消化。

批杷是治咳、潤肺的良藥，果肉及葉絞汁加冰糖或水煎服，可治肺熱咳嗽、咯血、通便、失聲甚佳。

可製成枇杷膏，有養顏、潤喉、補陰的功效。

30. 木瓜

木瓜為薔薇科植物，貼梗海棠之果實，其性溫味甘、甜，對平肝和胃、去濕舒筋、吐瀉、腳氣、水腫、痢疾、除蛔蟲、鞭蟲、通便，有很大的功效，是常食水果。

木瓜含豐富之蘋果酸、維生素 C、葫蘿蔔素、氧化酶、酵素、果膠等對人體有益之物質，故可幫助消化、利胃腸、治胃潰瘍，亦可治跌打損傷、扭傷、慢性腰、背、

腳酸痛。

另外，木瓜對除蛔蟲、鞭蟲等很有效果，小兒疳積可多吃，排除體內寄生蟲。

木瓜絞汁加牛乳是常飲的飲料，多喝可美顏養膚，滋陰補筋。

31. 榴連

榴連是南洋特產之果實，其外表球狀，帶利刺，有異臭味，吃其果內種子外表之黃肉。因其味甘甜性溫，富有多種人體需要的維生素及礦物質，所以可進補強身、滋陰補陽，多吃有益健康，素有果王之美稱。

榴連在南洋地區是高貴之果品，當地產婦及體虛者以其果為進補最佳食品，亦為男人為求強壯助陽、補氣補精之佳品，但因其性溫熱，食後全身發熱、耐飢耐寒，不宜多吃，亦不可酒後、酒中配吃，會產生過熱現象，對實熱症者不宜，亦會發生危險。

榴連因產地在南洋，溫寒帶之台灣、中國無此果實，所以，歷代醫書都無此記載或研究文獻。但其營養價值是不可否定的，近年台灣已有進口泰國榴連，但其價格昂貴，不過偶而吃也很值得。

萬一過食，可用山竹（水果名）沖食，因其性寒，正好與榴連相剋，一溫一涼配食，故被稱為果王與果后。

32. 菠蘿

菠蘿又名鳳梨，是鳳梨科植物的果實，其味甜多汁是常食的果品，尤其製成果汁、糕品，更是老少皆喜。

鳳梨性平味甘澀，微酸，帶香味，可解暑除煩，生津

止渴，補氣益腎、健胃消積。

菠蘿含豐富之蛋白質、脂肪、糖類、粗纖維及鈣、磷、鐵、葫蘿蔔素、維他命 B_1、B_2、C、蛋白酶、有機酸、氨其酸等，可預防血凝成塊、清血路、去血脂等效果，對預防心臟病、腦中風、糖尿病有特殊之功能。

菠蘿加白茅根及冰糖合煎飲可治腎水腫、小便不便、支氣管炎等功效。

常食菠蘿果可增加體內需要之酵素、可殺菌、預防胃炎、肺炎等功效，前一陣子「SARS」流行時，民間傳聞鳳梨可預防感染「SARS」，而導致市面上鳳梨大量被搶購，價格一度猛漲。

33. 羅漢果

羅漢果又名拉汗果，是多年攀援性藤本之果實，原產地在中國南部各省，傳說是因一名叫羅漢的瑤族醫生發現，用來替鄉民治病，獲有奇效而得名。

羅漢果性涼味甘無毒，是清肺、潤腸、化痰、止咳、通便、降火之名貴水果，經常被中藥界用來加工製成中藥品。

羅漢果含多量果糖、維生素、亞油酸，且果肉清甜，是糖尿病患者食糖之代用品，常食有減肥、防治高血脂、動脈硬化、清熱涼血、止咳化痰、潤肺滋喉、通便利尿之功效。

34. 龍眼

龍眼又名桂圓，是龍眼樹之果實，也是常食水果，因其味甜營養豐富，有特殊功效，所以常被中藥界所愛用，

用來曬乾加工，或泡茶、做甜點，成藥膳之主配料。

龍眼之果肉味甘性溫，富葡萄糖、蛋白質、維生素A、B群、酒石酸、氨基酸等人體需要之元素。對養心安神、養血益脾，有一定的功效。主治心悸、健忘、失眠、貧血、神經衰弱、盜汗、孕婦補品。但因其性溫熱，不宜實熱症者服用。

食用方法有直食、水煎成茶飲，滲入食物成藥膳、製成糕餅等方法。

35. 豬

豬是人類最常吃的動物之一，全世界除了回教徒及素食者不吃豬以外，幾乎沒有人對豬肉品不感興趣的。

人類對豬的利用只限於吃其體而已，不用來奴使或其他用途，但整隻豬幾乎沒有一樣被丟棄不用，甚至連豬毛也用來製毛刷，是上乘之品，豬糞用來施肥或製沼氣成瓦斯更是妙用。

豬肉營養價值高，富高脂肪、蛋白質，是人體補充能熱量的來源。豬肝鐵質高，常用來補血、治貧血症，比吃什麼補血劑更實用。豬腦富高膽固醇，對膽固醇不足、精神不佳、常昏沉無力者可補充。豬腳常用來合傷科草藥燉食，可治關節痠痛症。豬皮燉爛成糊狀，服用可修補胃壁治胃潰瘍症。另外豬心、豬腸也常是藥膳的配料。

36. 雞

雞也是人類最常吃的鳥禽類動物，因其含高量之蛋白質、脂肪、維生素、礦物質等人類日常能源所需，尤其是進補、藥膳更是不可缺少之主、配料，用來料理，可燉、

烤、蒸、煮、炸，花樣之多不勝枚舉。

雞蛋也是人類最常攝取的動物蛋白質、脂肪等所需的能量來源，西洋人甚至每日早餐都少不了以蛋為主食，可見營養價值之高，而且現代以科技的養雞法，雞蛋算是最便宜合算之高營養品。

37. 羊

羊肉味甘性溫，有腥味，料理時必須先用沸水煮燙去除腥味後，再用大蒜、蔥或薑等調味料淹蓋加味才好入口。

羊肉因性溫，所以，是冬季進補最佳食補品，可視需要加中、草藥炖、煮、炒都宜，對脾胃虛寒、四肢無力、腰膝酸軟、軟痿腎衰、精神不佳、肢體虛寒、遺精頻尿、小兒發育不良或產婦作月都可進補，但因其燥熱性，對實熱症者不宜。

羊乳性溫味甘，也是一年四季皆宜的飲料，對於病後復健、小兒發育不良、產婦缺乳、胃腸虛寒、腎虛畏寒者有所幫助。

羊骨味甘、性溫，也是炖、煮藥膳最佳之配料。

羊肝味甘苦、性涼，對補肝、明目、養血，用於血虛、營養不良、眼目昏花、夜盲症、心悸、失眠、記憶力減退等患者有幫助。

38. 鹿

鹿肉味甘性溫，與一般肉類一樣，富有豐富的蛋白質、脂肪，是人體必需的動物性能量來源。加中、草藥炖、煮、炒都宜。

鹿茸是出名的中藥材，是鹿角鋸下後經乾燥處理切成小片，加其他中藥或浸泡成藥酒，有溫腎補陽、強筋骨、健胃、生精補血、治陽痿早洩、性功能不全、貧血、神經衰弱、四肢無力等症治療功效，是名貴之中藥補方。

鹿鞭味甘性溫，是雄鹿之陰莖及睪丸，也是名貴之中藥補方，一般用來當藥膳或藥酒的材料，有補腎壯陽、生精補血之效，對婦人陰冷、宮寒不孕、白帶清稀、腰膝酸軟、男人陽痿早洩、性功能不佳等有效之補品。

39. 蛇

蛇肉味甘、性溫，坊間經營者眾，據說有清涼解毒、祛風濕、通經絡、明目、鎮靜、清血路之功效。有炖食、浸酒，各種料理方法。

蛇肉對風濕寒痹、四肢關節疼痛、麻木、腦中風患者復健、半身不遂、顏面神經麻痹、皮膚過敏、搔癢、瘡癤、降血壓、去血脂很有幫助，在中藥材書籍亦有此記載，可信度高。

蛇膽、蛇血也是蛇肉販賣者強調可清血、解毒、去皮膚病、通經絡、清血路之說，但筆者認為生飲生食危險性高，萬一細菌感染，得不償失。

40. 狗

狗是人類忠實的朋友之一，但有很多人卻偏喜食狗肉，他們稱之為「香肉」，每當冬季來臨，各處的香肉店座無虛席，也有自行宰殺者。

據說狗肉非常滋補，對陰虛畏寒者很有幫助，筆者在服兵役時，常見一些老兵就樂此口食，老兵們常食狗肉，

在嚴寒的冬季裡依然可不畏寒流，而赤身臨風或游泳，可見確有此效，但傳說狗肉有扶正助邪特性，也就是說，食者身體越強則越食越健，身體虛者可能不見療效，反而吃後會不適。但筆者認為那是對陰陽八綱不了解所致，所以食狗肉者也要對症才吃，才不會吃出毛病。

狗肉有補中益氣、溫腎助陽之功效，對陽痿早洩、腰膝痠軟、婦人陰冷、不孕、白帶、肢冷者有滋補作用。

狗肉與生蔥合煮，據說會有煮不熟之現象。

41. 牛

牛肉是西方人常食之肉類，尤其是牛排，西方人更是講究其美味品質。近年來東方人也流行吃牛肉，還強調牛肉有很多營養價值。

牛肉味甘、性平，因其為草食動物，有其他肉品的優點，但沒有其他肉品的缺點（例如豬肉脂肪過多，狗肉燥熱，雞肉常含生長激素），所以，常被稱為最佳肉品。

牛肉除了營養價值高以外，還能補氣血、健脾胃、強筋骨、治頻尿、小兒遺尿、婦人產月進補都很好。

牛乳是最常食之乳品，現代人育嬰幾乎都以牛乳代之，可見牛乳之營養豐富，不輸給人乳，而且經過企業化的經營，已又便宜又安全衛生，且可儲存或製成乳粉、乳類食品，更是方便。

牛乳性平味甘，有沖淡胃酸及解毒之作用，用於胃酸過多、胃潰瘍疼痛、吃錯東西以牛乳灌腸催吐，都可用之。另外，老人體虛、便秘、補充鈣質亦可飲之，而且平時當茶喝解渴亦無妨。

42. 果子狸

果子狸是一種野生貓科動物，因其獵食以果類為主，所以被稱為果子狸。

台灣原住民對果子狸的營養價值評價甚高，因其有與狗肉、鹿肉等同等營養，而且是野生、野食動物，所以吃其肉有補陰補腎、強筋骨、固脾胃之效，對於虛寒症者有補中益氣、提高免疫力的作用。原住民同胞之婦女，在產月時都以野生果子狸代替平時常食的豬、雞等肉品，有與狗肉、牛肉、羊肉同等之功效。

小兒疳積、老人虛寒也可食用。但宰殺野生動物要注意其健康狀況及確實煮沸勿生吃，以免感染病菌。亦要注意野生保護法令，受保護之動物勿宰殺，以免觸法。

43. 鰻、鱔、土龍、泥鰍

鰻魚、鱔魚、土龍、泥鰍都是生長在淡水的泥濘中，其體形雖各異，但都是無鱗無腳之長條形魚類，因身體有黏滑液，不易用手握抓，活動時全靠身體的蠕動，因其活動力強，能生長在污泥中，而且生命力強，有時肢體被斬成段塊時，還能跳動，所以，常被視為有滋陰補氣及強筋壯骨之最佳補品。

鰻、鱔、土龍、泥鰍有活血化瘀、舒筋壯骨、滋陰補陽的功效，對於身體虛弱、小兒疳積、腰膝痠痛、肉傷瘀血、四肢冰寒者常吃可改善體質，料理時用煮、炒、炖、蒸、炸都很美味，也可滲入中藥成藥膳或浸泡酒成藥酒。

44. 龜、鱉肉

龜被稱為長壽之甲魚，常被用來滋陰補血、壯筋強骨

之補品，配合伍沙參、冬蟲夏草共炖食，對老人補氣血、小兒疳積改善體質、婦人坐月子，病者或體虛者進補作復健，是最佳食品。如拌砂糖煮食，有止血作用，可治咯血、吐血、便血等症。

鱉肉亦有滋陰涼血作用，常用來治陰血虧損、筋骨疼熱、心煩氣熱、男人遺精、女人調經之炖食佳品。

45. 鱸魚

民間傳說吃鱸魚有助傷口快速癒合之功效，所以，每遇有親友住院開刀動手術或有外傷、內傷，都會送給鱸魚供患者炖食，吃其肉喝其湯有助體能迅速復健及助其傷口快速癒合。

鱸魚亦有補腎安胎、治脾虛水腫之功效，對孕婦有幫助。

46. 蚌肉

蚌肉味甘、鹹，性微寒。煮食喝湯吃肉，有清熱解毒、滋陰明目，及利尿通淋之作用。對於熱毒、胎毒、目赤熱眼、濕疹、皮膚熱癢、痔毒及解酒、目眩、眼乾、肝腎不佳、小便淋痛等熱症有效。

47. 牡蠣肉

「牡蠣」台灣人稱為「蚵仔」，牡蠣肉味甘、鹹、性平，有滋陰養血、祛煩熱治失眠的作用。民間傳說生吃牡蠣肉有滋陰補陽、降火解毒、壯筋美膚之效，所以也是男女老幼皆喜的保健食品。

根據實驗顯示，吃牡蠣肉有抑制疱疹、日本腦炎、小兒麻痺等濾過性病毒之功效。

48. 蝦

海蝦、河蝦，味甘、鹹、性溫，多食有補腎壯陽、補血、補氣、治腎虛、陽痿、性功能不佳、沒有活力之症。用炒食、煮湯、浸泡酒、配藥膳都很美味。

但蝦類富高膽固醇，對實症者不宜多食，有些人食後皮膚會過敏、起紅疹，很難受。

49. 海參

海參味甘、鹹、性溫，是海參科動物之實體，產於沿海地區，是料理中的佳餚美食材料。常滲拌木耳或生薑、肉類等其他食品燉食，有補腎益精、滋陰補血、潤腸補氣之功效。可治尿頻、腎虛、陽痿、便秘。是病後復健、婦人閉經、體虛乏力等之補品。

50. 深海魚

有鱗片之深海魚是人體需要之營養能量來源。深海魚少受污染，常食有益健康，可幫助清血路、降膽固醇、護血管壁、防止血管動脈硬化、去脂肪、預防心臟病、高血壓、糖尿病、腦中風等血管病。

第三章 茶　療

從古至今，茶在中國人的生活中佔有極重要的地位，不管是在茶餘飯後的聊天，接待貴賓的禮儀上，或是重要的節慶儀式上都缺少不了茶的應用，彷彿沒有了茶，什麼事情都辦不成，人生也將索然無味。

茶的作用不管是用在補充人體的水份，生活上的樂趣，及辦事關說的媒介需要它，茶還能扮演使人體更健康之養生、保健、治病的重要角色，所以，茶療法也是一門很高深的學問，值得我們去研究。

要使茶能達到讓人滿意還能兼顧達到治療的效果，其中必須要顧慮到色、香、味、性、能等多方面的考量，而不能像藥那樣只強調「良藥苦口」，可說是要把治病當成一種享受，才能算是茶療的最高標準。

針對這些特性與要求，我們可以從日常生活中的飲食去發展出數千種，甚至數萬種的飲料方法，可說是自由變化，不勝枚舉。筆者針對比較常用及療效特殊的茶療方法，提供三十種讓讀者參考，其他的方法讀者可從食物、草藥、甚至礦物、動物之類的東西去尋找發展。

1. 綠茶

【說明】：綠茶是茶樹的嫩葉經過最簡單初級的處理加工所得之茶，所以，保存著原始天然的綠葉素，內含豐富的維他命、茶多酚。每天喝綠茶可去除體內多餘之三酸

甘油脂及酯化膽固醇。據說它被列為全世界最佳飲料排行第一名。

【方法】：溫泡法——將茶葉放入茶壺中，以 70 度開水沖泡 40 秒，然後直接飲用，可沖泡四次，茶楂可當泡澡、施肥用。

冷泡法——將茶葉以平溫涼開水浸泡 30 分鐘，然後將茶葉與水過濾分開，茶水放入冰箱保鮮，取飲時以 1／2 茶水與 1／2 熱開水混合飲用。

【功效】：主要作用在平日養生、預防動脈硬化，有防癌、抗氧化、降膽固醇、降血脂肪、降尿酸及防止骨質疏鬆症等功效。

【注意】：市面上茶葉品質好壞不等，以中等每台斤約千元即可，可常當白開水飲用，但過夜、過濃或浸泡太久、次數太多（以四、五次為宜）也有傷健康。

茶葉本身的含質、保存（過期、農藥、化學品污染）也要特別注意。

2.菊花茶

【說明】：菊花種類繁多，有白、黃、人工栽種、野生等，但大同小異、其性微寒、味甘、苦，有消炎、解毒、利尿、抗菌、降血壓、明目的作用。

【方法】：菊花在中、草藥店都有乾品可買。與一般泡茶法一樣，用熱開水浸泡即可飲，可加少量冰糖或其他草藥（視需要而定）。

【功效】：加桑葉、薄荷治外感風熱、眼痛。加綠茶浸泡，可治咽喉腫痛。加甘草、夏枯草水煎服，可治肝陽

上亢引發之頭痛症。

3.山渣茶

【說明】：山渣子是山渣果實曬乾之物，在中藥店有售，其味酸、甘、性微溫，能消食化積、祛瘀行滯、促進消化抗菌、擴張血管、降壓等作用。

【方法】：熱開水沖、浸、泡或水煎煮飲用都可。

【功效】：有健胃、去脂肪、助消化等作用。山楂加菊花加荷葉有減肥、治高血壓、高血脂等功效。

4.靈芝茶

【說明】：古人稱靈芝為仙藥，生長在森林的枯木中，但現在已有人大量栽種，品質劃一，購買方便安全。其性溫味甘、淡，能夠滋補強壯身體，有解毒、收斂、清積、降血中脂質、抗癌等作用。

【方法】：切成細片，可加少許冰糖、蜜或瘦肉，其他草藥（視需要），水煎服或沸水沖泡當茶飲。

【功效】：與瘦肉一起煎服可治頭暈、失眠等神經衰弱症。與雞血藤、冷水麻水煎服可治動脈硬化、高血壓、腦中風等症。與魚腥草、白花蛇舌草、半枝蓮同煎服，可治肺癌或肺炎。

【注意】：野生靈芝，品質有好有壞，甚多有毒，必須要很內行才可食用，一般經過專家栽種者比較安全。

5.青草茶

【說明】：炎炎夏日，來一杯青草茶，清涼可口，又可降火退熱、解毒，兼具養生與享受，不輸給一般茶道。

【方法】：自己野外採摘草藥，例如：魚腥草、車前

草、蒲公英、咸豐草、夏枯草、海金沙、鳳尾蕨、菁芳草、傷寒草、野甘草……等等，都是常見易摘的草藥，或是去草藥店買乾品，或已調配好的草藥包亦可。

清洗乾淨切成小段，然後用水煎煮半小時，去渣加入冰糖或紅糖、砂糖、蜜等增加口感（視自己喜歡之口味），存入冰箱，需要時隨時可飲用。

【功效】：各種青草藥都有特性，可參考草藥說明，視自己需要調配，可單方亦可複方。

【注意】：有些草藥有毒性，要特別注意，寒、溫性質也要視各人體質而選用，同樣配方之草藥也勿連服七天以上。

6. 薑茶

【說明】：薑是烹飪時不可缺少的調味料，因其性溫、味辛，別有一番口味，它也是家常必備供養生、治感冒、驅風寒最好的藥，亦有防血管硬化、降血脂等功效。

【方法】：將菜市場買來之生薑洗淨切成薄片，水煎後加少許紅糖成薑茶，熱飲。

【功效】：淋雨或受風寒，邪氣浸入體內發燒、感冒、打噴嚏、流鼻水、畏寒，迫出汗很受用。加桑葉、菊花或蘿蔔葉可治咳嗽（冷咳）。

【注意】：薑性溫、味辛，不宜治實熱症，例如口乾、咳嗽（無痰熱嗽）、發炎、熱症、胃痛不宜，睡前亦不宜多服。

7. 大蒜茶

【說明】：大蒜與生薑同為家常烹飪調味不可缺少之

常備品，雖其性味同屬味辛、性溫，但其作用趣味卻各異，功效也不同。

【方法】：將大蒜打碎去皮，搗爛成泥或切成細片，沸水沖泡，加入冰糖，代茶頻飲。或用大蒜水洗滌皮膚患處。

【功效】：可治百日咳、腹痛、殺菌等功效。

【注意】：症狀消除即停，不宜常飲。

8. 熱甘蔗汁

【說明】：甘蔗味甘人人喜歡，夏日來個涼甘蔗汁更是炎日清涼飲料之驕者，又可治病、養顏，一舉數得。但烤甘蔗絞汁熱飲，另有一番風味。

【方法】：將整枝甘蔗洗淨、切段，再放入木柴或木炭中烤燒，像烤肉一樣，不斷的翻轉，然後絞成汁去渣與薑汁混合，趁溫熱，香氣撲鼻速飲。

【功效】：甘蔗含蛋白質、糖類、鈣、磷、鐵等多項人體所需之營養，加薑汁熱飲有潤肺、治胃熱傷、口乾、舌燥、解酒、驅寒、美膚養顏，甚至對胃癌、食道癌患者，在做放療後頻頻作嘔，有抑制作用。

9. 龍眼茶

【說明】：台灣人過農曆年，家家戶戶都會泡一些甜茶來招待親友，其中以龍眼茶最為普遍，因為龍眼肉味甘性溫，富有納他命 A、B_1、葡萄糖，是補心、安神、補脾養血聖品，也有鎮靜、健胃、滋養等作用。

【方法】：乾燥龍眼肉（桂圓肉中藥材店或雜貨店有售），放入沸水煮 10 分鐘，加少許冰糖或其他配料（視

需要，例如枸杞等）熱飲。

【功效】：主治神經衰弱引起之失眠、健忘、心悸、心血虛弱。配合其他補血中、草藥，例如當歸、雞血藤、何首烏，有滋陰補血作用。虛證出血病，例如：血便、血尿、血痰、病後體質虛弱者，具有調整、補益的效果。

【注意】：龍眼茶性溫熱，對於陽實症者不宜飲用太多，如需要可以加配性涼食物，例如：蘿蔔汁、苦瓜汁、絲瓜汁、冬瓜汁，混合同飲，可沖淡溫性。

10. 地龍茶

【說明】：所謂地龍就是蚯蚓。蚯蚓常居泥土中，吸取大自然地氣，其味鹹性寒，有清熱、降壓、鎮驚、定喘的作用。

【方法】：到戶外泥土中挖活蚯蚓10條，剖開洗淨泥沙，然後水煎，加紅糖，當茶飲其湯。

【功效】：腦中風、半身不遂、驚風抽搐、止喘通絡、高熱狂燥等症事先預防，事後復健都很受用。

11. 桑枝茶

【說明】：桑椹、桑葉、桑白皮、桑枝都可作藥，然其功效各異，桑椹補血，桑葉清熱治咳，桑白皮消炎、消腫，桑枝有治風濕關節炎及減肥作用，桑枝味甘、性平。

【方法】：小葉桑枝、幹，切成薄片，放入茶杯沖泡或水煎後代茶飲。

【功效】：治風濕關節炎、筋骨痠痛。連服2～3個月，有減肥作用。

【注意】：味苦可加冰糖，但會減低療效。

12. 玉米鬚茶

【說明】：日常食用的玉蜀黍都會把葉及鬚去掉，甚為可惜，應將鬚曬乾儲存備用。玉米鬚味甘、性平，富有維他命群，可利尿、降血壓、治慢性腎炎、治尿道結石等作用。

【方法】：將玉米鬚三、四錢，用水煎或浸泡加少許冰糖當茶飲。

【功效】：玉米鬚加白茅根有治尿血、腎炎功效。玉米鬚水煎當茶飲，可治尿道結石，也有降血壓、治糖尿病之作用。

13. 胖大海茶

【說明】：梧桐科胖大海樹之種子，浸於水中會脹大如海綿狀，其性寒味甘，在中藥材店有售，很便宜，對清熱、消炎、降血壓、喉嚨失音、通便都有效。

【方法】：四、五粒置於碗中用沸水沖泡加蓋，三分鐘後即膨脹如球，飲其水。

【功效】：流行性感冒、濾過性病毒、咳嗽、喉嚨發炎、說話過量引起失音、喉嚨沙啞，非常有效。將膨脹之胖大海去皮及核，保留海綿體，攪拌加砂糖後，常飲亦有降血壓、治風熱引起之頭痛、牙痛、眼痛、便秘等症。

14. 茅根茶

【說明】：白茅的根部，常見於野外或草藥店亦有售，其性寒味甘，有清熱、涼血、止血、利尿、解毒等作用。

【方法】：將茅根洗淨切成三公分小段，水煎當茶

飲。

【功效】：小孩發高燒、出麻疹、退熱用。一般清熱、涼血、解毒養生茶。加玉米鬚或車前草，水煎服治急性腎炎。

15.香蕉花茶

【說明】：香蕉樹之花曬乾，水煎，當茶常飲。

【功效】：預防中風、腦溢血、動脈硬化、血管粥狀之保健飲料，亦能去膽固醇、減肥之作用。

16.曇花茶

【說明】：曇花開在半夜，潔白艷麗，但很快凋謝，所以有「曇花一現」之說詞，其味淡性平，有清肺、止咳、化痰、清血之功用。

【方法】：約兩、三朵，水煎，加冰糖，當茶飲。

【功效】：熱咳、咳血、肺結核吐血、實熱症引起頭暈、心氣胃痛有效。

17.決明子茶

【說明】：決明子是草決明乾燥的種子，其味甘、苦、鹹、性微寒，有清肝、明目、祛風熱、通便等作用，常被用來當飲料。經過炒後，類似咖啡，有中國咖啡之美稱。

【方法】：一般都加菊花、枸杞子，用沸水沖泡當茶飲，亦可單方或加少許冰糖。

【功效】：治眼睛充血、疼痛、風熱或結膜炎等保養眼睛之常用藥茶。因受風熱以致患口臭、排濃尿、便秘，服飲亦有效。

【注意】：患有下痢、低血壓症者禁用。

18. 金線蓮茶

【說明】：金線蓮是一科蘭科草藥，前幾年商人將它製成類似茶葉販賣，雖貴但很流行。其味甘性平，有清涼、退火、涼血、滋養強壯之作用。

【方法】：金線蓮全草曬乾，切成小段，以沸水沖泡當茶飲。

【功效】：高血壓、糖尿病或預防腦中風、心臟病、清血管、去膽固醇、尿酸等的保健茶。加冰糖炖服可治胃炎、膀胱炎。

19. 菟絲子茶

【說明】：菟絲子到處可見，伏在草原或植物上的無根寄生植物，絲蔓狀結菟絲種子，其味辛、甘，性平，有補腎益精、明目、止瀉、安胎之作用，常被用來做補腎壯陽之養生藥茶。

【方法】：可單獨水煎當茶飲，或加其他草藥做複方，水煎飲。例如：加車前草、何首烏、炙甘草等（視症狀需要而定）。

【功效】：全草加紅糖，水煎服治陽萎、遺精、腰膝痠痛、小便白濁。全草加車前草水煎服治大便溏泄。全草加益母草水煎服治月經不順，過多或過少症。

20. 人參茶

【說明】：人參茶是很普遍的養生補氣茶，中藥店有售，其味甘微苦，性微溫，常與黃芪或枸杞等補氣、補血藥配合參泡飲用。有補元氣、安神益智、健脾益氣、生津

作用。

【方法】：切薄片沸水沖泡當茶飲用。

【功效】：一般虛寒症者或病者、老人之養生保健飲料。

【注意】：實熱症者不宜多飲，亢奮失眠者亦不宜。

21. 橘皮茶（陳皮茶）

【說明】：台灣盛產橘子，盛產時一斤不到十五元。吃其果而其皮不要丟棄，可製橘子酒或曬乾成陳皮備用。泡茶有健胃、理氣、化痰、整腸、止嘔之功效。其味辛、苦、性溫。

【方法】：鮮橘皮或陳皮都可，洗淨切片，沸水沖泡，亦可加冰糖或薑汁、茶葉混飲。

【功效】：噁心、嘔吐、健胃、整腸、痰多、咳嗽、胸悶、食慾不佳、腹脹都可用。

22. 椰子水

【說明】：椰子產於熱帶，台灣只有屏東有種植，其他都是從南洋進口，椰樹、椰果、椰殼整株都有用途，其中椰水更是夏天清涼解渴之飲料，其味甘，性溫，當中暑、發熱、煩渴，吃不下飯，直飲可解其症。

【功效】：椰子水煮後飲用有治糖尿病之功效。嘔吐、大瀉後脫水、體虛無力、椰汁加冰糖、少許食鹽直飲，有補充體力之功效。

23. 蠶繭茶

【說明】：將蠶繭剪開去蛾蛹，集一堆放入鍋中用水煎，然後去蠶繭，取汁當茶飲。

【功效】：多飲可減輕糖尿病。

24. 減肥茶

【說明】：肥胖是百病之源，也有礙行動與美觀，所以，市面上減肥藥之多如過江之鯽，其實，真正減肥要靠控制飲食，多運動來消耗脂肪才對。此提供減肥茶，配合飲食、運動，能快速使身體苗條。

【方法】：將荷葉、山楂、桑白皮、靈芝合在一起，水煎當茶常飲，每日約 1000cc，約一個月就可看出成績。

【注意】：減肥應三不吃（澱粉類食物、高脂肪類食物、高熱量類食物），二多（多運動、多喝減肥茶），才有效。

25. 絞股藍茶

【說明】：絞股藍是瓜科植物，又名七葉膽，有人將它製成茶葉，供泡茶用，現在台北市迪化街有散裝出售，非常多，價格也很便宜，其味苦，性寒，本為草藥，有利尿、強壯、清熱、解毒之作用。

【方法】：與一般沖泡茶相同，不宜久煎。

【功效】：有去膽固醇、血脂肪、治糖尿病、高血壓、血管硬化、祛痰止咳、便秘的功效。

【注意】：性寒味苦、降火甚速、虛寒症者不宜，如必需用到可加溫性草藥合飲，例如薑汁、山藥或靈芝。

26. 仙草茶

【說明】：仙草是夏日常飲之飲料，本都是涼品，近幾年流行燒仙草，也別有一番風味。仙草味甘、淡、性

涼,有清暑、解渴、解毒、涼血之作用。

【方法】:仙草乾水煎去楂加紅糖,熱飲、冷飲都可,亦可加一點薑汁。

【功效】:感冒、中暑、消渴、降血壓、疲勞、關節痠痛,濃汁飲有效。淡飲當消暑、解熱飲料。

27.西瓜皮茶

【說明】:西瓜肉美味甜,有利尿、解毒、清暑等作用,但西瓜皮更有效果,只是沒有人直接吃它,因其味不甜,苦澀,如果以水煎成茶飲,可治很多疾病。

【方法】:將吃過肉的西瓜皮不要丟棄,洗淨曬乾備用,要用時切成小片,水煎加紅糖當茶飲。

【功效】:除了利尿、清暑、解毒外,解酒、口舌生瘡、潰瘍、發炎、水腫、高血壓、糖尿病都有減輕的作用。

28.絲瓜露

【說明】:絲瓜藤取出之汁,因其味甘,性涼,加入茶水或草藥或直接飲用都有特殊的療效。

【方法】:秋天黃昏時將絲瓜藤煎斷,取根部那一端放入瓶中讓其滴汁,天亮時取回。汁可直飲,或加入茶水、草藥煎過之湯配合而飲(絲瓜露勿煮過,保持原汁)。

【功效】:原汁直飲可治哮喘很好用。原汁擦臉,有潤滑皮膚·美顏之作用。

【注意】:因絲瓜露是直飲,所以,衛生方面要特別注意,如果發覺起泡變質,不可飲用。其性甚寒,消炎、

退熱亦有效，但勿常飲。

29. 冬瓜茶

【說明】：冬瓜性涼味甘淡，有利尿、消熱、解毒等功效，是夏天常吃的蔬菜，商人用冬瓜提煉製成冬瓜茶塊，到處有售，可買回來自己泡製。

【方法】：將買回來之冬瓜茶塊切成小塊，用水煎煮，加糖即可飲。

【功效】：肺熱、咳嗽、氣喘、熱病、口渴或水腫、小便不利等都可用。它是防治高血壓、動脈粥樣硬化、血管病之養生茶。

30. 苦茶

【說明】：炎熱夏日，為降火氣、消暑、消炎、解毒、利尿，都會來一杯難入口的苦茶，以防中暑或夏日疾病。

【方法】：將苦瓜、七葉膽、蒲公英、毛梗豨簽、白茅根、薄荷，綜合酌量水煎待涼去渣。喝時忍苦入口（不可加糖），待喝完再吃一點甜點爽口，才有治療效果。

【功效】：清肝、解毒、消炎、中暑、咽喉腫痛、瘡毒、利尿、扁桃腺炎都有效。

第四章　酒療法

如果說：「飯後一根煙，快樂如神仙」是有礙健康，那麼，改成飯後一杯酒，只要適量，符合體質需要，我相信該會又神仙又健康，因為酒能提神、助消化，還會促進血液循環，提高免疫力。

人類自從發明了釀酒以後，生活就沒有那麼的單調了，人們在茶餘飯後，工作後的調神休息，以及悲歡離合的情境上，節慶禮儀上都少不了酒的助興。我們聰明的祖先還會應用各種材料，釀成各式各樣、各種口味，及各種不同用途的酒，還將它分類，以豐富酒的價值。

但飲酒作樂，使用酒類也要注意，要充分的認識它，了解它的特性、功能，就如水能載舟也能覆舟，就看使用人的智慧了。少量的酒能助興，促進健康，多量將亂性、有礙健康，所以釀酒是一門學問，飲酒也是一門學問，尤其是藥酒更不可亂喝，必須符合體質、症狀、病情才不會弄巧成拙，闖出大禍。

我就遇到一位同學向我訴苦說，有一次他到朋友家，友人看到他體質虛弱，慢性病纏身，很好心的端出一杯珍藏很久的藥酒，要他喝下補補身體，這位友人以「好東西要與好朋友同享」的觀念，差點害死了他（兩人體質不同，一個是實熱症者，一個是虛寒症者，實熱症者不堪喝一杯溫性刺激性高的酒），他喝了當場心跳加速，頭痛欲

裂，不省人事。

　　藥酒有分保養性與治療性兩種，保養性的酒只要針對
體質及需要性，在晚飯後喝一小杯酒養生做保養是有益健
康的，至於治療性的酒必須要更小心注意它的性能是否符
合個人的體質與病情的需要，而且在酒量的調配，要適可
而止，病癒即不飲為原則（治病酒都比較劇烈，有些還有
毒性，才能產生作用，所以要斟酌而行）。標明外用者也
只能外用不可內服。

　　藥酒的種類實在太多了，不勝枚舉，讀者可憑自己的
需要去自製，也可到中藥材店購買。此介紹幾種較常用的
藥酒供讀者參考。

1.葡萄酒

　　【說明】：酒類之中葡萄酒可說是最普遍，最受歡迎
的酒了，因為它製造容易，又好喝，又對身體健康很有幫
助，所以葡萄酒在古今中外都是名酒，尤其是在飯前、飯
後的開胃、助興、幫助消化、促進血液循環都少不了它。

　　【製法】：將葡萄沖洗乾淨，吹乾外皮的水份，裝入
瓶內或甕內約一半容量，加冰糖（各人甜度喜好酌量），
倒入米酒八分滿（不可全滿，會氣爆），封瓶後三個月才
能喝。（放越久越香）

　　【飲法】：飯前或飯後，或是睡前喝一小杯，也可以
在喝下午茶時沖淡喝，或加入果汁來喝，視各人喜好，但
不宜喝太多，以能促進血液循環及提神即可。葡萄酒渣可
以滲入其他料理烹飪。

　　【功效】：葡萄酒含大量維他命 B_{12}，可抗病毒，有

增強免疫力，促進人體新陳代謝作用。中醫認為有補血、補中氣、治神經衰弱、養顏美容、消除疲勞及治虛寒症。

2. 蒜頭酒

【說明】：大蒜味辛辣、性溫，本是烹飪極品，它有殺菌、行氣、活血、去脂質的功效，是最好的天然藥品，利用它的特性來釀酒，容易發酵。飯後或睡前一杯，更是兼具養生與美味佳品。

【製法】：將大蒜打碎去皮，放入瓶中或甕內約四成容量，加冰糖（各人甜度喜好酌量），倒入米酒八分滿，封瓶後半年才能喝（放越久越香，越沒有辛辣味）。

【飲法】：晚飯後或睡前一小杯（約20cc）。勿在白天喝，會有蒜臭味，會對人際關係產生負面影響。

【功效】：蒜頭酒有行血、益氣、殺菌、鎮定、祛除膽固醇、血脂肪、血管粥狀、改善動脈硬化、防止腦中風、心臟、血管病，亦有抗癌、消除筋骨痠痛、預防感冒、提高免疫力、美膚養顏之功效，為養生酒中最佳藥酒。

3. 橘子酒

【說明】：橘子含豐富維他命及鉀質，有益心臟及腦部，橘皮曬乾為中藥之陳皮，可化痰治咳嗽，亦可做佐味或甜食。

【製法】：將橘子洗淨風乾外皮的水份，然後切成圓輪或四半，加入米酒與冰糖（與葡萄酒製法相同），封甕後三個月才打開飲用。

【飲法】：與葡萄酒相同，酒渣可當泡澡用，或擦身

體保養皮膚用。

【功效】：呼吸道，支氣管不好的人，或常感冒，常咳嗽的人，用橘子酒來作調養最好。

含豐富維他命群可以養顏美膚、促進血液循環及增進新陳代謝。擦身泡澡可預防皮膚病，有殺菌及補給皮膚養份的作用。

同類之水果，例如：柚子、金桔、柳丁，可滲一起泡製，更俱效力。

4. 桑椹酒

【說明】：桑樹整株都可製成藥，其葉、果、枝、皮都各有不同的療效，是中、草藥常見的藥方。桑椹補血、桑葉治咳嗽、桑皮治風濕關節炎、桑皮治水腫。如果整株製成養生酒更別俱風味與綜合價值。

【製法】：將桑椹、桑葉、桑枝洗淨，涼乾，切成小段（桑椹多一點或全部桑椹亦可），其他製法與葡萄酒相同。

【飲法】：飯後或睡前一小杯，約20cc。渣可當泡澡或熱敷用。

【功效】：日常養生用，有補血、止咳、鎮痛、治風濕、關節痠痛症。

5. 馬齒莧酒

【說明】：馬齒莧是一種草本植物，到處地上都有生長，可供野菜及藥用。以前台灣人常拿來餵豬，所以稱它為豬母乳。據中、草藥典記載，它有殺菌抗痢疾作用，對腹痛、泄瀉、下痢非常有效，用來製酒，可常保備用。

【製法】：將馬齒莧全草洗淨，涼乾，切成小段，放入缸中或瓶中一半量，加入冰糖少許，倒入米酒八成，密封後一個月即可使用，或常備家中遇有下列情況即可使用。

【飲法】：非養生酒，遇有症況才喝，飯前一小杯（20cc），每日三餐及睡前各一次，可加大蒜酒一起喝。

【功效】：對抗菌、吐、瀉、下痢、腹痛、吃壞肚子很有效，亦可用來外敷，洗滌皮膚病、痠痛症、瘡毒亦有效。

其性寒、味酸，亦有消炎、涼血，解毒之作用。

6.菟絲子酒

【說明】：菟絲子在中、草藥中被視為平補的補腎、益精、明目、止瀉、安胎、強壯的良藥，所以製成酒後適合虛寒症者養生常飲之補酒。

【製法】：菟絲子到處都有，寄生在草堆、灌木群中，可以自己去採摘回來清洗曬乾後切成小段與高粱酒或其他白酒浸泡，與泡葡萄酒一樣。

【飲法】：晚飯後或睡前喝一小杯（約20cc）。

【功效】：經常腰痠背痛、精神不佳、氣虛易疲倦的人，養生之用。有治早洩、陽痿、腎虛、視力障礙、下痢不止、止瀉作用。

本品可加其他補益中藥合浸泡，例如，杜仲、鹿茸、補骨脂，更具效力。

7.金銀花酒

【說明】：金銀花是忍冬藤的花，其花初為白色後會

變黃，整串花瓣有黃有白，而且芳香，在中、草藥中是常用的清熱解毒藥，用來浸泡酒常飲，有清熱、解毒、消炎、殺菌之效。

【製法】：將金銀花、米酒、冰糖同放入酒甕中密封三個月後飲用（與前述相同）。

【飲法】：睡前一小杯（20cc）。

【功效】：夏日有抗菌、抗癌、消炎、解毒之預防作用。遇有吃壞肚子、吃生、冷、冰品後，或感冒、發熱、頭痛、腹痛、加倍量及餐後飲用。

可外用擦洗皮膚炎、瘡毒、蚊蟲咬傷、刀傷、消毒、止痛、或用來熱敷、泡澡。

8.薄荷酒

【說明】：薄荷味辛、性涼，因其特殊之性味，是製藥水、藥膏不可缺少之配藥，用來配其他草藥水煎服用，更俱效力，那麼，用來浸泡成酒更是清涼止渴，有驅風、解熱、消炎、提神、鎮痛、止癢、抗菌的作用。

【製法】：將薄荷葉洗淨，風乾放入酒缸中，加入少許冰糖及米酒，密封三個月。

【飲法】：飯前飯後都可，平時小酌甚為清涼，亦可加入其他水果酒或飲料中，別俱風味。

【功效】：除上述作用外，遇有感冒、中暑、暈車，可當急救藥。外敷、消毒、刀傷、蟲傷、關節痠痛時亦可用之。可做泡澡用。

可與其他草藥同泡，例如：魚腥草、車前草、菊花、蒲公英、玉蘭花，更俱多種功效。

9. 五加皮酒

【說明】：五加皮是一種植物，也是中藥名稱，有分南、北兩種，南五加皮性溫、味辛、無毒，但北加皮有小毒。其作用亦各異，有袪風濕、補肝腎、強筋骨作用。北五加皮有強心作用。浸泡酒大多用南五加皮。一般市面上公賣局就有製售，如不是很內行，還是買公賣局之產品較為安全可靠，不必自己浸泡。

【製法】：與一般浸泡法相同（五加皮＋高粱酒＋冰糖），密封三個月。

【飲法】：小吃配菜，或飯後、睡前飲約 20cc 即可，多飲反而有礙健康。

【功效】：對袪風、除濕、補中順氣、強壯筋骨、腰背痠痛、傷風感冒、流鼻涕、胃寒痛等症有效。

10. 虎頭蜂酒

【說明】：虎頭蜂毒性甚強，被刺到立即腫大發熱，如無速於急救，有時會喪命。捕捉它的幼蟲來泡酒，據說能以毒攻毒，療效非常顯著，可治一些「疑難雜症」。

【製法】：剛蜉出之虎頭蜂一窩，放入酒缸中，倒入高粱酒浸泡，密封三個月後開封去渣，存泡過之酒備用。

【飲法】：需要時小杯飲用。

【功效】：去體內沈積之各種毒素。有治頭痛、腰背痠痛、風濕關節痛、經絡不通痛、神經衰弱、失眠、潰瘍。據說有人飲用虎頭蜂酒治好肺癌及胃癌。

11. 土龍酒

【說明】：土龍是活在瀾泥土中的魚類，類似泥鰍，

但黑而大，其生命力甚強，被宰割成片後數小時其肉還會動。用活土龍來浸泡酒，一直被中藥界認定很高的評價。

【製法】：活土龍洗淨後放入酒缸中，倒入高粱酒浸蓋其體，然後密封酒缸，半年後拆封即可。

【飲法】：土龍從酒缸中撈起後，整隻熱烤，然後磨成粉，加中藥粉（視症狀需要而定），製成丸或粉服用。每日睡前服用後配小杯酒（泡後之酒亦可飲）。

【功效】：治內外傷，有活血化瘀、通經絡、行氣行血、活絡筋骨、滋陰補身、壯陽治腎虛等功效。小孩成長遲緩之補品。

12. 鹿茸酒

【說明】：鹿茸是梅花鹿的角，飼養者每年將它鋸斷，還會長出新角，所以養梅花鹿的目的並非供宰割，而是取其角。據中藥界分析，其味鹹，性溫，有溫腎補陽，強筋骨、健胃、生精、補血的作用。

【製法】：將鹿茸切成薄片，與淫羊藿、山藥、人參等用高粱酒浸泡，至少半年才可飲用。

【飲法】：晚餐後，或睡前一小杯（20cc）飲用。

【功效】：壯陽、補血、補氣、強筋、健胃。治陽痿、早洩、身體虛弱、腰痠背痛、神經衰弱等虛寒症。

【注意】：實熱症者勿飲。

13. 三鞭酒

【說明】：所謂三鞭就是海狗鞭、梅花鹿鞭、廣狗鞭，也就是這些動物的陽具。中國人認為這些動物的生命力、生殖力很強，就用他們的陽具來浸泡酒喝，也可得到

與他們同等效力，如果加上一些壯陽補氣補血的中藥更好。

【製法】：上述三鞭加人參、淫羊藿、當歸、杜仲等中藥，合泡高粱酒。

【飲法】：與鹿茸酒相同。

【功效】：有生精、補血、健腦補腎的作用，適用於體質虛弱、腎虧遺精、陽痿、早洩、神經衰弱、腰背痠痛、用腦過多、貧血健忘等症。

【注意】：與鹿茸酒類似，針對虛寒症者飲用，實熱症者不宜多飲。

14. 人參酒

【說明】：中國人很喜歡用人參來補元氣，不管是用泡茶或泡酒、炖雞或藥膳，幾乎少不了人參，但對於冬天怕冷、體質虛弱、又喜歡喝一杯的人，要喝別的酒不如喝杯人參酒，補補元氣再去睡覺，明天體力就能充沛。

【製法】：人參約半斤，整支浸泡入高粱酒一公升內，密封至少半年以上才可開封。

【飲法】：晚飲後或睡前喝一小杯（泡過酒之人參可以煮雞湯或熬排骨湯）。

【功效】：補元氣、明目、去痰、增強體力及免疫力。

【注意】：同樣的，實熱症等勿多飲，以免產生燥熱症，反而對身體不利。

15. 八珍藥酒

【說明】：所謂八珍就是八種珍貴的中藥材（人參、

白尤、茯苓、當歸、熟地、川芎、白芍、甘草），合浸泡的補酒。其功能也是偏向於補血、補氣、強壯筋骨、改善體質的養生補酒。

【製法】：到中藥材店購買人參、白尤、茯苓、當歸、熟地、川芎、白芍各六錢，甘草三錢，加入米酒或高粱酒（視個人酒量選用），浸泡至少半年後再開封（越久越好）。

【飲法】：晚餐後或睡前喝一小杯（不宜太多）。

【功效】：體質虛弱、冬天畏冷的人、病後調養復健、產後補身、日常保健都適宜。

【注意】：同樣是屬於供虛寒症用之補酒，對於實熱症者不宜。

16.跌打藥酒

【說明】：到中藥材店買一帖當歸、三稜、川芎、地黃、澤瀉、澤蘭、桃仁、蘇木、莪尤、紅花、三七、劉案奴、赤芍之中藥，與米酒或高粱酒浸泡，密封六個月後再拆封。

【服法】：平時不用，遇有跌打損傷或內傷時，每日二次，每次 10～20cc 內服。也可外用擦患處，具有消毒、止痛之作用。

17.風濕關節酒

【說明】：風濕關節痠痛，相當腦人，用藥酒內服與外敷患部，可以改善。

【製法】：到中藥材店購買一帖牛膝、防風、木瓜、羌活、威靈仙、草烏、桂材、松節、川芎、雞血藤、當

歸、蒼朮、穿山龍、鳥蛇、白芍、佛手、人參、甘草、老鸛草、五加皮、草薢、獨活、紅麴，與白酒、米酒、高粱酒之類合浸泡密封半年後才拆封備用。

【飲法】：早、晚各服一次，每次 10～20cc。可加熱水浸泡或熱敷患部。

【注意】：孕婦忌服，但可外敷。

18. 青草藥酒

【說明】：天然青草藥，無毒且各有特點，集合十三種不同性質之草藥泡酒，平時飲用可養生防病，病時也可藉酒來治病。

【製法】：魚腥草、車前草、蒲公英、馬齒莧、紫蘇、薄荷、金銀花、菟絲子、金錢薄荷、靈芝、千里光、野甘草等之乾品等量，切成小段放入缸內，加米酒浸泡，密封三個月後開封，去渣倒入另外瓶中備用。

【飲法】：飯後、睡前各喝一小杯（20cc）。酒渣用沙布包好可當泡澡或熱敷用。

【功效】：清肺、利肝、清熱、解毒、消積、消炎、皮膚病、支氣管疾病、減肥、動脈粥狀、血脂肪過高等實熱症。

【注意】：虛寒症者可用，但少用，或配加溫補之草藥合泡。

19. 藥洗（外用）

【說明】：西醫都喜用酒精或化學藥品消毒，而中國的老祖先都採用藥洗消毒身體或醫療器具，因為藥洗綜合酒精與藥性功能，不但可用來消毒，也可以用來殺菌、止

痛、消炎、化膿等治病行為，一舉數得。家中備存藥洗一瓶，大小病症、傷口都很實用。

【製法】：將生草烏、生川烏、羌活、獨活、生半夏、生梔子、生大黃、生木瓜、路通各四兩，生蒲黃、樟腦、蘇木各三兩，赤勺、紅花、生南星各二兩。（中藥材店有售）放入 25 公升玻璃缸中，用米酒 17 瓶、3 瓶米醋密封浸泡至少二個月，開封後過濾去渣，將酒裝入噴霧器備用，酒渣可當泡澡或熱敷用。

【用法】：噴在患部、皮膚上、執業雙手掌、或器具上、房間之消毒。

【功效】：香港腳、濕疹、皮膚病、潰瘍、泡疹、紅腫、痠痛、蛇傷、刀傷、鐵打損傷、疔瘡等一切外用病之治療與消毒。

【注意】：此藥洗為外用，因有毒性，嚴禁內服。酒瓶、噴霧器上要注意標明，並存放在高處或適溫上（30度內，勿陽光直照），以防孩童或外人不懂誤食。但其毒性並非劇毒，可放心使用，用後洗手即可，接觸皮膚及吸入藥味無妨，誤食時以多喝茶水、牛奶沖淡或吐出，洩下即可。

第三篇

外助療法

第一章　推拿療法

一、何謂推拿

　　所謂推拿就是用手或手掌、手指在患者的患部；身體四肢、肌肉、經絡路線或穴道、骨縫間來回推動，或用拿、捏、搓、按、壓、摩、扣、拍、打、擊、轉、板等方法及動作，在患者身上操作，以促使患者身體表層及裡層的運作功能順暢，而達到治療疾病效果的一種完全免用工具的自然醫療行為的醫術。

　　推拿是人類的本能，當我們發現身體某一部位有痠痛、不舒服或疲倦等現象時都會很自然的用手去按摩、捏打，以舒緩這些現象，使其消失。然而背部自己按壓不到，以及病痛者，體力不支者就會請求同伴或別人來替我們服務，慢慢地也變成是一種服務行業。

　　類似推拿的行為在古今中外，全世界各地都有，只是手法也許不同而已，然而目的卻是相同的。在中國古代它也是一種醫術，我們可以從歷代著名的醫學書籍及醫種考試制度中去了解，古人是多麼的重視及喜歡用這種方法來治病。尤其是用在傷科的復健方面，更顯著其效果。

　　推拿不只是用在治病而已，它也常被用在養身、美膚、享受，放鬆心身方面，因為人們總覺得得靜靜的去接受那不必付出動作就可以得到消除疲勞，是一種高尚的享

受。

推拿用在傷科的復健、中風復健、植物人的復健以及舞蹈者、運動者的消除疲勞方面尤其重要。

二、推拿的功效

1.活血化瘀：排除血管運作障礙

扭傷、落枕、韌帶拉傷、運動傷害、跌打損傷都是因皮膚內血管受到衝擊破裂，而凝血阻礙到血管的運作正常，此時人體神經會發出警告，痠痛症就產生，此時用外力去推拿就可化散瘀血，而達到修護的目的。

2.消除體內積留物，促進體內環保及循環系統或消化系統正常運作。

我們每天吃進體內的食物，除了胃腸吸收變成能量外其他的物質是會排出體外，然而少數的沈澱物或化學元素會卡在體內，隨著血液、內分泌循環人體，也會卡在血管、骨縫、關節、肌肉間造成疾病，例如，癌病、血管病、腎臟病，糖尿病、心臟病、肺病……等等。

推拿是用外力間接的去清除這些積留物，扮演人體清道夫，可把這些毒素、宿便排出體外，達到體內環保的作用。

3.被動的運動，促進復健

一些沒有自主性活動的人，必須要接受別人的幫助才能活動身體，否則靜態的身體會產生內部運作的失衡，例如，植物人必須兩個小時一次的全身翻轉推動按摩，才不會使皮膚因缺氧而產生潰瘍，體內的液狀循環才不會受

阻。

　　一些舞蹈家、運動家、武術家、爬山者，因肢體過度的勞動，必須用推拿的方式使筋骨、肌肉消除被勞、恢復體力。

4.疏通經絡、使體內氣、血暢通

　　經絡路線雖是無形的，然而卻是存在的，而供養肉體能源的氣也必須依循經絡路線去循環人體。

　　經絡被阻塞，氣就不能通行，會造成氣結、氣瘀，不但人體會缺能量，還產生很多「氣」病，例如，五十肩、腰痠背痛、筋骨痠痛、肌肉痠痛、風濕關節炎、失眠、頭暈、低血壓等症，這些症狀都可用推拿的方法來消除，而不必用藥。

5.刺激神經、達到鎮定、止痛的作用

　　推拿有刺激神經、止痛、鎮定的作用，因為被推拿者身體會受到刺激，自律經絡及中樞神經就會提高警覺，增強免疫能力，及自動調整神經系統的應變。所以，一些疼痛、緊張、心悸、失眠、神經衰弱、精神壓力，都可以得到舒緩的作用。

6.活化細胞、促進新陳代謝

　　舒適的推拿、按摩，不但能治病，更是一項享受，而且能促使人體新陳代謝快速更換，活化細胞，而達到減肥、美膚、美容、美姿的效果。

三、推拿、按摩手法與注意事項

　　推拿、按摩幾乎不必要用到什麼工具或設備，除非是

營利事業，為了使客人更舒適，而會強調環境的美觀、氣氛的感覺及手法上的柔軟度等，必須要有良好的設備外，一般自助性、互助性或治療性的動作都不需要刻意的去強調與安排，而且它還可以隨時隨地，不受空間與時間的限制去執行。

推拿可說是名詞而已，它的手法很多，按摩只是其中之一，還有推、拿、捏、揉、摩、捻、搖、板、拍、擊、叩、搓、抖、背、踩、拉、轉、擦……等等，反正能被動式的活動肉體，而不傷害到身體，還能達到目的的動作都可。

推拿的輕重度要適中，要適合患者及治病需要而拿捏適中，而且也要由上而下，或順經絡、肌肉、骨骼、血管等路線，還要一次一次有條不紊、緩慢的動作，而非急速的活動或違反常理的動作。

衛生及消毒觀念一定要正確執行，例如患部及施者手部都要清潔、消毒。患者皮膚病、潰瘍、紅腫、發炎、疼痛的部位不要去推拿。酒後、飯後、懷孕、神智不清、重病患、傳染病患、剛動完手術、血友病患也不宜推拿。

治療性的推拿，應先在患部熱敷或熱浴再推拿，推拿後也要再敷上藥膏或草藥，並給予一杯藥茶，以增進推拿的排毒作用。

四、常見推拿病例解說

1.落枕

【說明】：落枕是睡覺時因姿勢不正，而扭到頸部，

使頸部之筋骨受傷，形成瘀血或氣血阻礙到人體運作功能的一種常見症狀。

【方法】：先在頭部、頸部、肩膀、手部輕輕按摩，然後在患部用熱毛巾熱敷約 10 分鐘，或直接塗上一層爽筋骨，再一手按住患者頭部，一手用拇指在後腦頸部及雙肩的肌肉骨縫間來回用力的推拿，以輸通血路，如果情況較嚴重，推拿範圍可擴大到胸脊手肘（約 10 分鐘），再雙手按住患者頭部，轉動一下，最後請患者自己活動一下頸部、肩膀，如已改善了即為完成治療，並再消毒一下患部或再塗上一層藥膏即可。

【配合】：治療落枕的方法有針灸、刮痧、拔罐、藥敷、藥療，但以推拿最簡單有效，所以，除非是嚴重的落枕要配合其他的療法，否則用推拿即可。

2. 扭傷

【說明】：扭傷也是很常見的症狀，尤其是活動量少的人，在急忙走路中很容易把腳踝關節扭傷，嚴重者會紅腫、發炎、瘀血，並很疼痛，寸步難行。

【方法】：先令患者坐在椅子上，並把患部之腳放在腳墊上。先用眼睛及手檢查患部，輕按一下，再用毛巾熱敷或直接塗上爽筋膏，然後沿著患處四週筋骨縫間或經絡穴道間來回推拿，輸通瘀血，並按壓扭動腳盤約 10 分鐘，再塗上爽筋膏即可。

【配合】：扭傷嚴重者可配合氣功拍打、氣功發放外氣治療，並外敷止痛、消炎草藥，例如，有骨消、馬櫻丹或接骨草等。

3. 閃腰

【說明】：所謂閃腰就是腰部筋骨受傷，一般都是用力拿太重的東西，或在運動前沒有做好暖身運動，而立即活動，導致腰部筋骨、神經受傷。它與落枕、扭傷一樣，只是受傷部位不同而已。

【方法】：先請患者伏臥在床上，然後先輕壓患部附近，尋找、檢視痛點，再用熱毛刷敷在患部 10 分鐘，並且與扭傷一樣，先塗上一層爽筋膏，使藥性熱度滲透到皮膚裡層，然後在膀胱經及脊椎線上下的推拿、按壓、拍打約 10 分鐘，再在腳部委中穴附近塗上藥膏並推拿，按摩三分鐘，之後請患者起立扭動一下腰部，如已舒緩，即再消毒一下，並塗上一層藥膏即可。

【配合】：同樣的，如果患者嚴重，也可配合刮痧、拔罐、放血、艾灸或氣功拍打、發放外氣、草藥外敷等方法處理。

4. 跌打損傷

【說明】：所謂跌打損傷，就是身體本身受外來的因素打擊到身體，而使身體外部或內部受傷，例如，打架、車禍、意外被硬物擊中身體。跌打損傷有分輕、重之傷，輕者患部紅腫疼痛、有瘀血現象，重者皮破血流不止，內部筋骨受損，甚至內臟受傷、吐血、休克不省人事。

本題只針對輕傷而論，如係受重傷，應即配合急救、止血方法，並立即送醫。

【方法】：如係剛受傷，因患部紅腫、劇痛，不宜推拿，應立即用消炎、急救的方法處理，等傷口退腫、退炎

後再推拿，輸通瘀血。

可在附近找一些草藥，例如，馬櫻丹、接骨草、冇骨消、車前草之類之傷科草藥，搗爛敷在患部，如係舊傷，因筋骨、關節、肌肉痠痛，處理方法與扭傷相同。

【配合】：舊傷復健者可配合用氣功拍打、氣功外氣、或內服草藥等方法，適症狀及病情處理。

5.關節痠痛

【說明】：人體關節處甚多，但以膝關節最為常見症狀。關節痠痛原因很多，有風濕性、退化性、骨質增生性或因積留物阻礙（例如，尿酸結晶、跌打損傷、血瘀阻塞）。

【方法】：請患者正坐，將患部之腳放在腳墊上，先輕按患部檢視一下情況，然後再用煮熱之藥洗浸毛刷後熱敷患部 10 分鐘，然後塗上爽筋膏（範圍大過患部三倍），再在患部骨縫邊及上、下附近沿骨邊及肌肉邊推拿 10 分鐘（與扭傷推拿方法一樣），完成後請患者深呼吸，吐納三次，並靜坐放鬆，內觀意守患部五分鐘。

【配合】：可配合氣功外氣療法處理，長期治療可自己在家浸泡草藥熱療患部，並注意飲食，練氣功才有效。

6.五十肩

【說明】：五十肩之意本為年齡到了五十歲以後，身體機能開始退化，雙肩會有痠痛、舉手不靈活等不舒服現象，然而現代人因使用工具，或打電腦，用手過度，或是飲食習性不良，肢體活動量不夠，也會產生類似五十肩之症狀，連小學生也會患此病，所以，平時就應注意飲食、

適量活動筋骨、使用工具、打電腦等工作也須有充分的休息時間，姿態要正確，才能避免患此症。

【方法】：處理方法是先輕按摩從頭部、雙肩到腰背部，然後再用浸過藥洗之熱毛刷，敷在肩膀 10 分鐘。當取除毛巾後，塗上爽筋藥膏在患部，並用雙手手指或手掌在患者之頭部、雙肩等地之筋骨、肌肉間推拿按壓（由上而下約 15 分鐘），最後再用清潔之紙巾清洗推拿過之部位，並消毒後再塗上一層爽筋膏。

【配合】：嚴重者要配合氣功拍打、氣功外氣療法，或用拔罐放血等手法。

7.腰背痠痛

【說明】：體虛、腎虛、經絡不通、勞累過度、房事過度、長時間彎腰工作，或腰背受傷、曾經動過手術者、脊椎不正者，都會產生腰背痠痛症。

【方法】：請患者伏臥，先輕按檢查一下，再用藥洗消毒、清擦患部，然後用浸過藥洗之熱毛巾熱敷患部 10 分鐘，取去毛巾後塗上一層爽筋藥膏，再由上而下推拿按壓患部之經絡路線（膀胱經），脊椎、肌肉、骨縫邊，約 15 分鐘。

推拿完畢後清洗患部，並消毒後再塗上一層爽筋藥膏或傷科草藥（搗敷鋪上背部，並將紗布或貼紙包裝妥當，才算完畢。

【配合】：可配合茶療、食療、酒療、草藥、刮痧、尿療、拔罐、艾灸、拍打、泡澡、氣功等養生方法，才能改善體質。

8. 韌帶拉傷

【說明】：所謂韌帶就是人體內連接骨骼之間的有彈性、有韌性之肌肉，俗稱「筋路」。

韌帶拉傷與扭傷類似，但與扭傷不同的是它是運動時拉傷，受傷程度及範圍也比扭傷更大，而且是全身性，有時是經常性的變成一種慢性的痠痛症，經常發生在四肢、腰部、頸部。

【方法】：韌帶拉傷的處理方法與扭傷、關節痠痛、五十肩等症大略相同，只是可以配合刮痧、氣功拍打等方法，更為恰當有效。

9. 消除疲勞

【說明】：工作勞累過度、運動後、爬山後，整個體力透支過度，就必須要想辦法消除疲勞、補充體力，這時來個全身性的推拿、按摩是非常需要的。

【方法】：最好先泡個熱水浴或溫泉，然後休息一下，等體溫恢復正常時再躺在特製的按摩床上。

先伏臥，由頸部往下推拿、按摩肌肉、關節、骨縫、脊椎，並沿膀胱經由上而下的推、捏、按、壓、摩、扣、拍、捶、轉、搓等方式進行，再仰臥從頭部、臉部、胸部、腹部、腳部、手部、全身的推拿、按摩、指壓。

正常的按摩是覆蓋一層薄衣，隔衣按摩、推拿，也可直接接觸皮膚，但要塗上一層潤滑油，以免手與皮膚因不潤滑而產生不舒服現象。

全身按摩一次約需花 40～60 分鐘時間。

【配合】：事後喝一杯熱藥茶有促進體內氣血暢通之

效。按摩後最好靜休一陣或睡覺，更能迅速恢復體力。

10. 輸通經絡

【說明】：有很多病症最初都是因經絡路線受阻不通，而產生痠痛，如果不去處理，長久時間身體內部的氣、血運輸系統受阻，會產生體質變化，免疫力下降及非常嚴重的疾病，例如，癌症、腫瘤、潰瘍、內臟功能衰竭、心臟病或腦中風等症；都與經絡不通有關，所以，如發現有經絡不通現象，應立即處理，勿拖延病情，以免造成更嚴重後果。

【方法】：看那一條經絡不通，應立即沿線推拿，並在重要穴位上按壓。指壓的方法是用大拇指在穴道上按壓二秒鐘再隔二秒鐘再按一次。

其他的處理過程都與腰背痠痛或扭傷方法相同，也可用走罐方式或刮痧方式處理，如有需要也可在痛點放血。

【配合】：配合練氣功，用內丹意念導引功去輸通氣血阻礙點，或用外氣發功方法治療亦可。

11. 腦中風復健

【說明】：推拿、指壓、按摩，對做腦中風復健的患者相當需要，因腦中風患者的手、腳會癱瘓，肌肉會漸萎縮，行動會遲緩，所以，必須用推拿的方式來幫助患者做復健運動。

【方法】：首先請患者坐在椅子上，施者先觀看患者情況，然後站在患者後面，從頭部、頸部、雙肩開始推拿，再往雙手沿經絡路線由上而下的推拿、按壓，尤其是患部之手，必須找出痠痛點，加強輸通氣血路線，可用指

壓方式在重要穴道按壓，之後再拍打背部。

推拿腳部宜採用臥姿，如果患者情況良好，可採伏臥，並可按壓、拍打背面，然後再推拿腿部、腳部，也與推拿手部一樣，要沿經絡路線、肌肉、骨縫邊推拿及按壓穴道，患部必須加強復健工作。

患者如係嚴重者必須避免伏臥，應採舒適的半坐臥仰臥姿態，每日必須一至二次。

【配合】：腦中風患者在出院後必須越快做復健工作越有利復原，如果採不理方式，身心將會逐漸退化，日子拖久了，會增加復健的困難度。

可配合腳底按摩（三天一次），及練氣功之吐納功，或請氣功師發放外氣治療亦很有效。

多重視食療及茶療亦有幫助。

【注意】：腦中風患者輕、重性及有否附帶其他疾病，必須要很小心的注意處理。推拿力道要適中。

12. 植物人

【說明】：所謂植物人就是已喪失自主活動能力的人。其發生的原因是腦部受傷影響到脊椎的中樞神經輸送，而導致不能行動，輕者還有表情、記憶、會哭笑，重者表情癡呆，沒有反應，整天躺在床上不能動，必須兩個小時替他翻身及推拿、按摩全身，否則會肌肉萎縮，皮膚潰爛，內部組織功能退化，氣血營養運行不良等嚴重後果。

【方法】：植物人因沒有自主性的活動能力及表情反應，所以，必須要特別注意其身體機能狀況，並注意推拿

的力道要適中，衛生方面也要特別加強，應注意保持身體的整潔。

推拿、按摩、輕拍。扳動肢體的方式可與一般人相同，但應先仰臥正躺，因頭部至腳部按順序的推拿、按摩、拍打，然後再扳動手腳，然後再將之身體翻轉成側臥狀，並將雙腳彎曲成「S」形，以避免伏臥造成不舒適或窒息現象，當側臥時就可處理背面及腳部，之後再翻轉成另一側面，這樣兩邊側面就可將背面全部按摩完畢。

當完成推拿、按摩後，要再一次的擦洗患者身軀，並將患者姿態回復正躺，讓他舒適，才能算完成工作。

【配合】：植物人雖喪失表情功能，但並不表示內心無反應，有些植物人能聽懂及看懂週邊的情況，所以，施者必須要用善念、祥和、慈悲的心態去對待患者，勿使出難看的表情，或口出惡言、輕言及粗暴之舉動以免造成患者的內心痛苦及加重病情。

可配合氣功外氣療法來治療患者。

第二章　腳底按摩

一、腳底按摩的由來

在台灣提起腳底按摩，幾乎沒有人不知道那是什麼玩意兒，就連小朋友也知道，腳底按摩按起來會很痛。在台灣各大城市都存在著這種行業，尤其是在台北市的民生東路那一帶，幾乎是民俗療法的大本營，尤其是腳底按摩店更多，這種行業以前是專做日本觀光客的生意，日本觀光客來台灣都會很好奇的來嚐試一下台灣腳底按摩的滋味，順便紓解一下旅途的勞累，然而現在卻已成為上班族的最愛，很多台灣各行各業的人，在辛苦的工作之後都會視腳底按摩為充電、休息、消除疲勞的地方。

十年前筆者在馬來西亞的沙巴洲亞庇市經商時，第一次接觸到腳底按摩，經與業者閒聊時才知道，他們都是來台灣學習這種技巧，然後回到當地開業的，可見這種行業的發源地是在台灣。

腳底按摩聽說遠在古埃及及中國古代就有這種醫療行為，只是當時是貴族們的一種養生享受方法，不很普遍。近年來因有位吳神父因自己有宿疾，而以腳底按摩治好了病，他發現這是一種很好的物理治療方法，而深入研究，累積了很多經驗，並替人按腳治病，獲得好評，以致傳授了很多徒弟而聲名大噪。現在坊間的腳底按摩行業的招牌

幾乎都以他的名字來做號召生意，業者把他當成「祖師爺」看待。

　　腳底按摩與其他民俗療法一樣，多少也有點學理根據，至於真的像坊間所說的那麼神奇？可治好很多種疾病？真假情況，相信經過分析了就知道，讀者可自行判斷，給他分數。

二、腳底按摩的醫療原理

　　上天造人很奇妙的設計，將手與腳觸地，以方便行動，後來人類進化了，需要用手來做更多的事情，所以，把觸地行動的任務完全托付給腳去執行。然而腳及手都要受大腦的控制，一舉一動都必須接受大腦的指揮才能行動，為此，造物者在人體的大腦底下埋設了一條神經系統大道，以方便資訊的往來，這條大道就叫它為「脊椎」。

　　脊椎是鍊形塊狀骨骼，分成頸椎七節、胸椎十二節、腰椎五節，以及薦骨與尾骨，是一種可移動的關節，以方便人體的姿態變化。

　　裡面隱藏著很多密密麻麻的神經系統組織，銜接成連絡路線，以方便人體各部門與大腦間的資訊交往，然而在頸椎處又有神經系統分枝到手部，在胸椎部也有神經系統分枝到人體五臟六腑，以及從腰椎分枝神經系統到腳部的佈局，形成人體的神經資訊連絡網。

　　在手掌的五指及腳底的五趾是神經的終點，醫學上叫做「末梢神經」，從末梢神經處去按壓刺激，可以傳達資訊到大腦或全身其他各部位，以達貫通全身神經系統的

目的，在手掌、手指、腳底、腳趾的不同部位也會有身體各部門的反射點，所以，從不同的反射點按壓，就可以連絡到不同的人體部位，就因為如此，形成了腳底按摩能治病的學理。

反射點是固定的，造物者很巧妙的設計，在腳底設立了一個人體的縮影，把人體部位圖縮小在腳底下，有條不紊的把腳盤各部門器官編設在腳底。腳趾是頭部，腳跟是臀部，內側是脊椎、頸脊在腳拇趾下，尾椎在腳跟，頭部之眼耳都在趾頭，生殖器設在腳跟（參照圖17）。

另外，在腳底、腳盤各處也佈滿了很多經絡及血管路線，它的原理也與神經系統一樣，可通往全身各地或特定之臟腑。由於此理，在腳部按摩時也可以促進全身的氣、血加速循環，達到運作功能正常化及提高免疫力的作用。

還有，在腳部骨縫與肌肉、關節間，經常會卡住一些人體的內在分泌流動物，例如，尿酸、血瘀、化學毒素或風濕等結晶物，阻礙了腳部的運作及妨礙人體內部的氣、血循環，產生痛風、關節炎、肌肉萎縮等症狀，腳底按摩就像清道夫一樣，可清潔、消除這些妨礙人體的毒素，使其消除，達到間接治療的效果。

三、腳底按摩能治什麼病

腳底按摩大約可治下列幾種病症：

1.刺激末梢神經

腳底或腳趾是人體神經路線的終點，從這裡按壓刺激可以將情報傳訊到大腦或其他的反射地區，例如，按壓眼

睛的反射點，資訊可以傳送到大腦及眼睛，就如同在鵝鑾鼻打電報可以通到屏東縣政府，也可以通到台北總統府一樣。

為什麼按壓腳底時有些部位會很痛，但有些部位卻一點感覺也沒有，這可引用中醫所說的「不通則痛，痛則不通」的原理，原來神經是人體的警報系統，當某一個地方有問題時，那個地方就會產生「痛」以示警告，而按壓反射區會痛就表示那個器官有問題，此時就必須用推拿的方法去輸通這條系統。

按壓刺激反射區可以增強該部位的免疫系統，而達到治療及調整的作用，進而達到治病的功效，所以，刺激眼睛反射點可以使眼睛增強視力，刺激胃的反射點可以增強胃的功能，以此類推，幾乎全身的部位臟腑都可以在腳底的反射點遙控它，使其增強功能。

2.促進氣血循環

循環全身血液的血管及運輸氣體路線的經絡在腳底也是末梢站，所以，從腳底或腳盤刺激按壓也可以增強全身的氣、血暢通而達到提高免疫力及增進人體運作功能的兩大功效，間接的也可以達到健身、治病的作用。

例如，一些高血壓、血脂肪過高、心臟病、經絡被堵塞者、體虛、胃寒的人，經常腳底按摩也可以改善此類型的疾病。

3.消除尿酸結晶體

現代人飲食過量，營養過剩，很容易產生高膽固醇、高尿酸這些化學沈澱物等物質，往往會卡在人體血管、內

分泌循環系統內、骨縫邊、關節間或腳底,形成痛風、關節炎、糖尿病、痠痛症。

腳底是人體的最下端,因受地球吸引力的影響,這些雜質很難再往上流動,他們卡在腳骨縫間,影響人體運作系統功能的發展,也影響臟腑的功能運作,而使人生病。

腳底按摩在反射區或骨縫間推拿按壓,可消除結晶體溶化於血液中而循人體運作系統化成尿,排除體外,達到健康、治病的功效。

4.消除疲勞,增強體力

人體除了睡眠時間以外,幾乎整天都在活動,以致會產生疲勞現象,需要休息,尤其對一些體能較虛弱的人、生病的人、過度運動的人、過度勞動的人,都需要讓腳及身體迅速恢復體力、消除疲勞。用腳底按摩的方法可以達到目的。

四、什麼樣的人需要腳底按摩

下列的人很需要用腳底按摩的方法做復健或治病。

1.腦中風做復健的人

腦中風做復健的方法很多,例如鍼灸、推拿、氣功、藥茶、慢步等,然而腳底按摩也是一種很好的復健方法,它能有效的幫助患者消除運動障礙。

患者可以坐在舒適的椅子上,伸出腳讓腳底按摩師去幫助患者刺激神經、促進血液循環,而達到復健的效果。

2.使用腳部過勞的人

有些人的職業是站著工作,或整天必須忙碌的走動、

爬山、運動、跳舞，出外旅遊、逛街，這些人都會過度使用腳部，使腳部產生痠痛、疲勞、起水泡、扭傷，可先用浸泡熱水 10 分鐘，然後再按摩腳部，就可容易消除疲勞、恢復體力。

3.有慢性病的人

所謂慢性病是一種存在已久非急性發炎、細菌感染的病，例如，肝、胃、腎、肺功能不良的人，或眼、耳、鼻功能不佳的人，有動脈硬化、血管病、心臟病、糖尿病、血濁、高膽固醇、肥胖等實症的人，都可用腳底按摩的方式，慢慢的減輕症狀，達到間接治療的目的。

4.有痛風、結石、風濕、關節炎產生痠痛症、五十肩、骨刺、肌肉痿縮、腰痠背痛、關節老化痠痛的人，也可以用腳底按摩的方法來消除症狀。

5.手腳冰冷、體質虛弱的人

體質虛弱的病人、經常手腳冰冷的人、神經衰弱易失眠、易緊張、需要解除壓力的人，這些人也可以藉腳底按摩的方法來消除症狀，但這些人在按摩腳底前必須要先浸泡熱水（水溫約 40 度左右），以讓血管膨脹，才能達到效果。

五、工具與按摩手法

1.工具、設備

腳底按摩所需工具設備有：1.舒適的按摩床或椅子。2.泡腳盆。3.泡腳藥水。4.毛巾。5.按摩潤滑油。6.按摩棒。7.青草茶。8.消毒藥洗。

2.按摩前

在執行按摩前應先準備一盆熱水或浸泡藥水給被按摩者浸泡腳部，並遞上熱毛巾供被按者擦洗臉、手，讓他坐在舒適的椅子上休息，浸泡時間約 10 分鐘即可。

3.按摩過程

當泡腳工作完成後，用毛巾將被按摩者之腳部擦洗乾淨，順便檢查一下腳部各處是否有皮膚病、潰瘍或紅腫、發炎等不利按摩之現象，並執行類似望、聞、問、切之斷診方式，然後用藥洗消毒，再塗一層潤滑油。

一般都從腳底及腳趾開始按摩。手法可用推、壓、按、摩、捏、拿、轉、拍、擊、刺、板、滑等方式，並用拇指或手指、手指彎曲之關節、手根部等視情況需要去變化操作，必要時也可用按摩工具或木棒替代手去執行。

在骨縫、關節、穴道、經絡路線、肌肉邊，都要順勢而滑行或加強力量去按壓。如遇有結晶物或反射點有問題，被按者會產生疼痛，這時就要視被按者的忍耐程度去執行任務，拿捏要恰當，雖會痛才要多按，效果才會好，但也要顧及被按者之承受度，要一方面與被按者講解其重要性，以激勵他忍受，或講一些笑話或有趣之類的話題來轉移疼痛的感受。

腳底按完後再按腳盤，並順著骨縫邊多按，然後按小腿的肌肉及經絡路線。

兩腳都按完了約需二十分鐘，然後可用原先之泡腳水或更換新的，再一次的將雙腳洗、擦乾淨，再塗一層清爽的護膚油才算完成。

4.按摩後

記得按摩後端上一杯熱噴噴、清香、甜美的藥茶（可在茶療中選一樣）讓被按者喝，可舒緩疼痛的情緒，也可讓體內廢物快速排毒。

六、注意或配合事項

1.皮膚病、重病、腳部受傷、潰瘍、紅腫、發炎、孕婦都不宜。對老人、幼童，力道要放輕。

2.過度疲勞、飢餓、體質、精神上過度虛弱者，力道不宜過重，否則會產生休克、嘔吐、暈眩現象。

3.血友病患者，容易碰擊後產生瘀血現象，要注意。

4.腳底按摩是一種間接治病的方法，適宜保健養生，有病還是要配合其他的藥物或醫術才行。

七、自己保健腳部的方法

1.可經常自己在家用熱水浸泡手腳，或自己按壓、拉筋手腳的方式做保健，也可以達到同等的效果。

2.以前的人都是赤腳走路，沒穿鞋子，腳底直接接觸大地，可吸取地氣及刺激腳底反射區，所以筆者建議，沒事盡量少穿鞋子，在家、在鄉，都赤腳貼地，有益健康。

3.可在老樹下踩樹根，刺激腳底，也多少可達到效果。但很多公園內鋪設的石頭健康步道，筆者認為它過份刺激，反而會傷害神經。

4.用竹棒、木棒、鐵棒捶打或拍打腳部也可以達到與按摩同等效果。

八、泡腳舒筋藥水的材料配方

1. 老公鬚（榕樹鬚）、黃金皮（橘皮）、艾草、香茅、薄荷，放入水中煎煮二十分鐘，去渣後備用。

2. 其他有輸通經絡、促進血液循環之草藥。都可用來做配方。

3. 滴點芳香精油入水中更佳。

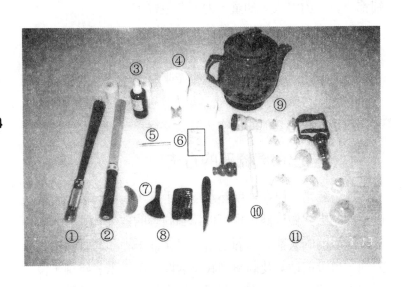

圖17　各種工具圖

①鐵帚棒　②拍打棒　③藥洗　④藥膏　⑤放血筆
⑥放血片　⑦艾條　⑧牛角刮痧板　　⑨煎藥壺
⑩艾灸器　⑪拔罐器

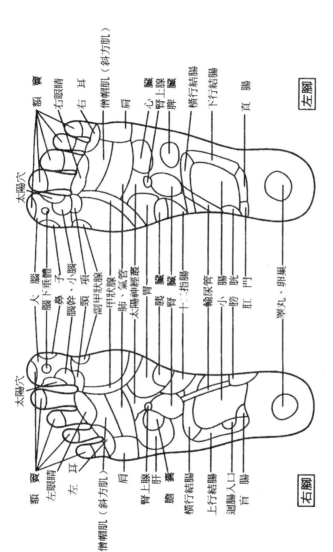

圖 18　腳底反射區圖

左腳

右腳

額　竇
右眼睛
右　耳
僧帽肌（斜方肌）
肩
心　臟
腎上腺
脾　臟
橫行結腸
下行結腸
直　腸

太陽穴

大　腦
腦下垂體
鼻　子
腦幹、小腦
頸　項
副甲狀腺
甲狀腺
肺、氣管
太陽神經叢
胃
胰　臟
腎　臟
十二指腸
輸尿管
小　腸
膀　胱
肛　門
睪丸、卵巢

太陽穴

額　竇
左眼睛
左　耳
僧帽肌（斜方肌）
肩
腎上腺
肝　臟
膽　囊
橫行結腸
上行結腸
迴腸入口
盲　腸

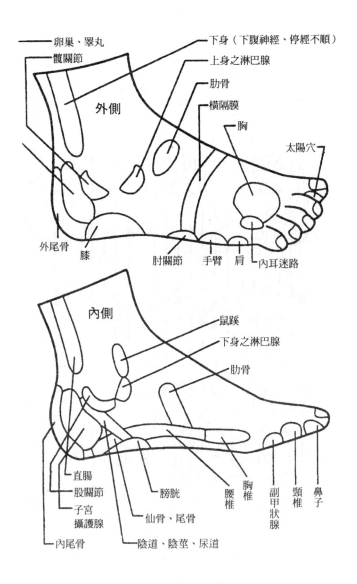

卵巢、睪丸
髖關節
外側
下身（下腹神經、停經不順）
上身之淋巴腺
肋骨
橫隔膜
胸
太陽穴
外尾骨
膝
肘關節
手臂
肩
內耳迷路

內側
鼠蹊
下身之淋巴腺
肋骨
直腸
股關節
子宮
攝護腺
內尾骨
膀胱
仙骨、尾骨
陰道、陰莖、尿道
腰椎
胸椎
副甲狀腺
頸椎
鼻子

圖19　腳背反射區圖①

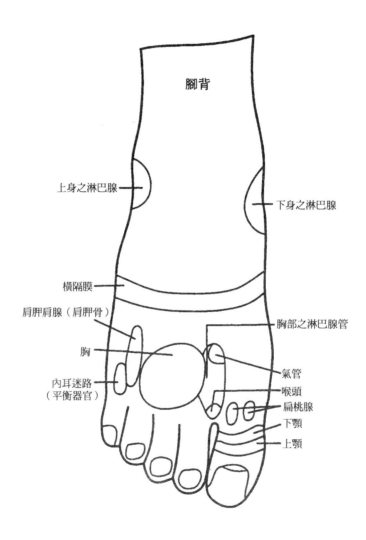

腳背

上身之淋巴腺

下身之淋巴腺

橫隔膜

肩胛肩腺（肩胛骨）

胸部之淋巴腺管

胸

氣管

內耳迷路
（平衡器官）

喉頭

扁桃腺

下顎

上顎

圖 20　腳背反射區圖②

第三章　刮　痧

一、刮痧的原理

「刮痧」這種學術在華人的社會裡是個很普遍，很受民間喜用的保健治療方法，由於它有易學、易懂、簡單、方便、隨時隨地，且空手就可進行，療效也特殊，並有立即顯效的特性，所以，它是很受歡迎，且常用的民間保健術。

記得小時候台灣普遍貧窮，醫療水準也不高，但刮痧術是人人都懂一點的醫療常識，幾乎村里間長輩都會，現在隨便找一位七十歲以上的老者，問起這件事，大家都還記憶猶新，然而近年來因台灣教育普遍西化，醫院也到處林立，這種學術幾乎已被遺忘，對年輕一代的台灣人來說，已很少人懂得去應用，有時還會受一些「西化」的人士所貶，批評它為不科學之法，其實刮痧是很科學，很有理論基礎的。

刮痧是一種物理治療，它是利用手或器具去刺激人體，促使人體改變自然免疫能力，自然調整體內的機能運作，而達到發揮體內平衡自癒能力的一種醫術。由於它並沒有使用藥物或針刺，所以，對人體並不會造成傷害，也少有副作用。

刮痧在古代的中國社會就很盛行，我們可以從歷代的

著名醫療書籍去了解，它很受醫家的喜用，因為它有上述的各種特性，所以，形成很普遍的民間療法，而廣傳於民間。

現代人生活流動性很高，且交通發達，地球好像變小了，人們到處旅遊，到處做生意，如果懂得一點刮痧的常識與技巧，不但能夠隨時隨地自己保健，有時也可當成急救助人的醫術，隨時積功德，廣結善緣。

二、刮痧的功效

1.祛除邪氣，疏通經絡

生命體的內外充滿著氣體，這種氣體是流動性的，是大自然的能源，也是維持生命的能源，當環境起變化，這些氣味會影響到人體內部的運作，不規律的「氣」會凝結在人體內，這時負責人體氣流運作的經絡管道就會被干擾，產生紊亂，此時用刮痧刺激人體表層及經絡路線的方法，可以使人體「氣」的運作機能恢復正常，當經絡路線暢通了，自然免疫功能也會恢復正常，病就會消失無蹤。

2.調整氣、血，改善體質

中醫理論說人體的「氣」與「血」是主宰人體運作的能量，而且是平行的，「氣」與「血」依附在經絡、血管循環全身，「氣」中含有「血」，「血」中含有「氣」，所以，調整「氣」的運作機能也就能調整「血」的運作機能。「氣」與「血」是製造人體細胞的原始材料，是帶動人體一切機能運作的原動力，因此，「氣」與「血」的品質改善了，體質也會自然改變，免疫力會提高，自然百病

不侵。刮痧能夠調整氣血，改善體質，就是這個原理。

3.活血化瘀，治療內傷

人體因飲食不均、情緒壓力、運動不夠、環境污染等因素，人體內流動的血液會變成酸性、多脂肪、不潔、濃度過高等現象，而產生血液品質不佳，形成血瘀、血塊，阻擾流動，妨礙運輸，很多現代文明慢性病，例如，血管硬化、高血壓、糖尿病、心臟病、腦中風、腎臟衰竭、肝硬化、癌病⋯⋯等等都是。

有時因手術或意外，也會造成人體局部血管受傷害，血液流動受到阻礙，而產生疼痛、風濕、發炎、潰爛等症。

刮痧用外力壓迫的方法，去疏通人體內在的血管、經絡、神經組織路線，而使這些運作機能恢復正常，自然這些症狀就會消失

4.刺激神經、止痛鎮定

人體內部佈滿著密密麻麻的神經系統，是人體的防衛組織，當人體發生故障或有運作上的困難時，神經系統就會發出「警報」，這種警報就是「痛」，而我們就必須立即去調整治療，否則會危害到生命體。

刮痧是用外力去輸通人體內部的組織運作系統，逼使人體的運作恢復平衡，當運作平衡時，神經警報也就會解除，而達到止痛的作用，所以，為什麼每次刮痧後就會有疲倦、鎮定的感覺，就是這個原因。

5.促進代謝，美容塑身

人體是由 60 兆細胞所組成，每個細胞都負有維持人

體功能的使命，然而細胞的壽命是不長久的，它是一直在汰舊換新，人體運作功能才能保持正常，否則老的不去，新的不來，皮膚、肌肉也會老化。

刮痧的動作能使積留在人體內的老化細胞快速被淘汰排出體外，新的細胞就會接著而生，就因如此，皮膚經常刮痧就會細嫩、結實，也可治療皮膚病，還可使積留在體內多餘的脂肪贅肉去除，而達到美容、美膚、減肥、塑身的效果。

三、刮痧的種類

刮痧的方法有很多種，但不外是用手或用工具兩種，有些還配合其他種類的療法，形成一種複合式的刮痧療法，這要視情況、需要而定。此分析如下。

1.工具刮痧法

也就是術者持銅錢、湯匙、竹片、刮痧板等工具在人體表面刮動的方法。

其刮法又分直接器具在皮膚表面刮的所謂「直接刮法」與在皮膚表面負蓋一層薄布，再在薄布上刮的「間接刮痧法」（適用於嬰兒）。

也有用頭髮、綿紗、植物纖維（菜瓜絲、苧麻絲），等較細柔的工具在腹部或較軟柔的地方刮。

2.挾痧法

這是只用食指與中指在患者皮膚、肌肉上挾迫，刺激血管及神經而達到刮痧的目的之一種免用工具的方法，也叫做捏痧法、抓痧法、扯痧等（手法不同），可說都是用

手指當工具的方法。

這種方法雖有免去用工具的好處，但一般都很痛，患者不能忍受，所以，較不受歡迎，但它對於一些急症，例如休克、中暑、重感冒、筋骨酸痛症很有效。如在路途中找不到工具時也可隨時救人。

3.挑痧法

施者在患者身上用針刺挑病人表皮，放出暗痧、宿痧、鬱痧、悶痧的方法，但因其疼痛之程度如針刺，所以如無必要，不可施用，而且也要注意消毒皮膚及工具，以免感染。

4.放痧法

有些痧症有瘀血現象，必須用刀片或針刺將血瘀放出體外，以免又阻塞血管，使血液流通不順，術後還要用酒精或藥洗消毒傷口，以免發炎，但如不是很嚴重的病都不用此法，而是只用推拿的方法在血瘀表皮處來回的推拿、按摩、疏通血管而不去放痧。

四、刮痧的工具與設備

任何醫療方法多少都要動用到一些工具或設備，刮痧是屬於一般民間療法，工具設備可用日常生活物品來代用（例如錢幣、瓷碗、湯匙、梳子）。但如屬專業性的服務工作，那當然就要講究精良、好用、順手為原則。此分析如下。

1.刮痧油（潤滑劑）

刮痧皮膚要先塗上一層潤滑劑，否則皮膚澀硬，刮動

會使皮膚受傷。

如果急著用，可用清水、酒、烹飪用的食用油代替，只要有潤滑作用，且不使皮膚過敏或傷害皮膚的油都可（含有化學成份的油不可使用）。

當然，用特製調過且含有藥性成份的油或是帶有芳香劑的油是更好的。

2.刮痧板

隨身攜帶的銅錢、硬幣或木片、家裡的瓷碗、湯匙，只要圓滑度夠、好拿、順手、刮起來不傷皮膚者就行。

現代人都用牛角製成的刮痧板，其形形色色、不同形狀、不同角度的刮痧板在市面上都有售，攜帶方便又好用，也很便宜，人人備用一、二支在身上，也可當其他的工具使用。

牛角刮痧板剛買來，角度要自己去調整，稍為磨一下，讓它順手、好拿。也可自己用壓克力板自製，其形狀、角度視自己習用，並加上一些雕刻，會更美觀。

3.消毒藥水

為免刮到破皮，感染病菌，刮痧前及刮痧後或施者及患者手、皮膚，都要經過消毒，以策安全；刮痧工具及設備也要消毒，用過或使用前也都要再次的消毒，以防細菌感染。

一般民間常用的消毒藥水都是用酒、酒精、藥洗來消毒，避免用化學品。

4.藥膏

一般在刮痧前或刮痧後都會塗上一層藥膏，這些藥膏

是在減輕疼痛，並幫助血液循環或防止感染之用，也可用來當潤滑劑使用。

藥膏分很多種，視需要可在市面上買到或自己調配製造都可，有涼性用在表皮上防皮膚感染的，也有熱性的用在輸通筋骨的肌肉痠痛上的，要視病情、病況而斟酌使用。

5.藥茶

刮痧後來一杯甜中帶酸、熱噴噴的可口刮痧茶，能使患者解除刮痧時疼痛緊張的情緒，也能促使體內的血液迅速循環，增進刮痧治病的效力，它是必須的。

藥茶可選用草藥茶，亦可自己調配。

6.其他配備

例如，毛巾、衛生紙、坐椅、臥床都要齊全，且要衛生、乾淨、舒適，環境也要整潔。

五、刮痧的手法與過程

1.檢查、消毒、上油

首先必須要了解病因、病情、病況而決定要刮那個部位，視情況選擇是否坐著刮或臥著刮會比較舒服順手。

當患者解開衣服，施者必須先要檢查患者皮膚表層是否適合刮痧，可用手輕按患者皮膚，然後在患者身上（刮位）消毒，再用衛生紙擦乾，再塗上刮痧油。

2.由上而下，由裡而外

刮痧手法必須由上而下，由裡而外，或依順手需要，一次一次的慢刮，不可來回刮或急速的刮。同樣部位不可

刮 10 次以上，如果還刮不夠，也要停止一下，好讓患者有休息、解除疼痛的時間，等片刻之後再重刮。

3.由輕而重，視需而定

刮痧要先由輕而重，而且要問患者是否可忍受（初刮者很痛），對於體質虛弱、小孩、婦女、老人，都要特別注意其表情。

一般有症狀的部位刮起來都會很痛，無症狀或健康的部位都不會痛，但治病也不能怕患者痛就用輕手法，這會失去刮痧的效果，所以必須要請患者能忍就忍。

治病者可重力，以刮出痧症為止，而保健、美容、美膚者可輕刮，刮到皮膚發紅即可。

4.刮痧部位

刮痧部位要視病情或保健需要而定，可在某個部位由上而下刮，也可沿經絡路線刮，亦可沿骨縫邊或肌肉、脊椎邊刮。

刮頭部可像梳頭髮式的從中央往下四邊刮，且不用塗刮痧油（因頭髮有油脂可保護頭部潤滑）。刮臉部、美容臉部要輕刮，並注意勿傷害到眼睛。

5.痧象辨別

刮痧時皮膚會產生痧象，其形狀圖案各異，施刮者必須要懂得去辨別，才能論症。此分析如下。

① 紅色

如果刮起來，皮膚的顏色呈現很均勻的紅色，而且被刮者不是很痛，這表示被刮者沒有病，很健康，精神狀況也良好，是健康的痧象。

② 深紅色

刮起來皮膚是深紅色，而且是整片的，這表示患者受風邪、有感冒、發燒現象，屬於風邪痧象。

③ 紫黑色

刮起來皮膚呈現塊狀的紫黑色（比深紅色還深暗），表示這人血脂肪過高，血液渾濁，患有血瘀、氣瘀、高血壓、高膽固醇現象。此人容易患腦中風、心臟病、糖尿病或其他血管病、血管硬化者症，應立即做全身健康檢查及做體內環保工作，否則危在旦夕。

④ 一片片像五花肉或海沙斑

這種痧象是界於受風寒、中暑或體內有不潔現象，應多刮幾次、多喝水、多休息，及做體內環保才能更健康。

⑤ 在痧象中有青色小斑點

這表示血管或骨縫間有瘀血，以致阻礙到血液流動，應該要用氣功拍打方式使血管鼓脹，然後再將瘀血用放痧方式或拔罐放血方式將瘀血放出體外或推摩讓它消失。

6. 放痧

所謂「放痧」就是將痧象中呈現瘀血的地方，用刀片或針刺，將皮膚刺破，並用手指將瘀血擠出體外或用拔罐放血方式將瘀血放出體外。放痧後要將皮膚再次的用藥洗消毒傷口，以防感染。

不過，現在的人都不願用放痧的方式，而採用將瘀血用手推拿或按摩，使之消散，讓它隨血液循環排出體外，以免因針刺疼痛或感染（但效果沒有放瘀來得好）。

7.刮痧時間

刮痧是很疼痛之治療行為（除非是保健、美容之輕刮），所以不適合施太久時間，一般以 30 分鐘之內為限，而且以人體局部刮痧為原則，如果全身多處需要刮，必須分數次，不可一次刮完，以免隔天疲累不堪。

健康的人刮痧後約 4～7 天痧象就會消失，變回原來皮膚的顏色，然後可在同樣的地方，再刮一次，這樣連續刮到症狀消除為止。

美容、美膚式之保健刮痧法可輕刮，且時間也可延長到一小時，並且可二天再刮一次。

8.刮後

刮痧後記得要再消毒皮膚一次，並將皮膚清洗或擦乾淨，且視需要塗上藥膏（不塗也可），並讓被刮者喝一杯熱藥茶或白開水，以便促進血液循環及排汗、暖身之用，並穿上衣服，以免著涼（刮後身體會發熱或發汗，是體內血液在迅速循環，是好現象，但不要以為身體發熱就少穿衣服，這樣很容易著涼）。

刮後如果皮膚沒有破皮，沒有放痧或流血，可浸泡熱水澡（適溫），對促進血液循環及排泄血管積留物，清除體內毒素很有幫助。

9.適人、適症及事後

刮痧要適人、適症，有很多禁忌及注意事項，要憑經驗處理，多看別人刮，多收集資料，自然順手。

刮痧後一、二天內會感覺疲倦、精神不佳，這是很正常現象，因為這是人體免疫系統在增強工作，在調整運作

機能時必會產生的反應，不必驚慌。

10.挾痧、捏痧法

情況嚴重、中暑、休克或手邊剛好沒有刮痧工具，此時可用食指與中指彎曲挾捏患部皮膚，使其成痧，或用拇指與食指挾捏患部叫做捏痧（先在患部塗上水），但這種方法很痛，患者很難接受，所以除非有必要，否則很少用到。

六、注意事項

1.刮痧要注意消毒，因為有時會刮到皮膚破皮、流血，如果刮痧工具或患者皮膚及施者雙手沒有做好徹底消毒的話，很容易受感染。

2.過飢、過飽、疲勞、緊張、體質極度虛弱或身患重病、有皮膚病、精神病者都不適合刮痧。

3.血友病患者不宜刮痧，因為體內血液凝固度不夠，刮痧時容易引起微血管破裂，產生整片血瘀現象。如遇不知情，刮痧後產生此現象，應立即停止。

4.有一種人快要中風了，經過刮痧頸部就立即中風倒地或頭暈、手腳麻痺，這種人也不能刮，所以施者要懂得辨症，如遇有可疑或沒有把握時，還是不刮為妙。

5.刮痧的房間要保溫，不刮的部位不必裸露，以免著涼。有些患者刮後身體會產生熱或會流汗，這時要注意，要穿上衣服，以免著涼。

6.刮痧力道要適中，要時時注意患者表情及反應，並以幽默談話轉移患者痛感。

7.孕婦懷孕部位勿刮。嬰兒皮膚細嫩應以隔布刮。

8.有些人會產生暈刮現象（面色發白、冒冷汗或嘔吐、暈昏），應立即停刮，並以熱飲、平臥，讓其休息片刻，使之恢復體能。

9.每種療法都有其優、缺點，刮痧也不例外，若是複雜、嚴重的病，必須要做綜合療法，才能更為有效。

10.放痧是將體內瘀血迅速排出排外，使之血液平衡流暢，但因傷口易受感染，所以除非必要，不要輕易放痧。

七、臨床病例

學習刮痧術熟能成巧，且要憑經驗分析病因、病情、病況，及各人體質情況來施法，不一而定。茲分析下列各症供讀者參考。

1.感冒、受風邪（圖21）

【刮位】：頭部、頸椎、胸椎、肩膀、胸前、肘關節內側。

【刮法】：先刮頭部，然後脊椎（由上而下），肩膀、胸前，最後刮雙手。先輕後重，刮到出痧為止（紅斑）約二十分鐘。

【配合】：可配合飲薑茶、泡熱澡、氣功調氣；能迅速發汗即可治癒。

2.支氣管炎、咳嗽（圖22）

【刮位】：頸椎、胸椎、膏肓穴附近。前面從頸部到膻中穴，乳房上方。手內關穴到曲澤穴。足部足三里穴附

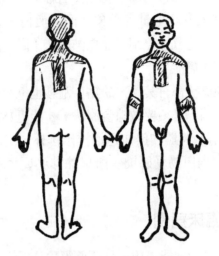

圖21　感冒、受風邪刮痧部位

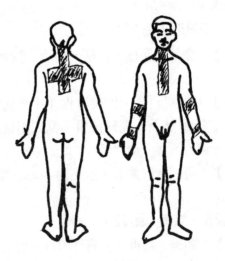

圖22　支氣管炎、咳嗽刮痧部位

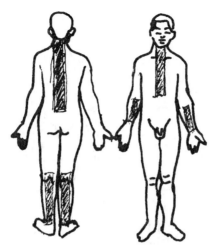

圖23　肺炎刮痧部位

近。

【刮法】：背部先刮，再刮胸部，然後手部及足部。先輕後重刮，刮到出痧。約二十分鐘。

【配合】：要配合適症的草藥水煎飲（例如，小葉桑、雞屎藤），避免吃燥、辣食物。

3.肺炎（圖23）

【刮位】：頸椎、胸椎、腰椎、背部脊中穴以上全面刮。胸部天突穴以下到鳩尾全部刮。手部大陵穴到曲澤穴整片刮。腳部內側腳關節到膝關節之間全面刮。

【刮法】：由上而下，由後而前，照順序刮一次，然後再在背部肺俞穴部位再重刮一次。約三十分鐘。

【配合】：配合消炎、解熱之草藥水煎服（例如，魚腥草、毛蓮菜之類）。

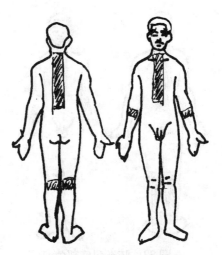

圖 24　胸部悶痛刮痧部位

4.胸部悶痛（圖 24）

【刮位】：大椎穴到脊中穴，脊椎兩旁。兩側膀胱經。胸部天突穴到上脘穴沿線兩邊 10 公分範圍內。手曲澤穴周圍。腳部委中穴周圍。頭部太陽穴周圍。

【刮法】：伏臥刮背部及腳部，再仰臥刮頭部、胸部、手部。膻中穴、靈台穴附近重刮。約三十分鐘。

【配合】：配合拔罐及氣功外氣療法。久年病或有內傷、吐血症狀要配合草藥或尿療法。

5.噁心、嘔吐（圖 25）

【刮位】：膻中到肚臍之周圍。背部大椎穴到靈台穴周圍，手部內關穴。足部足三里穴。

【刮法】：重刮二十分鐘。

【配合】：可輕拍背部，讓胃裡的食物吐出。

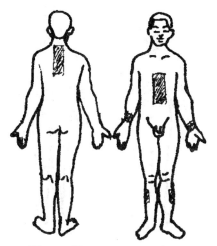

圖25　噁心、嘔吐刮痧部位

6.胃腸炎（圖26）

【刮位】：後頸風府穴到大椎穴，背部脊中穴到命門穴，包括兩側膀胱經部位。正面以肚臍為中心，直徑15公分周圍。手部內關穴附近。足部足三里穴附近。

【刮法】：先刮背部，再刮腹部，然後手部及足部，重力刮二十分鐘。

【配合】：配合適症的草藥（參考草藥頁），水煎飲。注意勿食燥熱食物。

7.胃、十二指腸潰瘍（圖27）

【刮位】：背部從風府穴到命門穴兩邊10公分範圍。前面從膻中到臍中兩邊10公分範圍。手部曲澤穴周圍。腳部委中穴附近。

【刮法】：由背部再前面，然後手及腳，重力刮二十

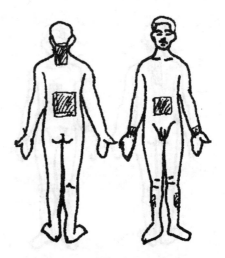

圖 26　胃腸炎刮痧部位

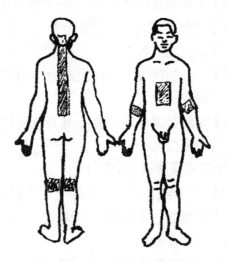

圖 27　胃、十二指腸潰瘍刮沙部位

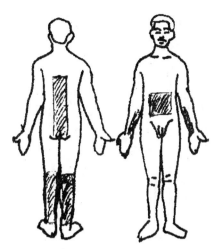

圖 28　腹痛刮痧部位

分鐘。

【配合】：要配合草藥、注意飲食、解除壓力，練氣功才能根除。

8.腹痛（圖 28）

【刮位】：背部從脊中穴到長強穴兩旁 10 公分範圍，前面肚臍為中心直徑 20 公分。手部心經從神門穴到少海穴沿線。腳部從膝關節到腳關節內側。

【刮法】：先伏臥重刮背部及腳部，然後仰臥先圓圈式的按摩腹部再輕刮腹部，最後才刮手部。約二十公鐘。

【配合】：配合適症之草藥水煎服或用蒜頭灸肚臍。

9.痢疾（圖 29）

【刮位】：背部整條脊椎沿線刮。命門為中心廣面刮。前面肚臍為中心廣面刮。手部曲澤穴周圍。腳部三陰

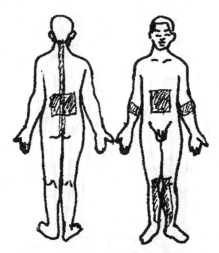

圖29　痢疾刮痧部位

交穴到陰陵泉穴整片刮。

　　【刮法】：背部及腳部重刮，手部及腹部輕刮。先背及腳，後腹及手。約二十分鐘。

　　【配合】：配合適症之草藥水煎服（例如，馬齒莧等），多喝水，斷食一、二天。

　　10.便秘（圖30）

　　【刮位】：背部大椎穴周圍。腰部命門穴以下廣面刮。腳部承扶穴到委中穴整片刮。腹部下脘穴以下到中極穴廣面刮。

　　【刮法】：先重刮背部及腳部，然後仰臥輕刮腹部，並由上而下推拿腹部。全部時間約二十分鐘。

　　【配合】：配合服草藥，及注意飲食，勿食燥熱性食物，多吃有助消化性之水果。

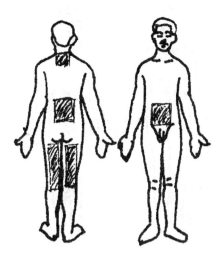

圖30　便秘刮痧部位

11.肝炎（圖31）

【刮位】：背部大椎穴附近。肝俞穴為中心直徑15公分範圍。腳部陰陵泉到三陰交穴整片。腹部上脘穴到下脘穴整片。

【刮法】：先刮背部及腳部，然後刮手部及腹部。約二十分鐘。

【配合】：配合服草藥及練氣功。勿食刺激性食物或飲酒熬夜。

12.高血壓（圖32）

【刮位】：背部由頭部到腳部沿膀胱經線兩側刮。手部陰面曲澤穴到大陵穴整片刮。

【刮法】：伏臥先重刮背部及腳部，然後坐著刮頭部及手部，手部曲澤穴往下重刮。約二十分鐘。

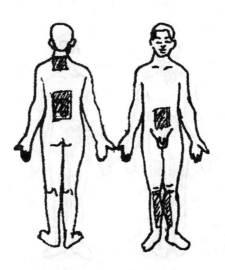

圖31 肝炎刮痧部位

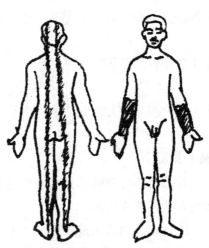

圖32 高血壓刮痧部位

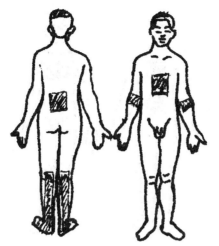

圖33　低血壓刮痧部位

【配合】：配合適症的茶療或食療及練氣功。

13.低血壓（圖33）

【刮位】：頭頂百會穴附近。背部命門穴附近。腳部從膝關節以下到腳底全部。胸部膻中穴附近。手部曲澤穴附近。

【刮法】：頭部重刮、先刮，然後背部及腳部都是重刮。再刮胸部及手部都是輕刮。全部約二十分鐘。

【配合】：配合食補及練氣功、搓雙耳。

14.心臟病（圖34）

【刮位】：背部左邊心俞穴為中心，上下廣面刮。命門穴附近。胸部紫宮穴到中庭穴廣面刮。手部心包經沿線刮。

【刮法】：背部先刮並重刮，然後輕刮胸部及手部，

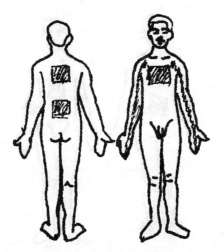

圖34　心臟病刮痧部位

最後重刮腳部。每日早、晚各刮一次，要持續刮到改善為止。

【配合】：配合斷食療法，練氣功及服草藥，注意飲食，勿做劇烈運動。

15.心律不整（圖35）

【刮位】：頭部百會穴附近。背部心俞穴為中心，上下廣面刮。腳部三陰交穴附近。胸部膻中穴以上廣面刮。手部曲澤穴附近。

【刮法】：先由頭部往下到背部及腳部重刮，然後胸部及手部輕刮，約十五分鐘。

【配合】：配合服草藥及練氣功都會有效改善。

16.貧血（圖36）

【刮位】：頭部全刮。背部脊椎整條沿線刮。命門穴

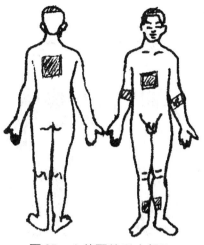

圖 35　心律不整刮痧部位

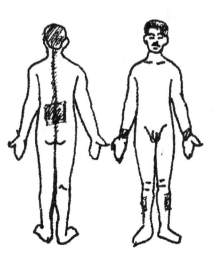

圖 36　貧血刮痧部位

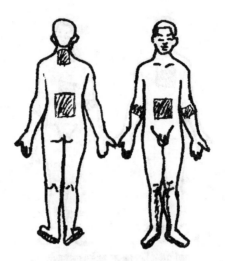

圖 37 腎炎刮痧部位

附近廣面刮。腳部足三里穴附近。手部內關穴附近重刮。

【刮法】：由頭部、背部、腳部，然後刮手部。約十五分鐘。

【配合】：配合食補及練氣功、曬太陽。

17.腎炎（圖 37）

【刮位】：背部大椎穴附近。命門穴為中心廣面刮。腳底湧泉穴及腳部腎經路線刮到陰谷穴。腹部肚臍上下廣面刮。手部曲澤穴附近。

【刮法】：由背部到腳部先重刮，然後腹部及手部輕刮。約二十分鐘。

【配合】：配合治腎炎之草藥水煎服，及注意飲食應以清淡為主。

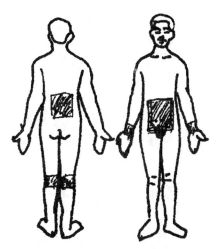

圖38　泌尿感染刮痧部位

18.泌尿感染（圖38）

【刮位】：背部命門穴以下廣面刮。腳部委中穴附近。腹部肚臍以下廣面刮到恥骨。手部內關穴附近。

【刮法】：由背部到腳部重刮，然後腹部及手部輕刮。約二十分鐘。

【配合】：配合適症之草藥水煎服。

19.前列腺炎（圖39）

【刮位】：背部命門穴以下到長強穴，連同膀胱經沿線。腳部委中穴附近。胸部膻中穴附近。腹部關元穴以下到恥骨廣面刮。手部曲澤穴附近。

【刮法】：背部及腳部先刮，重刮。胸部及手部後刮，輕刮。約十五分鐘。

【配合】：配合適症之草藥水煎服及推拿患部，練氣

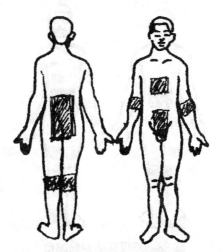

圖39 前列腺炎刮痧部位

功。

20.陽痿、腎虛、早洩（圖40）

【刮位】：頸部大椎穴附近。背部命門穴到長強穴廣面刮。腳部陰陵泉穴到太谿穴整片刮。腹部關元穴以下到恥骨廣面刮。

【刮法】：背部及腳部先刮，重刮，然後腹部中度刮。每次十五分鐘，時常刮。

【配合】：配合泡熱水澡及按摩腹部、陰部及背後之腎部，或練氣功、食療都有效。

21.糖尿病（圖41）

【刮位】：背部四條膀胱經由上而下沿線刮到腳部。腳部三陰穴及足三里穴附近。腹部胃經不容穴往下刮到腳盤。腎經幽門穴往下刮到湧泉穴。手部肘關節到手關節陽

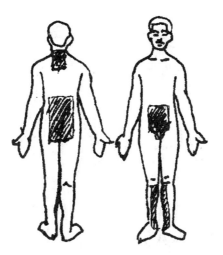

圖 40　陽痿、腎虛、早洩刮痧部位

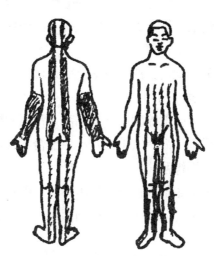

圖 41　糖尿病刮痧部位

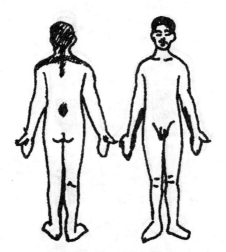

圖 42　頭痛刮痧部位

面整片刮。

【刮法】：伏臥先刮背部，由上而下沿膀胱經重刮，然後仰臥刮腹部胃經及腎經，由上而下刮到腳底，全部中度刮。每次約二十分鐘。

【配合】：配合茶療、草藥及練氣功。

22.頭痛（圖42）

【刮位】：頭部除顏面外全部刮。背部大椎穴為中心十字形及兩肩刮。命門穴重點穴。手部合谷穴及心經從少海穴到神門穴沿線刮。

【刮法】：頭部以百會穴為中心往下重刮。其他部位則中度刮，約十五分鐘，一星期刮兩次，約三次即癒，很有效。

【配合】：可配合茶療。

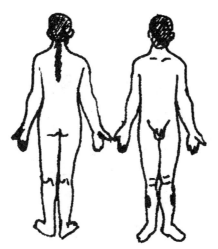

圖43　顏面神經痛刮痧部位

23.顏面神經痛（圖43）

【刮位】：頭部及臉部。背部頸脊、胸脊。手部合谷穴附近。腳部足三里穴附近。

【刮法】：先伏臥刮背部及腳部，然後坐著刮頭部及臉部，最後刮手部。臉部輕刮，其他部位重刮。約二十分鐘。

【配合】：可配合氣功外氣療法。

24.神經衰弱（圖44）

【刮位】：頭部及整條脊椎沿線。腳部委中穴附近。手部曲澤穴附近。胸部膻中穴附近。

【刮法】：先伏臥刮背部、脊椎、腳部，然後仰臥刮胸部、手部，再坐著刮頭部。背部用中度刮，頭部重刮，其他輕刮。每次約二十分鐘。

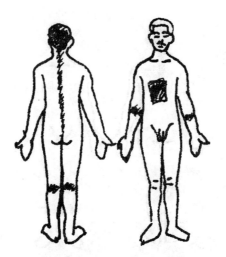

圖44　神經衰弱刮痧部位

【配合】：配合長期練氣功。

25.失眠（圖45）

【刮位】：頭部。大椎穴為中心，雙肩、頸、胸椎。胸部膻中穴附近。手部心經從少海穴到神門穴沿線刮。腳部委中穴附近。

【刮法】：頭部及背部、手部重刮。胸部及腳部輕刮。長期失眠者三天刮一次，每次十五分鐘。

【配合】：配合練氣功靜坐放鬆身心。

26.中暑（圖46）

【刮位】：頭部。背部從頸椎沿線到命門穴及雙肩。腳底湧泉穴。腳部三陰交穴、足三里穴。手部內關穴。臉部人中穴。胸部膻中穴。

【刮法】：先重刮頭部，以百會穴為中心往下刮。再

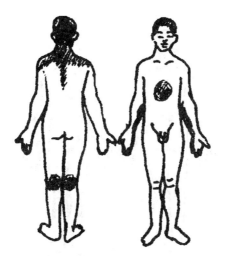

圖 45　失眠刮痧部位

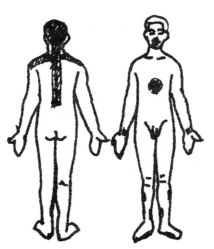

圖 46　中暑刮痧部位

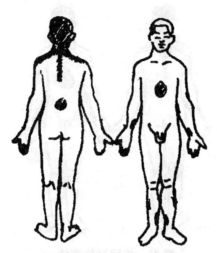

圖 47　腦力減退刮痧部位

刮腳部湧泉穴，然後三陰交、足三里，再刮背部脊椎及雙
肩，最後刮人中穴及胸部膻中穴。約二十分鐘。

　　【配合】：可配合灸療（湧泉穴及命門穴）或氣功外
氣療法。

　　27.腦力減退（圖47）

　　【刮位】：頭部。頸椎。胸椎。雙肩。命門穴。胸部
膻中穴。手部神門穴。腳部足三里穴、三陰交穴。

　　【刮法】：由上而下，先背面再正面，全部中度刮，
三天一次，每次二十分鐘。

　　【配合】：配合食療及練氣功意守上丹田。

　　28.落枕（圖48）

　　【刮位】：頸部。頸椎至胸椎。雙肩及肩關節。肘關
節、手關節之內側。

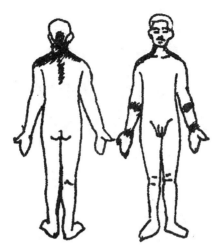

圖 48　落枕刮痧部位

【刮法】：重刮由上而下，再刮手部。全部重刮。約十五分鐘。

【配合】：配合塗藥膏及推拿頸肩部。

29.五十肩（圖49）

【刮位】：頸部及肩膀。手部肘關節到肩關節內側。胸部鎖骨上下邊緣。膻中穴。背部命門穴。腳部委中穴。

【刮法】：坐著先刮頸部及肩膀用重刮，然後再刮手部及胸部之鎖骨及膻中，都是中度刮。最後刮背部之命門穴及腳部之委中穴，都是重刮。每次約二十分鐘。

【配合】：可配合氣功拍打、推拿或氣功之外氣療法。

30.腰背痠痛（圖50）

【刮位】：背部脊椎整條沿線刮。在命門穴為中心廣

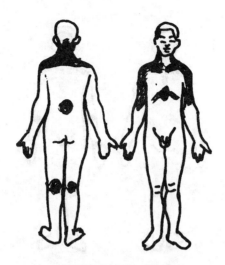

圖49　五十肩刮痧部位

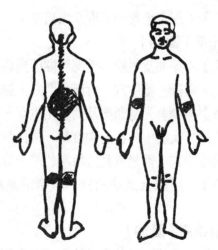

圖50　腰背痠痛刮痧部位

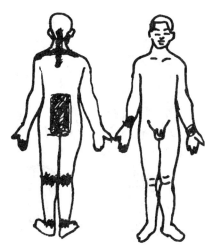

圖51　坐骨神經痛刮痧部位

面刮。腳部之委中穴。手部之曲澤穴。

【刮法】：伏臥由上而下中度力道括脊椎及命門部位。然後再刮手部及腳部，都是輕度刮就可。每次約十五分鐘。

【配合】：配合練氣功拉筋。運動、推拿或用草藥敷腰背部。

31.坐骨神經痛（圖51）

【刮位】：背部大椎穴為中心十字架。命門穴到長強穴廣面刮。腳部環跳穴沿膽經往下刮。腳部委中穴及崑崙穴附近。手部手關節內側。

【刮法】：伏臥先中力道刮背部，由上而下。在八髎穴部位及環跳穴部位重度刮，然後再中度刮手關節。每次約十五分鐘。

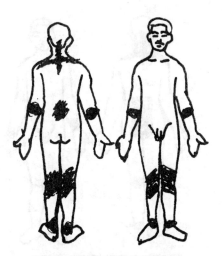

圖52　膝關節痛刮痧部位

　　【配合】：可配合氣功拍打、推拿、拉筋、整脊。

　　32.膝關節痛（圖52）

　　【刮位】：雙膝關節內外。腳關節內外。手肘關節內外。背部大椎穴十字架。命門穴附近。

　　【刮法】：由背部先刮，再往腳部刮，中度刮，每次約十五分鐘。

　　【配合】：配合泡腳、外氣發功、熱敷患部再推拿、拍打、經常活動腳部。

　　33.腳踝扭傷（圖53）

　　【刮位】：腳踝及腳盤骨縫部位。委中穴及膝關節到腳關節之間的骨縫邊。手關節內外。

　　【刮法】：中度力道，約十五分鐘。

　　【配合】：配合推拿、塗藥膏。

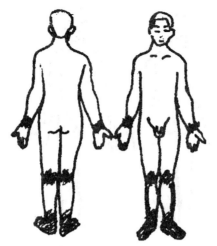

圖53 腳踝扭傷刮痧部位

34.痔瘡（圖54）

【刮位】：頭部百會穴。臉部人中穴。臀部八髎穴。手部肺經魚際穴到孔最穴沿線。腳底湧泉穴。

【刮法】：百會穴、八髎穴、湧泉穴，重力刮，其他中度刮。每次約十五分鐘。

【配合】：配合適症之草藥水煎喝及浸泡患部。

35.蕁麻疹（圖55）

【刮位】：背部大椎穴十字架及整條脊椎沿線兩側。腳部委中穴及足三里穴。胸部膻中穴。手部曲池穴及合谷穴。全身皮膚。

【刮法】：由上而下，先背面再正面。指定部位重力刮，其他全身皮膚輕度刮。每次約三十分鐘。

【配合】：配合草藥水煎服或塗洗全身。注意飲食，

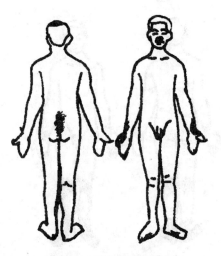

圖54　痔瘡刮痧部位

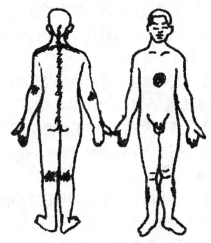

圖55　蕁麻疹刮痧部位

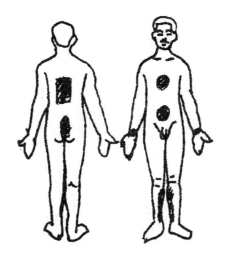

圖 56　經期不順刮痧部位

過敏原，斷食或練氣功亦可改善體質。

36.經期不順（圖56）

【刮位】：背部肝俞穴到胃俞穴四方範圍，八髎穴附近。腳部三陰交穴到陰陵泉穴範圍。胸部膻中穴及關元穴附近。手部內關穴。

【刮法】：由上而下，從背面先刮，再刮正面，然後手、腳。都是中度力道刮。每次約十五分鐘。

【配合】：配合適症草藥水煎服或按摩、推拿、練氣功都可改善。

37.青光眼（圖57）

【刮位】：眼睛四周，尤其是睛明、承泣、瞳子髎、絲竹空、陽白等穴。印堂、百會、後腦等穴。手部合谷穴。腳部光明穴。

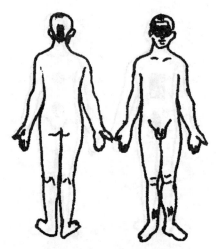

圖57　青光眼刮痧部位

　　【刮法】：先在頭部有頭髮部位先全面中度力道刮一次，然後再在臉部及眼睛四周輕度刮一次，再在全部指定的部位重刮一次。如遇有青點痧出現，其附近還要再加刮幾次。

　　【配合】：配合氣功一指功發放外氣，這種方法治好很多人，連白內障、近視、遠視都可改善。

　　38.耳鳴（圖58）

　　【刮位】：頭部長頭髮部位到後腦及頸部。太陽穴到臉頰部位。繞耳根一周。聽宮穴附近。

　　【刮法】：頭部先刮再臉頰部位，然後繞耳根一周都是中度力道刮，最後在聽宮穴附近重力刮，如遇有青點痧出現要再多刮幾次。

　　【配合】：刮後配合氣功外氣療法（一指功），很有

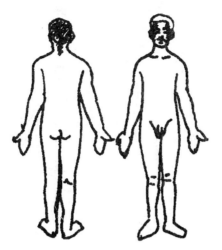

圖 58　耳鳴刮痧部位

效。

39.鼻塞、鼻子過敏（圖 59）

【刮位】：頭部及臉部。眼睛以下到嘴唇、鼻子部位。手部合谷穴。胸部膻中穴。

【刮法】：先中度力道刮頭部，再輕度力道刮臉部，然後慢慢仔細的在鼻子部位，由輕轉重的刮，最後刮手部及胸部。每次約十五分鐘。

【配合】：配合搓鼻子，及練氣功可改善。

40.扁桃腺炎（圖 60）

【刮位】：前頸部刮到天突穴附近。後腦腦戶穴沿頸脊到大椎穴及雙肩膀。背部命門穴。手部曲澤穴。

【刮法】：從前頸往下刮，再刮腦後頸部、肩部，然後手部。全部中度力道刮。約十五分鐘。

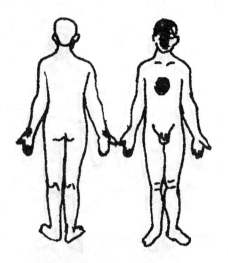

圖59 鼻塞、鼻子過敏刮痧部位

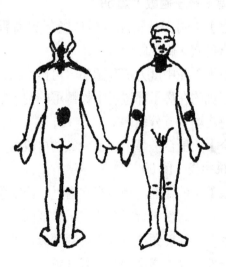

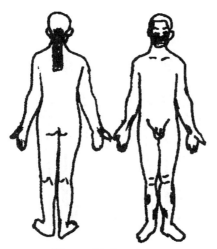

圖 61　牙痛刮痧部位

【配合】：可配合適症之草藥水煎服。

41.牙痛（圖61）

【刮位】：耳下臉頰及人中穴。背部風門穴至心俞穴四方位置。手部合谷穴骨縫間及神門穴。腳部三陰交穴及足三里穴。

【刮法】：先在人中穴重力刮，然後臉頰輕力刮，再在背部及手部重力刮。腳部輕刮。約二十分鐘。

【配合】：在大椎穴發放外氣，或在合谷穴灸療，可鎮痛。

42.小兒發高燒（圖62）

【刮位】：臉部印堂。胸部天突穴至膻中穴部位。背部風府穴至身柱穴脊椎兩旁。手部合谷穴及內關穴。腳部三陰交穴。

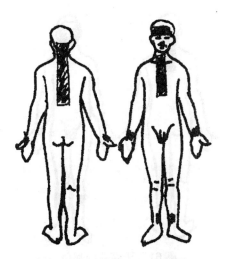

圖62　小兒發高燒刮痧部位

【刮法】：小兒皮膚細嫩，要用隔布刮，並中度刮。注意小孩忍受度，及注意身體保溫，勿著涼。每次約十五分鐘即可。

【配合】：配合適症之草藥水煎服。

43.小兒百日咳（圖63）

【刮位】：背部風門穴到心俞穴廣面刮。胸部天突穴至膻中穴。手部曲澤穴、內關穴。腳部三陰交穴。

【刮法】：八歲以下小孩或皮膚細嫩者要用隔布中度力道刮。由背部再胸部，然後手、腳。注意身體保溫，勿著涼。每次約十五分鐘即可。

【配合】：配合適症之草藥水煎服。

44.小兒腹瀉（圖64）

【刮位】：背部身柱穴附近。命門穴以下至八髎穴廣

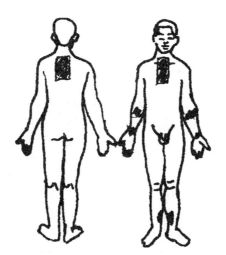

圖 63　小兒百日咳刮痧部位

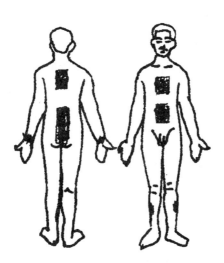

圖 64　小兒腹瀉刮痧部位

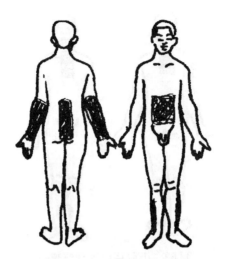

圖65　小兒便秘刮痧部位

面刮。胸部膻中穴。肚臍為中心10公分左右廣面刮。手部外關穴。足部足三里穴。

　　【刮法】：胸、背部都要用隔布中度刮，手及足部輕度刮，約十五分鐘，不宜太久，注意保暖身體。

　　【配合】：配合適症之草藥水煎服，或喝大蒜汁，並斷食一天，亦可配合艾草灸命門穴，或氣功之外氣發功命門穴。

45.小兒便秘（圖65）

　　【刮位】：背部命門穴以下至八髎穴廣面刮。正面肚臍為中心廣面刮。手部手肘至手腕陽面。腳部足三里穴以下至腳外踝整片刮。

　　【刮法】：皮膚細嫩之小孩要用隔布中度刮，手、腳輕度刮。在腹部刮久一點時間。每次約十五分鐘。

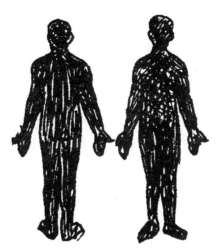

圖66　美容、美膚刮痧部位

【配合】：配合在小孩腹部用手往下推拿及圓圈式按摩。並選適症之草藥水煎服及斷食一天多喝開水。

46.美容、美膚（圖66）

【刮位】：頭部、臉部、身軀皮膚面全部刮。

【刮法】：對照著鏡子，用特殊刮板在臉上細心的輕刮，由上而下，由裡而外，刮到皮膚泛紅即可。然後再用梳頭式的刮板刮頭，每日睡前一次，持續刮。

如果是全身美膚的話，就要先伏臥從背部刮到腳部，然後仰臥刮胸部及手部。全部輕度刮，刮到皮膚泛紅即可。全部過程約需一個小時，每個星期刮一次，要持續刮。

【配合】：配合按摩、運動、練氣功、服藥茶、心情開朗、注意飲食，可使皮膚光滑細嫩，清除斑點。

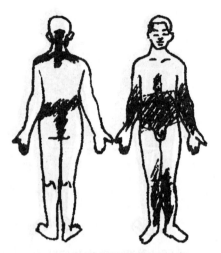

圖67　減肥刮痧部位

47.減肥（圖67）

【刮位】：一般肥胖的部位都在腹、腰部，所以，胸部鳩尾穴以下到中極穴廣面刮。背部大椎穴十字架。腰部脊中穴以下到八髎穴廣面刮。手部陰面廣面刮。腳部陰面廣面刮。

【刮法】：由上而下，全部中度力道刮，三天一次，每次約三十分鐘。

【配合】：配合控制飲食、運動、推拿、服草藥或練氣功都可減肥。

48.中風復健（圖68）

【刮位】：頭部。背部整條脊椎沿線刮。腳部委中、足三里、三陰交穴。手部曲澤穴、內關穴、合谷穴。

【刮法】：頭部輕度刮，其他部位中度刮，患側可重

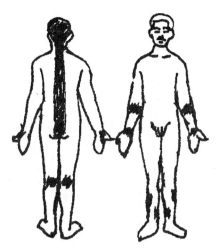

圖68　中風復健刮痧部位

度刮。三天一次或視病情而定。每次二十分鐘。

　　【配合】：可配合腳底按摩、推拿、氣功外氣療法、服藥茶。

49.癌症患者保健（圖69）

　　【刮位】：在患部輕刮。背部整條脊椎輕刮。大椎穴及命門穴中度刮。手部內關穴、腳部足三里穴、三陰交穴重度刮。

　　【刮法】：視病情而定，體虛者都要輕刮，每三天一次，每次二十分鐘。

　　【配合】：配合練氣功，服草藥。

50.更年期保健（圖70）

　　【刮位】：更年期容易腰痠背痛、情緒不穩，所以，以補元氣為主，可在痠痛點刮痧。背部大椎穴、命門穴。胸部膻中穴。足部三陰交到陰陵泉整片廣面刮。手部內關

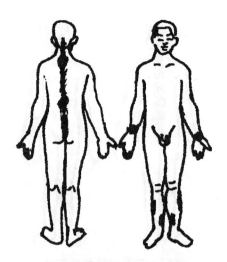

圖 69　癌症患者保健刮痧部位

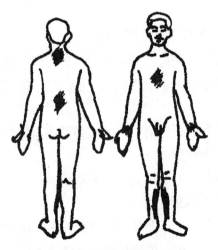

圖 70　更年期保健刮痧部位

穴、合谷穴。

　　【刮法】：保健以輕度刮即可，痠痛點以中、重度刮。由上而下全身都可刮。每次以三十分鐘為限，不宜過久。

　　【配合】：配合練氣功及養生一切事宜。

第四章　薰灸療法

一、薰灸療法的由來

薰灸療法在古時候就很盛行，原始人類自從發明了取火以後，文明就開始發達，人類將火用來取暖、烹飪、驅蟲及防止野獸的入侵，尤其是發現用薰灸的方法也能止痛、強身、治病、殺菌，更稱神奇。

中國歷代著名的醫學書籍都有很明顯的記載一些薰灸療法，古人利用艾草易燃、芳香的特性來灸穴道或薰身體、房間，以達驅蟲治病的效果，並且配合其他療法，可達更高的治病功效（例如「鍼灸」一詞就是針刺與灸療的配合）。在唐代還設有「灸療師」專以灸療的方法來替人民服務，其地位與一般醫師相同，可見古人對這種療法的重視。

現今中醫也有人沿用這種古老的方法來治病，頗受好評。坊間生意人腦筋動得快，最近台灣各處都會發現一些「薰臍」減肥療法，更是如雨後春筍般的設立，也頗受一些愛美人士所喜用。

但薰灸療法也與其他療法一樣，有其優點與缺點，並局限於適用在某種症狀，我們必須要徹底的去了解，才能使這種療法發揮其特殊的功效，也避免一些錯誤的觀念與使用不當的情形發生。

二、薰灸療法的功效與優、缺點

由於薰灸療法的簡單、方便、經濟、特效、易學、易懂之特點,所以,幾乎人人都會使用,它是民間人士常用來養生、保健、治病的最佳方法之一。

它有驅寒、除濕、補氣、活血、化瘀、健胃、止瀉、消腫、殺菌、輸通經絡、增強免疫力、改善體質等功效。

可治:虛寒、痠痛、經痛、富貴手、胃痛、胃酸過多、下痢、腹痛、腎虧、多尿、頭痛、失眠、風濕、關節炎、鼻寒、氣喘、感冒、手腳冰冷、腰背痠痛、五十肩、更年期障礙、提神、瘡毒、皮膚癢……等症。

用來薰身體或薰房間、薰器具有去邪、驅寒、殺菌、化霉、提神、消毒、鎮定等功效。

每種療法都有它的優點與缺點,薰灸療法也是一樣,由於它是一種施行在人體外面;利用熱氣及燃燒藥性,刺激人體外表及經絡穴道的傳熱導氣進入體內,影響人體內在運作的療法,所以,它的療效也只能局限於一部份而不能達到全面性的療效。

它是一種熱傳氣導神經之法,對一些實熱症者會產生相反作用(例如發炎症),所以,必須配合其他的療法或是綜合性的療法,才能突顯出它的特點。(例如灸療配合針刺、灸療配合刮痧、推拿、拔罐,灸療配合氣功,灸療配合草藥、食療。)

三、薰灸材料及製法

可用來薰灸的植物很多，但從古至今人們都以艾草為最佳選擇，因為艾草取得容易，經濟價廉，曬乾後搗碎，容易久存，其質柔爛如綿，質地細軟，氣味芳香，熱力透膚，易燃耐久，散寒驅蟲，療效奇特，且沒有副作用。

艾炷、艾條及艾灸工具在市面上之保健器材店都有出售，價格便宜，實在沒有必要自己去製造，但假如你想嘗試一下自己製造的經驗也可以，其步驟如下。

1. 到草藥店或野外去摘取艾草回來洗淨，風乾（請看第二篇第一章草藥收藏法）。

2. 將乾燥之艾草切短放入石臼或機器搗碎，去渣再搗成綿狀。

3. 用綿紙包成粒狀或捲成香煙狀，或散裝放入罐裝筒內，防濕保存備用。

四、灸療種類

灸療的方法、種類很多，但必須視病症、病情、年齡、體能強弱及目的而有所分別，大約可分下列幾種。

1. 直接灸

也就是將艾粒放在皮膚上，直接點燃艾粒，或用手握住艾條在穴道或皮膚上直接燙刺或隔 0.5～1 公分燙灸。這種方法是可直接將藥性及熱氣導入人體。

2. 隔物灸

將薑片、蒜泥、鹽巴、藥粉、藥膏等放在灸位上或塗

上，再用艾粒放在上面點燃，或用艾條灸其藥物，讓艾草的熱氣間接透過藥物，連帶藥物的性能帶入人體，以達補助治病的方法。

3.鍼灸合一

將艾粒放在針刺的上端，當針刺入穴道後再點燃艾粒，以達補針刺療效之不足，將針、灸療法合一。

4.化膿灸

將患部皮膚直接灸到起水泡，再將水泡刺破，將水分擠出，再用消毒藥或藥物敷上傷口，以達治療一些頑強難治的瘡毒、化膿症，但要注意傷口勿受感傳，並注意補充營養。

5.香煙灸

假如在外臨時找不到艾條，也可用一般香煙點燃代灸，雖效果沒有艾草灸那麼好，但也可以用，因為香煙之煙草，含有尼古丁之成份，可止痛、麻醉、傳熱、導氣，同樣可以達到一定的效果。

6.香條灸

一般拜神用的香也可以代用，只是其效果不甚理想，但也了勝於無，也可止痛、殺菌、化膿、導氣，但必須直接灸到皮膚、刺燙皮膚使神經反應到痛為止，有提醒人體自然免疫作用。

7.薰法

將艾條或艾絨點燃薰房間、物品、衣服或身體，有鎮定、避邪、消毒、殺菌的作用。

五、灸療手法

1. 灸的姿勢可坐著、躺著、站著，視方便、需要而定。（圖　）

2. 可將鋁紙或紙張剪個洞（直徑約一公分大小）再灸灸處，以防散熱或灰塵掉落在皮膚上。（圖　）

3. 執行房間環境要良好，通風設備及保暖、衛生都要顧及。

4. 手握艾條可定位灸、回旋灸、雀啄灸，視需要而定。

5. 將灸條點燃放入灸筒內，再持灸筒靠在皮膚上，可防止燙傷。

6. 可持艾條依經脈路線來回走動灸或在患部關節骨邊灸。

7. 灸嬰兒必須特別小心，用艾草絲條（如芝麻粒大）觸燙穴道即可。

8. 可配合氣功吐納導引，灸到刺燙時深呼吸再慢慢將氣導引到患部。

9. 灸療一次稱為一壯，成人一天可灸 3～6 壯，嬰兒 2～4 壯，亦可視病情而定。

10. 急症或實熱症者少灸，但慢性或虛寒症者可多灸。

六、各種症狀灸療法

1.頭痛、失眠（圖71）

【灸位】：頭頂百會穴、神庭穴，手部神門穴，背部大椎穴、命門穴；腳底湧泉穴。

【灸法】：艾條直灸百會穴，隔一公分回旋灸，其他各穴可雀啄灸加回旋灸，每穴五分鐘，每日三次。

【配合】：可配合刮痧頭部及頸椎、胸椎，或練氣功吐納、放鬆。

2.顏面神經痛（圖72）

【灸位】：艾柱灸雙手掌背之合谷穴，艾條灸臉部胃經線從頭維穴到承泣穴，額頭之神庭穴，腦後之風府穴都

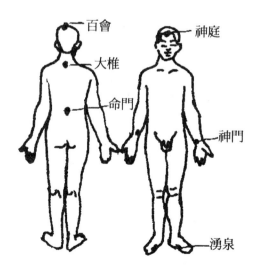

圖71　頭痛、失眠艾灸部位

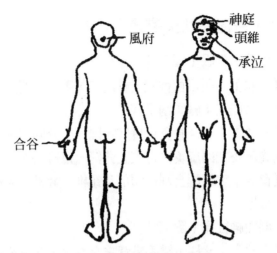

圖72　顏面神經痛艾灸部位

以艾條灸。

【灸法】：在穴道雀啄灸加回旋灸，或沿路線來回灸。每穴各五分鐘，每日四次。

【配合】：可配合刮痧（請參考刮痧療法）。

3.體質虛弱補元氣（圖73）

【灸位】：艾條灸頭頂百會穴，背部大椎穴、命門穴，腳部足三里穴，腹部關元穴，胸部膻中穴，手腕內關穴。

【灸法】：仰臥灸膻中、關元及伏臥灸大椎、命門，可用隔薑艾柱灸，其他各穴用艾條回旋灸，並可在任脈及督脈路線來回溫灸。

【配合】：可配合食療、藥膳或練氣功才能改善體質。

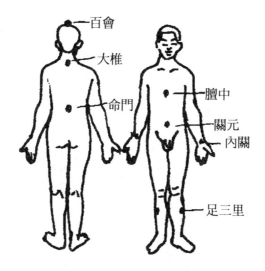

圖73　體質虛弱補元氣艾灸部位

百會

大椎

命門

膻中

關元

內關

足三里

4.中風復健（圖74）

【灸位】：沿背部膀胱經來回溫灸，百會穴艾條溫灸、湧泉穴雀啄灸，患側心包經曲澤穴到勞宮穴溫灸，健側內關穴回旋灸，督脈大椎穴、命門穴隔薑艾柱灸。

【灸法】：先全身拍打、推拿、按摩，然後在各穴依照上述每穴灸五分鐘，每日早、晚各一次。

【配合】：可配合腳底按摩、復健走動、練氣功、草藥當茶喝。

5.呼吸困難（圖75）

【灸位】：在膻中穴用艾柱隔薑灸，並從承漿穴沿任脈往下走動灸到鳩尾穴，背部膀胱經之肺俞穴隔蒜艾柱灸，手部肺經之太淵穴艾柱灸，頭頂百會穴艾條灸。

【灸法】：每穴五分鐘，每日早、晚各一次，連續三

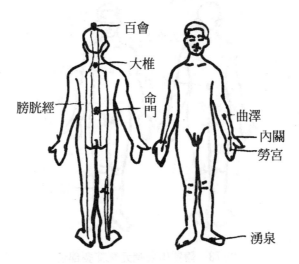

圖74　中風復健艾灸部位

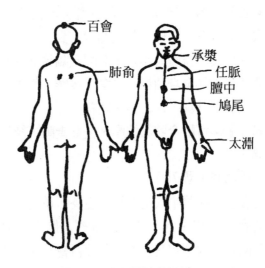

圖75　呼吸困難艾灸部位

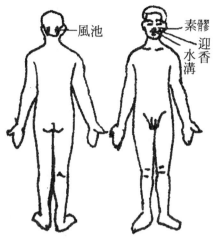

圖76　鼻塞艾灸部位

天。

　　【配合】：在胸部及背部刮痧或拍打，或灸完練氣功之吐納功。

　　6.鼻塞（圖76）

　　【灸位】：在鼻子附近之迎香穴、素髎穴、水溝穴用艾條直灸，並在鼻邊來回溫灸，頸後風池穴也用艾條直灸。

　　【灸法】：回旋灸，每穴五分鐘，每日三次，或灸到呼吸道順為止。

　　【配合】：可配合在鼻溝附近及後頸刮痧，或氣功意守鼻子，氣功外氣也可以輸通。

　　7.牙痛（圖77）

　　【灸位】：在臉夾患部來回或回旋灸，耳下之翳風

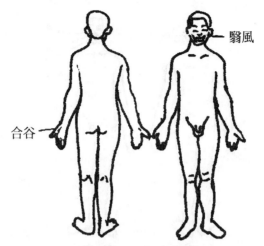

翳風

合谷

圖77　牙痛艾灸部位

穴、大腸經之合谷穴同樣的用艾條回旋灸。

　　【灸法】：每穴五分鐘，每天三次，灸到不痛為止。

　　【配合】：可將香煙絲放在牙痛處可止痛，但香煙絲勿吞入肚內。

　　8.手臂不舉（圖78）

　　【灸位】：在肩膀之肩井穴、臑俞穴、肺經之中府穴、手臂之曲澤穴、內關穴艾條回旋灸，並在肩膀骨旁關節處及手部心包經路線用艾條來回溫灸。

　　【灸法】：每穴五分鐘，每日三次。

　　【配合】：配合刮痧、推拿、熱敷或氣功拍打，並時常舉手操練，等氣通了，血瘀消散了，自然能輕易舉動。

　　9.五十肩（圖79）

　　【灸位】：背部的大椎、命門、肩井穴及胸部的氣

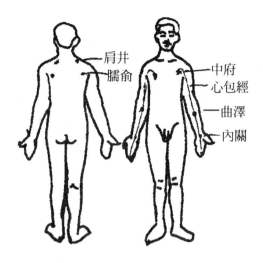

圖 78　手臂不舉艾灸部位

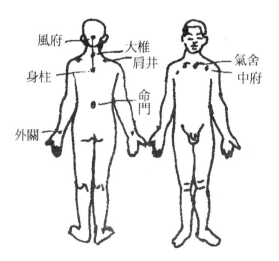

圖 79　五十肩艾灸部位

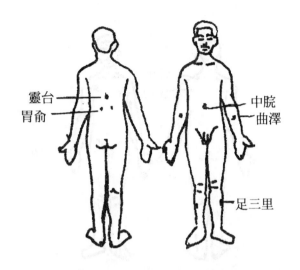

靈台

胃俞

中脘

曲澤

足三里

圖80　胃痛、胃酸過多艾灸部位

舍、中府穴可用隔薑艾柱灸，手部的外關穴可用艾柱灸，及督脈從風府穴到身柱穴沿線來回溫灸。

　　【灸法】：每穴灸五分鐘，每日早、晚各一次，連續一星期。

　　【配合】：配合刮痧。推拿或氣功拍打，並時常活動肩膀、頸部。

　　10. 胃痛、胃酸過多（圖80）

　　【灸位】：在任脈中脘穴以艾柱隔薑灸，在腳部之足三里穴及手部曲澤穴以艾草回旋灸，在背部之胃俞穴及靈台穴以艾柱隔薑灸。

　　【灸法】：先仰躺灸正面再灸背面及手部，最後灸足三里，每穴五分鐘，三餐飯前一小時灸。

　　【配合】：須配合草藥、刮痧及練氣功，並注意飲

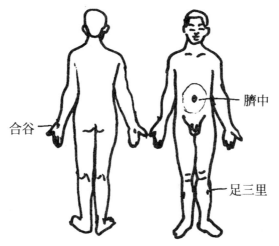

圖81　下痢、腹痛艾灸部位

合谷

臍中

足三里

食、情緒、壓力才能根除。

11. 下痢、腹痛（圖81）

【灸位】：用隔蒜艾柱灸臍中，並在腹部圓圈式的遊走溫灸腹部。足三里穴及合谷穴艾條回旋灸。

【灸法】：臍中及腹部穴十五分鐘，足三里、合谷穴各灸五分鐘，每日三次，或痛時立即灸。

【配合】：配合喝適症草藥茶或用手按摩腹部。

12. 月經不順、經痛（圖82）

【灸位】：在腹部任脈關元穴及背部膀胱經之氣海俞穴用隔薑艾柱灸。足肝經的陰廉穴、足脾經的陰陵泉穴，用艾條回旋灸。

【灸法】：先灸背部氣海俞穴十分鐘，再灸腹部關元穴十分鐘，然後灸陰廉穴及陰陵泉穴各五分鐘，早、晚各

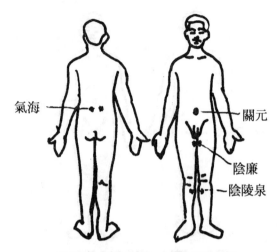

氣海

關元

陰廉

陰陵泉

圖82　月經不順、經痛艾灸部位

一次。

　　【配合】：可配合刮痧腹部及背部。

13. 腰背痠痛（圖83）

　　【灸位】：在背部命門穴、胃俞穴、關元俞穴及腳部委中穴用艾柱隔薑灸。

　　【灸法】：每次十五分鐘，每日早、晚各一次。

　　【配合】：可在腰背部及膀胱經刮痧，亦可用走罐方式，然後再灸，效果會更好。

14. 尾椎痠痛（圖84）

　　【灸位】：在臀部八髎穴位置及命門穴、承扶穴、委中穴，用艾柱隔薑灸。

　　【灸法】：八髎穴可用定位灸筒灸十五分鐘，其他各穴灸五分鐘，每日三次。

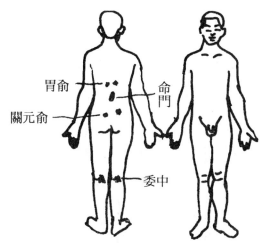

圖 83　腰背痠痛艾灸部位

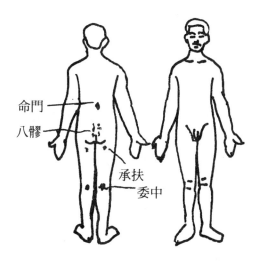

圖 84　尾脊痠痛艾灸部位

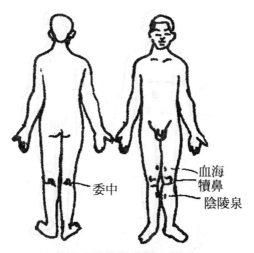

血海
犢鼻
陰陵泉
委中

圖85 膝關節痠痛艾灸部位

【配合】：可先用刮痧或氣功拍打尾脊痠痛附近，再用灸會更好，或灸後用氣功外氣療法亦可。

15.膝關節痠痛（圖85）

【灸位】：在委中穴用艾柱隔薑灸，並在犢鼻穴、陰陵泉穴、血海穴用艾條直灸，亦可在關節骨縫來回溫灸。

【灸法】：伏臥先灸委中穴，然後用艾條遊走於各穴，用雀啄或回旋灸，總共二十分鐘，早、晚各一次。

【配合】：可配合熱敷或氣功拍打膝蓋後委中穴附近或用氣功外氣療法。

16.背部膏肓痛（圖86）

【灸位】：在背部膏肓穴以艾柱隔薑灸，並在大椎穴、靈台穴以艾柱灸，胸前膻中穴用艾條直灸。

【灸法】：先伏臥灸背面各穴十五分鐘，然後灸胸前

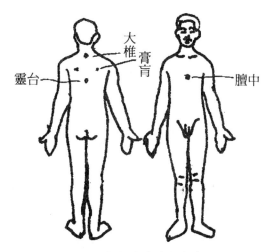

圖 86　背部膏肓痛艾灸部位

膻中穴十分鐘，早、晚各一次。

　　【配合】：可先在膏肓穴附近刮痧或拔罐，然後艾灸。

17. 手腳冰冷（圖 87）

　　【灸位】：手掌心之勞宮穴，腳底之湧泉穴，腳部之足三里穴，督脈之大椎穴、命門穴，任脈之關元穴。

　　【灸法】：除足三里穴用艾條回旋灸以外，各穴都可用艾柱隔薑灸，正、伏臥各十分鐘，足三里穴五分鐘，早、晚各一次，冬天每日可灸 3～4 次。

　　【配合】：可配合藥膳進補，或通經草藥，練氣功等都可改善體質。

18. 陽痿、腎虛（圖 88）

　　【灸位】：任脈之氣海穴、曲骨穴，督脈之命門穴、

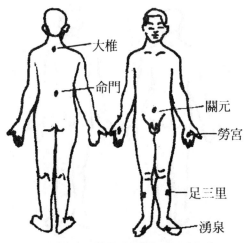

圖 87　手腳冰冷艾灸部位

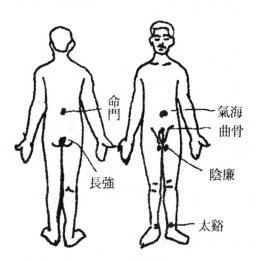

圖 88　陽痿、腎虛艾灸部位

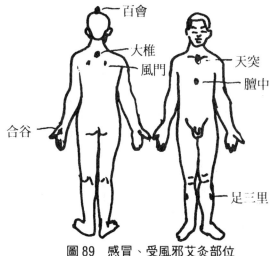

圖89　感冒、受風邪艾灸部位

長強穴及肝經的陰廉穴，腎經的太谿穴。

【灸法】：氣海、曲骨、命門、長強各穴用艾柱隔薑灸，陰廉、太谿穴用艾條回旋灸，各穴各十分鐘，早、晚各灸一次。

【配合】：灸前先泡熱水浴到腰部，然後再用雙手掌搓推曲骨、生殖器附近各 100 次，灸後練氣功之吐納功及站椿二十分鐘，很有效。

19.感冒、受風邪（圖89）

【灸位】：雙手合谷穴，足部足三里穴，頭頂百會穴，任脈天突穴、膻中穴，背部大椎穴、風門穴。

【灸法】：天突、膻中、大椎、風門等穴用艾柱隔薑灸，其他各穴用艾條回旋灸，各穴灸十分鐘，早、晚各一次。

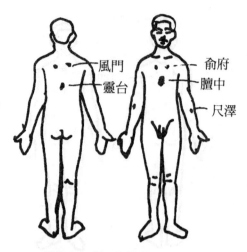

圖 90 咳嗽艾灸部位

【配合】：可配合刮痧或喝薑湯。

20.咳嗽（圖90）

【灸位】：在胸部的俞府穴、膻中穴及背部的風門穴、靈台穴，手部的尺澤穴。

【灸法】：全部用艾柱隔薑灸，正、伏臥各十分鐘，早、晚各一次。

【配合】：可配合刮痧及適症草藥治療。

21.貧血、低血壓（圖91）

【灸位】：頭頂百會穴，胸前膻中穴，背部命門穴，手部勞宮穴，足部足三里穴。

【灸法】：勞宮、膻中、命門，用艾柱隔薑灸，百會、足三里用艾條回旋灸，各穴十分鐘，早、晚各一次。

【配合】：配合食補及練氣功可增強免疫力，平衡血

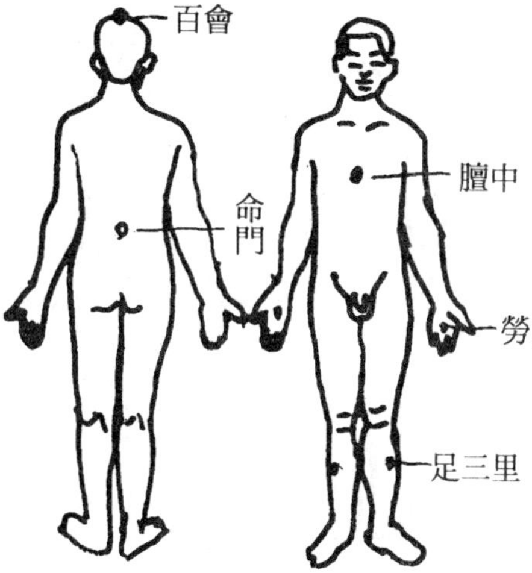

圖 91　貧血、低血壓艾灸部位

壓。

22. 耳鳴、重聽（圖92）

【灸位】：聽宮穴、翳風穴、風池穴，及沿耳邊沿線溫灸。

【灸法】：全部用艾條回旋灸或沿線溫灸，各穴十分鐘，早、晚各一次。

【配合】：可在聽宮穴周圍三公分距離刮痧，或用氣功外氣治療。

23. 氣喘（圖93）

【灸位】：背部督脈身柱穴、命門穴、膀胱經之肺俞穴，胸部腎經俞府穴，任脈的天突穴沿線灸到膻中穴，手肺經之太淵穴。

【灸法】：伏臥用艾柱隔薑灸身柱、命門、肺俞。艾

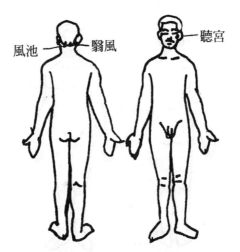

圖92 耳鳴、重聽艾灸部位

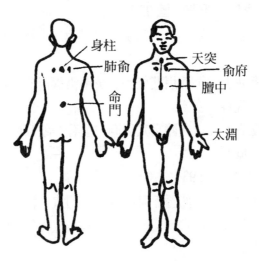

圖93 氣喘艾灸部位

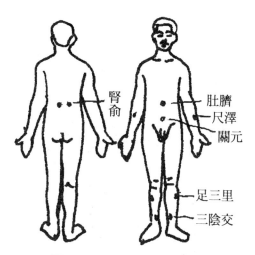

圖94　糖尿病保健艾灸部位

條溫灸天突到膻中。太淵穴用艾條回旋灸，各穴十分鐘，早、晚各一次。

【配合】：配合刮痧、練氣功。

24. 糖尿病保健（圖94）

【灸位】：腹部肚臍的關元穴，背部的腎俞穴，足部的足三里穴、三陰交穴，手部的尺澤穴。

【灸法】：先仰臥用艾柱隔薑灸肚臍、關元、尺澤，再灸腎俞穴（艾柱隔薑灸），然後艾條回旋灸足三里、三陰交。各穴十分鐘，早、晚各一次。

【配合】：糖尿病是很難根除之病，必須配合食療及練氣功才能改善。

25. 保健眼睛（圖95）

【灸位】：眼睛周圍之承泣、瞳子髎、絲竹空、攢

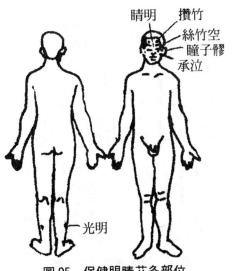

睛明　　攢竹
絲竹空
瞳子髎
承泣
光明

圖95　保健眼睛艾灸部位

竹、睛明穴及足膽經之光明穴。

　　【灸法】：全部採用艾條回旋灸。灸眼睛必須閉目。眼睛各穴各灸五分鐘。光明穴灸十分鐘。早、晚各一次。

　　【配合】：可在眼部周圍刮痧，有助視力。

26.皮膚癢、蜂、蟲咬傷（圖96）

　　【灸位】：灸患部及周圍。

　　【灸法】：先用吹頭髮之電吹風機吹十分鐘，再用藥洗或酒精消毒，然後艾條隔薑灸十分鐘，周圍灸五分鐘，早、晚各一次。

　　【配合】：配合用草藥敷患部。

27.保健心臟（圖97）

　　【灸位】：背部的心俞穴，胸部的膻中穴，手部的內關穴。

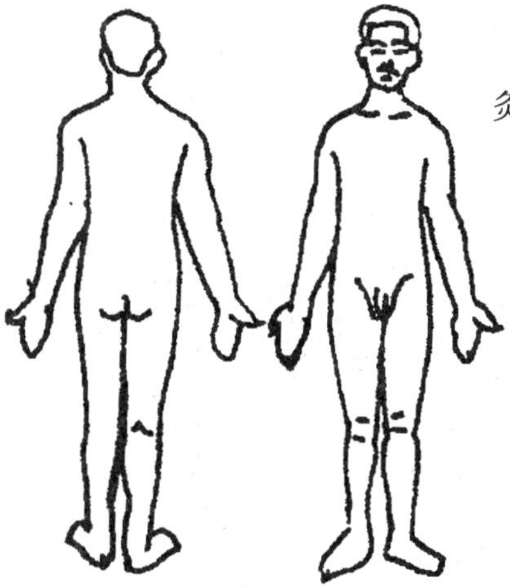

灸患部及周圍

圖96 皮膚癢、蜂、蟲咬傷艾灸部位

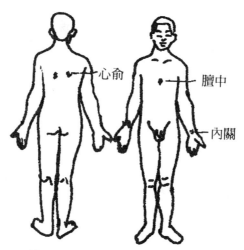

心俞

膻中

內關

圖97 保健心臟艾灸部位

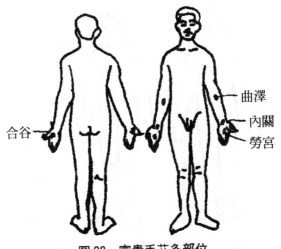

曲澤

內關

勞宮

合谷

圖 98　富貴手艾灸部位

【灸法】：都可用艾柱隔薑灸，各十分鐘，早、晚各一次。

【配合】：配合草藥、斷食、練氣功。

28. 富貴手（圖 98）

【灸位】：雙手掌患部，勞宮穴、內關穴、合谷穴、曲澤穴。

【灸法】：先點燃兩條艾條直立，雙手掌在上面來回溫灸二十分鐘，然後用艾柱隔薑灸勞宮、內關、曲澤、合谷各十分鐘，早、晚各一壯。

【配合】：可配合刮痧整隻手，或練氣功亦可改善。

29. 瘡毒（圖 99）

【灸位】：患部、足部三陰交穴、肚臍。

【灸法】：患部先用藥洗消毒，再用艾柱隔蒜灸，肚

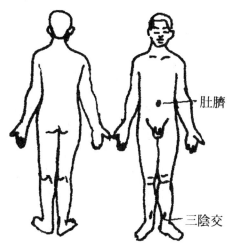

肚臍

三陰交

圖99　瘡毒艾灸部位

臍可用艾柱隔薑灸，三陰交用艾條回旋灸，各穴十分鐘，
早、晚各一次。

30.膀胱無力、尿失禁（圖100）

【灸位】：腹部關元穴，背部命門穴，膀胱俞，足部
委中穴。

【灸法】：全部用艾柱隔薑灸各十分鐘，早、晚各一
壯。

【配合】：配合按摩推拿患部，及練氣功、注意飲食
可改善。

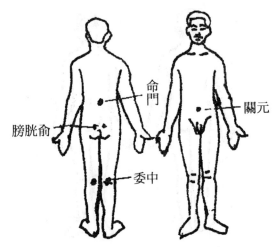

圖100　膀胱無力、尿失禁艾灸部位

七、禁忌及注意事項

1.**禁灸部位**：臉部必須照鏡子自灸，灸眼睛周圍要閉目。

心臟上方、大血管附近、生殖器、乳頭等處禁灸。

孕婦腰、腹部禁灸。

2.**禁灸病症**：發熱、發燒、發炎、肺結核病、傳染病、精神病。

3.**禁灸情況**：酒醉、疲勞、太飽、太餓、太渴都不宜。

4.**事先解釋**：對初灸者或敏感者要做好解釋工作，取得同意與合作，以免害怕暈昏或灸中毒。

5.**避免燙傷**：直接灸應特別慎重，避免艾柱滾動燙

傷，最好周圍用鋁紙剪圓洞覆貼灸處，也要避免灸塵掉落到皮膚。

6.避免感染：化膿灸起水泡刺破後要注意消毒與衛生，以免發炎或細菌感染。

7.環境設備：醫室要通風良好，但不可多風，溫度要適中。患者灸時除灸位以外，儘量不要裸露身體，以免著涼。

8.綜合療法：灸療如只在保健養生可單一方法，但治病必須用綜合療法，配合其他療法才能各取優點。

第五章 拔罐、放血療法

一、拔罐、放血療法的原理

拔罐與放血本來是兩種不同性質的醫術，但因彼此經常連串在一起使用，可以達到相輔相成的互補作用，所以就把它們合在一起來討論，就像針刺與灸療本是兩種不同領域的療法，但因經常在一起使用，因此，常被稱為「針灸療法」。

拔罐與推拿、點穴、按摩、針灸、拍打同屬於用外力影響體內組織運作，以達療效的醫術，它們只是因手法、工具及療效層次的不同而已，但其各有利弊也各有優缺點，所以，患者可視病因、病情、病況而去做選擇使用。

例如，推拿、點穴、按摩、拍打都是用人的手去逼迫促使體內氣、血暢通，調整經脈關係，但它只能在表面，無法達到深層，而針灸雖能刺激神經穴道，將內氣游走人體經脈各處，但也局限於路線去影響人體而已，無法廣泛而深入。而拔罐卻能將局部之氣、血，或血瘀從人體深層面去吸聚到表皮，再以放血術直接將血瘀放出體外，以達輸通人體內在的血瘀，而使經脈路線或神經、血管得以暢通無阻，使其運作自如，而達到治病的目的。同時也能平衡人體氣、血，達到消炎、解毒的作用，這就是拔罐放血療法的特點。

二、拔罐、放血的種類

1.工具的不同

古時候的醫者大都採用動物的犄角做為拔罐器，例如：牛、羊角，後來認為竹子更方便取得，所以就用竹筒來做拔罐器，也有人用玻璃杯、陶土做成的杯狀拔罐器，但現代人都用塑膠製成的拔罐器，因工業化、機器化的大量生產，成本降低，已成可拋性的器具，不再重複使用，以降低感染機率，而且也發明了可抽氣方式，使用上非常方便，效果也較前者好。

放血片也是一樣，以前的人都用刀、針或利器放血，不但血孔較大，而且也較疼痛、不衛生，感染機率及危險性很高，後來發明了放血針、三棱針，直到近年商人發明了用一次即丟的可拋性放血針或放血片，感覺方便好用又衛生。

2.方法的不同

拔罐的方法有時雖器具相同，但因病狀的需要而手法也可自由變化，最常見的有：

① 火罐——用酒精或食用油點燃火，將火把放在拔罐器內造成熱空氣，然後將拔罐器蓋住皮膚，使其產生壓力，吸著皮膚，這樣就可影響皮膚內層的氣血住拔罐位置聚集，達到輸通體內運作路線的目的。

② 水罐——利用沸水的水蒸氣，造成熱力，排去罐內空氣形成壓力，以達與火罐相同之效力。

③ 抽氣罐——用針管抽出空氣，或用手擠壓出空

氣，近年來都採用抽空氣的工具或機器式的擠壓出空氣，以達與火罐相同之功效。

④ 單罐——就是在患者身上某個穴位放置拔罐器。

⑤ 多罐——用數個拔罐器同時放置在患者身上。

⑥ 閃罐——吸拔後立即取下，單一罐在同部位反覆吸拔多次。一般都採用火罐式。

⑦ 留罐——吸拔後留置一定時間，可視情況需要，大約五～三十分鐘。

⑧ 藥罐——用藥水煎煮竹罐後吸拔，或在罐內貯藥液吸拔。

⑨ 針罐——在針刺後或將針刺留置在罐內吸拔。

⑩ 走罐——將拔罐器吸在皮膚表面後用手推動，沿經絡路線或皮膚表面來回的游走。

⑪ 刺血拔罐——用放血針刺出血後加拔罐，將體內的血瘀拔出體外。

三、拔罐、放血療法的功效

1. 輸通經絡

很多病症是因內傷、血濁，或其他的原因導致人體內部的經絡被堵塞，不通後產生痠痛、潰瘍、發炎、氣結、氣瘀、血瘀等症，此時可用單罐、多罐、閃罐、火罐、走罐等方式去疏通。

2. 驅風邪

感冒、受風寒或風濕性關節炎都是體內有風邪滯留才會產生症狀，此時可用拔罐法將風邪去除。

3.去血瘀

滯留在人體骨縫間、關節間、血管內之血瘀或濁血，因流動不良，導致妨礙血液正常之循環，因此，產生很多血管病、痠痛症。例如：腦中風、心臟病、內傷、肺、腎、肝等器官病。

此時可以用拔罐的方法從深層的內部吸到表皮，再以刺絡的方法將它放出體外，以達到治病的效果。

4.治內傷

跌打損傷、意外受傷、手術、腦中風、扭傷、拉傷等都會將血塊殘留在人體內，造成血液循環不良、經絡不通等症，可用拔罐後將血瘀放出體外的方式來治療。

5.消炎、解熱、解毒

體內發熱、發炎、中毒、疔瘡、潰瘍，也可以用拔罐放血的方式來將體溫降低或去除體內有害物質。

四、拔罐、放血工具

1.床椅——拔罐放血必須要有適當的床、椅讓患者躺臥或坐在椅子上，才能放輕鬆的執行任務。

2.藥洗——藥洗用來消毒器具及醫者的手；患者被拔罐的部位，以免受病毒感染。

3.潤滑劑——走罐時用之，以方便滑動時潤滑皮膚之用，一般可用食用油或特製的潤滑油、護膚膏。

4.拔罐器——上面說過的拔罐器，視需要選用，但現在一般都已採用抽氣式的塑膠拔罐器，又安全又方便，市面上可買到。

5. **放血片、筆**——市面上有售，攜帶方便，用過即丟，又方便又迅速又衛生又少疼痛。現在幾乎沒有人再用老舊式的放血刀、片、三棱針。

6. **衛生紙**——消毒過的衛生紙，用來擦拭用。

7. **手套**——放血時為了防止感染，醫者必須要載上用後即丟之橡皮手套，以策安全。

8. **酒精、紙、油**——施火罐時點燃火，薰拔罐器用之。

9. **敷藥**——拔罐或放血後的敷藥，一般都用製成品之藥膏，也可用藥水或青草藥搗敷患部。

五、拔罐、放血的方法

1. 事先的準備

拔罐、放血是一種有使用器具的療法，所以，事前的準備非常重要，例如環境、床位的舒適，器具的齊全，消毒要徹底，免得治療中缺少某種必需品，再去尋找，總是會造成困擾。

2. 位置的選擇

望、聞、問、切的程序不可少，然後才能選擇拔罐的方式與手法及拔罐的位置，以符合症狀的需要，並在這些位置上先行消毒，再行置罐。

3. 走罐的方法

拔罐分單罐、多罐、閃罐、留罐、走罐等方式，方法在前面已說過，不再重述，唯走罐的手法必須熟練，先選擇經絡路線或肌肉筋骨縫間，先塗上潤滑油，再用半吸式

留有移動能力，鬆緊適中的置罐，置固後慢慢的將拔罐器沿經絡路線慢慢的來回游動，游走經絡路線直到患者皮膚起紅痧即停。

4.放瘀血的方法

先在患者痛點皮膚上消毒，然後定點放置拔罐器，吸住皮膚約五〜十分鐘，等拔罐器內皮膚呈現黑紫色，即取下拔罐器，在紫黑色的皮膚上用放血針或放血片刺洞（深入皮膚 0.1 公分即可），使血能流出皮膚，再套上拔罐器吸著皮膚，等罐內血流三分之一罐時取下拔罐器，將血液用衛生紙拭去，再一次的用藥洗消毒皮膚，然後在傷口處敷藥膏或草藥，最後將傷口包紮好。

5.事後的處理

將有血液的拔罐筒、衛生紙、手套清理包裝後丟棄，注意衛生觀念，徹底執行，以免感染別人，因為血液是否有病毒無法用肉眼辨識。

所有用過的器具、拔罐器、床、椅都要經過清潔、消毒才可放心再使用。

患者要有充分的時間休息，可供給一杯熱藥茶，以促進氣、血循環正常，並叮嚀患者傷口勿受感染。

如果只是拔罐，不做放血療法，也是一樣要比照上述方法去執行事後的處理與消毒工作。

六、注意與禁忌事項

1.拔罐、放血屬中醫範圍之內，雖民間人士也常用此法治病，但醫療法規定，已屬侵入性醫療範圍，如無醫生

執照而執行者，將觸犯法令，所以，讀者要特別注意，除非不得已，需要時還是去找有經驗之醫生替你服務，以免發生危險。

2. 孕婦及重病患者禁止拔罐或放血。

3. 高血壓、糖尿病、心臟病、貧血、皮膚病患者要特別注意安全性及視症而行。

4. 動脈血管部位不可拔罐、放血。

5. 患者初次拔罐、放血會有緊張、恐懼感，要事先講解溝通，經同意後才可操作。

6. 注意操作時室內溫度與衛生、空氣條件。

7. 拔罐部位以肌肉豐滿處為主，避免在血管淺顯處、心博跳動處、皮膚細嫩處、斑痕、傷口、皮膚病患部、鼻、眼、乳頭、太陽穴、口唇、骨突處拔罐。

8. 勿常拔罐、放血，如需要也必須隔一星期後，並不可在放血過的同部位再放血或拔罐。

9. 吸罐的鬆緊度要適中，多罐也要適需要，不可過多或過緊，也不可放吸過久。火罐要注意安全，勿傷及皮膚。

10. 過度緊張、飢餓、體虛都不適宜拔罐、放血。操作中如遇有患者感覺頭暈、冒汗、心跳加速或其他不適，應立即將拔罐器除下，並給予充分休息。

11. 血液容易感染，施者必須注意處理以防萬一，患者傷口也必須徹底消毒。用後的工具及廢血、廢棄物也要徹底包裝好丟棄，以免感染他人。

七、常見病症，拔罐、放血處理方法

1.高血壓（圖101）

【病因】：高血壓有分先天性的遺傳與後天性的體質問題，一般都是因血液及血管不正常所引起的，也有因情緒衝動或因生病、發炎等問題引起的。

【方法】：令患者伏臥床上，在足三里、三陰交、曲澤穴拔罐十分鐘，然後用走罐的方式從患者的後腦頸部及背、腰部沿膀胱經（兩側）來回的走動約十分鐘，直到發瘀為止。

【配合】：可用草藥、食療、茶療、刮痧等方法處理。拔罐治高血壓只是在急需調整血壓時用之，應注意飲食、運動、靜心等長期保健為主。

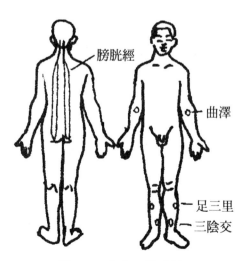

圖101　高血壓拔罐部位

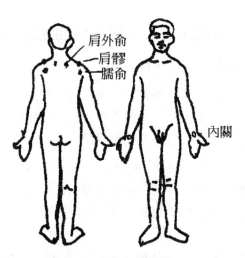

圖 102　肩周炎拔罐部位

肩外俞
肩髎
臑俞
內關

2. 肩周炎（圖 102）

【病因】：肩周炎又稱五十肩，原因有數種，可能是用手、肩過勞，沒有充分休息引起，或因吃、坐、睡不正常引起。發炎時雙肩非常痠痛，甚至舉不起手來。

【方法】：先輕按摩雙肩檢查一下患部情況，然後用熱毛巾熱敷雙肩數分鐘。

可在肩外俞、臑俞、內關、肩髎穴拔罐十分鐘。如有痛點可在痛點處拔罐後放血，亦可用走罐的方式在肩背、頸後、上肢處走。

【配合】：可配合指壓、推拿、針灸、刮痧或適症草藥敷膚等方法治療。經常要注意飲食及活動雙肩。

3. 落枕（圖 103）

【病因】：落枕大部份原因是睡姿不正，或轉動脖子

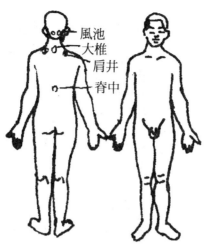

圖103　落枕拔罐部位

風池
大椎
肩井
脊中

時扭傷頸部韌帶，所以轉動頭部時會感覺頸部疼痛。

【方法】：令患者坐在椅子上，放鬆心、身，然後先在患者兩肩及頭、頸部按摩，鬆懈一下肌肉及神經，再在風池、大椎、肩井穴拔罐，並在大椎穴放血。最後令患者扭動頭頸一下，看疼痛是否解除。

【配合】：本症亦可用推拿、刮痧、鍼灸法配合處理。

4. 腰背痠痛（圖104）

【病因】：引起腰背痠痛的原因很多，例如：坐姿不正、脊椎側彎、長骨刺、體質虛弱、經絡不通引起氣、血不通、意外傷害、手術後遺症都會引起。痠痛時感覺疲倦、全身無力、甚至手腳麻痺。

【方法】：可在痛點拔罐後放血，或在命門、脊中、

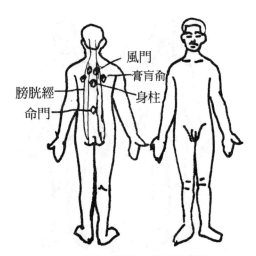

圖104　腰背痠痛拔罐部位

風門
膏肓俞
膀胱經
身柱
命門

身柱、膏肓俞、風門穴拔罐，亦可在膀胱經兩側走罐。

【配合】：注意飲食，常運動，彎腰工作勿過久，可配合整脊、按摩、指壓、練氣功。

5. 坐骨神經痛（圖105）

【病因】：坐骨神經痛有幾個原因，必須要先檢查清楚，例如腰、薦脊受傷、側彎、長骨刺、髖關節受傷磨損、退化、韌帶拉傷，或其他的因素行成都有可能。

【方法】：可在八髎穴、環跳穴、陽陵泉、承山穴等處拔罐，必要時可在痛點放血。

【配合】：可配合推拿、針灸、輕微活動、拍打。

6. 膝關節炎（圖106）

【病因】：經常站立工作、少活動、尿酸過高、肥胖、糖尿病、血管病、扭傷、意外受傷、關節退化都有可

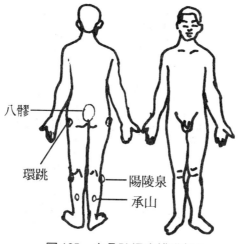

圖 105　坐骨神經痛拔罐部位

八髎
環跳
陽陵泉
承山

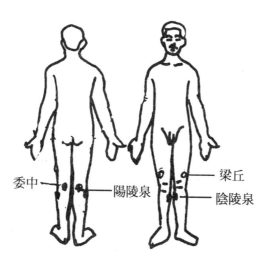

圖 106　膝關節炎拔罐部位

委中
陽陵泉
梁丘
陰陵泉

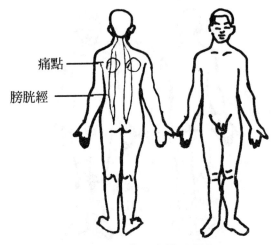

痛點

膀胱經

圖107　膏肓痛拔罐部位

能。

【方法】：在委中穴、陰陵泉、陽陵泉、梁丘穴拔罐，並輕微活動一下，必要時可在委中穴放血。

【配合】：注意飲食習慣，以清淡為主。勿靜止站立過久，平時多活動，體胖者要減肥。

可配合適症草藥、熱敷、推拿、腳底按摩、針灸。

7. 膏肓痛（圖107）

【病因】：現代人膏肓痛的人很多，主要原因有背部碰傷、內傷、飲食不良、胸脊側彎、長骨刺，經常坐著工作太久沒有活動，導致經絡不通、體內血瘀、氣瘀引起。

【方法】：可在痛點拔罐後放血，另外在周邊穴道拔罐或在膀胱經走罐，以輸通經絡路線。

【配合】：指壓、氣功拍打、刮痧、推拿都可舒緩病

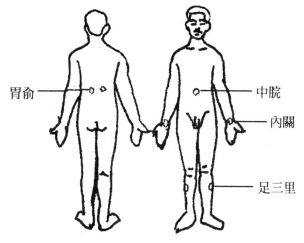

胃俞　　　　　　　　　　中脘

　　　　　　　　　　　　內關

　　　　　　　　　　　　足三里

圖 108　　胃炎拔罐部位

情。

　　8. 胃炎（圖108）

　　【病因】：飲食不良，情緒不穩，是導致胃炎的主因，嚴重時會產生胃潰瘍、胃出血。

　　【方法】：令患者坐著或仰臥，放鬆身心，在中脘、胃俞、足三里、內關穴拔罐。

　　【配合】：可用適症草藥，或艾灸方法配合處理。

　　9. 便秘（圖109）

　　【病因】：便秘大部份原因是飲食不良、情緒不穩，或其他疾病導致體內發熱、發炎，水份缺乏，影響腸、胃蠕動不良。

　　【方法】：先在背部大腸俞拔罐，然後在正面神闕穴、關元穴、足部足三里穴拔罐，或在肚臍為中心之腸胃

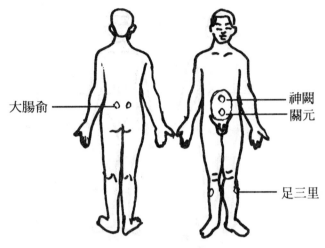

大腸俞 ——

神闕
關元

足三里

圖 109 便秘拔罐部位

處由上而下走罐。

【配合】：配合服用適症的草藥、注意飲食、多喝水。亦可用雙手掌推拿式貼合在肚臍四周按摩。

10. 腳靜脈炎（圖110）

【病因】：職業性的站立太久，或飲食不良，都會引起。

【方法】：在委中、承山、三陰交、足三里穴拔罐，亦可用走罐方式在腳部靜脈處來回走罐，再配合拔罐。嚴重的靜脈瘤現象，可在靜脈處放血，讓瘀血流出體外。

【配合】：可用刮痧、推拿、腳底按摩方式處理。

11. 痢疾（圖111）

【病因】：痢疾是體內冷熱失調，或飲食不潔，產生細菌感染引起的。患者會上吐下瀉、發高燒、腹痛、身體

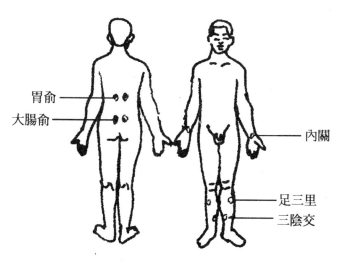

合谷

委中

承山

足三里

三陰交

圖 110　腳靜脈炎拔罐部位

胃俞

大腸俞

內關

足三里

三陰交

圖 111　痢疾拔罐部位

第
三
篇

外
助
療
法

375

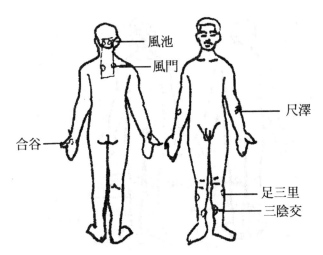

風池

風門

尺澤

合谷

足三里
三陰交

圖112　感冒拔罐部位

虛脫。

　　【方法】：在可背部之胃俞、大腸俞、手部之內關、足部之足三里、三陰交穴拔罐。

　　【配合】：須配合適症之草藥，暫不進食，多休息。

　12. 感冒（圖112）

　　【病因】：淋雨、著涼，或天氣變化受風邪，及傳染性細菌感染都會發生感冒。

　　【方法】：可在手部尺澤、合谷穴，足部足三里、三陰交穴及頭、背部之風池、風門穴拔罐。或在後頸部沿風池穴至肺俞穴走罐（兩側）。

　　【配合】：可配合氣功調氣，服適症草藥、茶療或刮痧、熱浴。

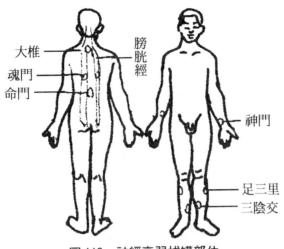

圖113　神經衰弱拔罐部位

13. 神經衰弱（圖113）

【病因】：神經衰弱屬精神失調或體質虛弱引起，患者會失眠、多夢、頭暈、疲倦無力、健忘、焦慮、憂鬱、心悸。

【方法】：在背部大椎、魂門、命門穴及手部神門穴，足部足三里、三陰交穴拔罐，或在背部膀胱經走罐。

【配合】：拔罐對神經衰弱者只能讓其經絡、神經系統振奮、氣血舒暢的保養作用而已，應配合運動，練氣功、注意飲食及使心靈平衡才可達到改善體質的功效。

14. 閃腰（圖114）

【病因】：因搬抬重物用力過猛或活動時身體突然旋轉而拉傷腰部韌帶引起。

【方法】：可在腰部膀胱經走罐或在痛點拔罐後再放

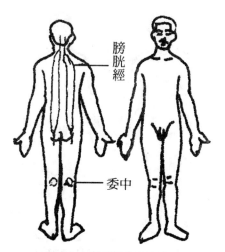

膀胱經

委中

圖 114　閃腰拔罐部位

血，並在足部委中穴拔罐或放血。

【配合】：可配合鍼灸、熱敷、推拿。

15. 支氣管炎（圖 115）

【病因】：支氣管炎是因氣候變化著涼受風邪入侵或因細菌、病毒感染，患者會咳嗽、多痰、發燒、疲倦。

【方法】：在胸部膻中穴、背部大椎、風門、肺俞穴、手部魚際穴拔罐。發燒時可在大椎或魚際穴放血。

【配合】：可配合服適症草藥或刮痧。

16. 牙痛（圖 116）

【病因】：牙痛多因氣血失調導致火氣上升，或因熬夜、失眠、牙齒、牙周病產生。

【方法】：可在臉部下關、頰車穴，背部大椎、肩井穴，手部合谷穴拔罐，並在合谷穴放血。

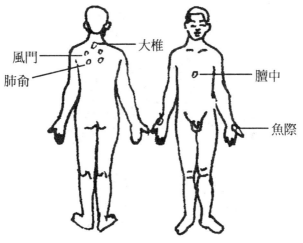

圖 115 支氣管炎拔罐部位

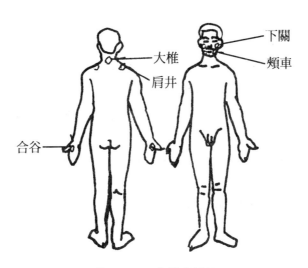

圖 116 牙痛拔罐部位

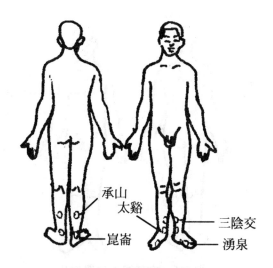

圖 117　足跟痛拔罐部位

　　【配合】：可配合適症草藥、刮痧、鍼灸，或氣功外氣療法。

17. 足跟痛（圖117）

　　【病因】：老人體虛、骨質疏鬆、骨質增生、碰傷、扭傷、痛風、風濕、氣瘀都會引起。

　　【方法】：可在湧泉、崑崙、太谿、承山、三陰交穴拔罐。

　　【配合】：可浸泡熱水，使腳部氣血暢通；注意飲食，亦可用腳底按摩、氣功外氣療法處理。

18. 糖尿病（圖118）

　　【病因】：糖尿病是一種體內血糖、內分泌失調症，患者會出現多尿、多飲、多食、疲倦之現象，多因飲食失調、缺少運動引起。

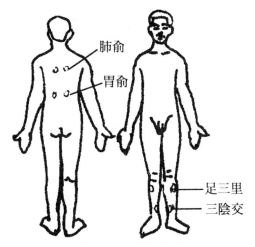

圖118　糖尿病拔罐部位

【方法】：可在背部肺俞、胃俞及足部足三里、三陰交穴拔罐，或在這些地方走罐。

【配合】：拔罐對糖尿病患者只能達到保健、提升免疫力而已，如要除病，須減肥，作體內環保、注意飲食、練氣功才能改善體質。

19.頭痛（圖119）

【病因】：引起頭痛的原因很多，例如：碰傷、失眠、煩惱、用腦過度、感冒引起、腦內長異物、頭風、氣血失調都會引起頭痛。

【方法】：可在臉部印堂穴，背部大椎穴，手部合谷穴、少海穴，腳部足三里穴、三陰交穴拔罐。必要時可在合谷穴放血。

【配合】：可用刮痧頭、頸部來舒解疼痛，或氣功外

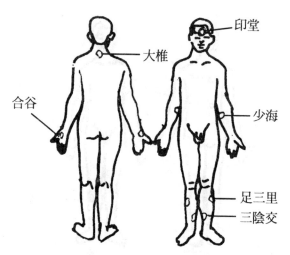

印堂

大椎

合谷

少海

足三里
三陰交

圖119　頭痛拔罐部位

氣療法也很管用。

　　20.腦中風復健（圖120）

　　【病因】：多因飲食失調、肥胖、少運動或高血壓導致腦血管破裂或瘀血阻塞使腦部份缺氧，患者手腳癱瘓，口齒不清、行動不良。

　　【方法】：可在背部大椎穴，臀部環跳穴，腳部委中穴，手部合谷穴拔罐，並在背部膀胱經走罐。

　　在患部手、腳順經絡路線走罐，並在痛點放血。

　　【配合】：推拿、氣功外氣療法、草藥。腳底按摩、頭皮針、走路活動，都是必要的復健方法。

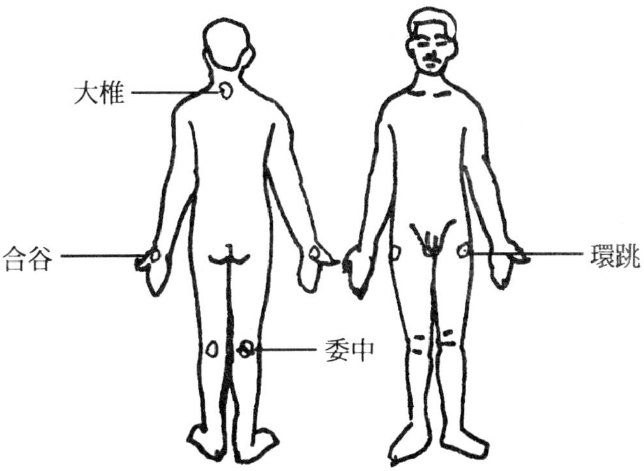

圖 120　腦中風復健拔罐部位

放血穴位參考表

穴　位	血管分布	刺　法	主　治　症
十　宣	指端，指掌側固有動、靜脈所形成的動、靜脈網	點刺出血	發熱、昏迷、中暑、昏厥、肢端麻木
手十二井（少商、商陽為主）	指甲角後，血管同上	同右	同右，喉痛、扁桃腺炎
四　縫	同右	點刺以擠出黃白色的淋巴液為主	疳積，消化不良
魚　際	拇指頭靜脈回流支	點刺或散刺出血	喉痛、扁桃腺炎，氣喘
尺　澤	頭靜脈	同右	中暑、胸悶、心煩
曲　澤	貴要靜脈	同右	同右
委　中	膕窩內側為大隱靜脈外側為小隱靜脈	同右	中暑、吐瀉、腓腸肌痙攣，腰背痛，濕疹
陰陵泉三陰交	大隱靜脈	同右	腹脹、小便不利、腿腫、丹毒
丘　墟	足背靜脈	同右	脇痛、踝部扭傷
八　風	足背靜脈網	點刺出血	足部腫痛，麻木、蛇咬傷
八　邪	手背皮下靜脈網	同右	手部腫痛，麻木、蛇咬傷
印　堂	額內側動、靜脈支	同右	頭痛，目赤痛，鼻炎
太　陽	顳筋膜間靜脈叢	點刺或散刺出血	頭痛、目赤痛
百　會	左右顳淺動、靜脈及左右枕動、靜脈吻合網	同右	頭痛、眩暈、昏迷、高血壓
瘈　脈	耳後靜脈。可直接點刺出血	根據血管分布點刺出血	頭痛，驚悸
耳尖、耳輪、耳背各點	耳後動、靜脈	同右	發熱，扁桃腺炎，眼赤痛
金津玉液	舌靜脈	同右	舌強，嘔吐，舌炎，扁桃腺炎

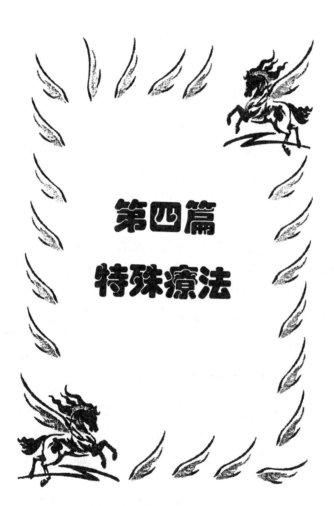

第四篇

特殊療法

第一章　尿療法

一、尿療法的原理

　　一般人聽到尿療法都會產生很強烈的反感，他們認為尿是被人體淘汰的排泄物，是很髒、很臭，很不衛生的物質，今又從新倒入人體，就像我們在打掃房間，掃出垃圾以後，又將垃圾重新倒入屋內，覺得很不可思議，其實這些人都把「糞」與「尿」混為一談，不知其真正的原理。

　　尿，是人體內循環過的血液及體內的水份，經過腎臟過濾功能的處理，將不適用的，經膀胱的處理排泄出體外，所以它本是循環在體內的物質，是很乾淨、有抗體、能免疫、適合本身體內組織的。

　　據現代醫學界分析，尿的成份除了水份外，還含有多種人體激素、促性腺激素、多種維生素、多種元素及酶、磷、鈣、氨基酸等人體不可缺少的物質，這些都是對人體有益的，現今從新再倒入人體中，直接接觸人體組織，或經過胃及大腸、肝的轉換，重新回到人體，循環在人體內，能產生殺菌、解毒、消炎、止痛、止血、破腫瘤、殺癌細胞及滋補身體的作用。

　　至於為何會有療效，根據什麼科學理論，到現在還沒有人能很直接的拿出證據，但它已在全世界風行，流傳了數千年，而且確實可以醫治很多奇形怪狀的疑難雜症，這

已是不爭的事實。

尿療法本是正規的醫療行為，也是最沒有副作的「藥」（用自己的尿），而且又經濟又方便，是民間療法中最可行的一種養生、保健、醫療的好方法，值得大家一起來嚐試。

二、古代中國醫學對尿療法的重視

尿療法在古時候就很盛行，古代醫學家甚至把它當成醫療聖品，有「藥王」之美稱，更是病患臨死起死回生的急救「仙丹」，我們可從古代數位名醫所留下來的文獻著作，就可略知一、二。

扁鵲──戰國時代名醫。著有《扁鵲內經》、《扁鵲外經》等多部著作，其中有一例為「中惡不醒」令人尿其面上，熱尿入其口、鼻、眼即甦醒。可見尿為中暑休克急救之仙丹。

張仲景──東漢時代名醫，撰著《傷寒雜病論》等書，他善用人尿治病方例很多，其中一例為治中暍昏悶曰：「夏日人在途中熱死，急移陰處，就掏道路熱土擁臍上作窩，令人溺滿，暖氣透臍即更生，乃服地漿、蒜水等物。」充分的教導我們如何就地取材，醫治急救中暑休克之旅人。

葛洪──東晉時代名醫，著有《金匱藥方百卷》和《肘後救卒方》等多本名著，其中有甚多方例，此略舉三方，1.中土菌毒；含口椒毒：取人尿飲之。2.卒然腹痛：令人騎其腹，溺臍中。3.蜂蠆螫傷：人尿洗之。可見尿非

但是急救聖品，也是消毒、解毒、止痛最佳聖品。

陶弘景——兩晉南北朝名醫，著有《本草集註》等多本藥書，其中有句曰：「若人初得頭痛，直飲人尿數升，亦多瘥；合蔥、豉作湯服，彌佳。」又曰：「寒熱頭痛、溫氣：童男尿尤良。」可見尿有驅風邪、退熱、降溫、止痛的作用。

孫思邈——隋末唐初名醫，撰有《千金要方》、《千金翼方》各三十卷，內攝民間及各種醫術甚多，甚稱為中國最早之醫學百科全書，其中有關尿療法曰：「人尿乃傷科之仙藥也。」「子死腹中，以夫尿二升，煮沸飲之。」「火燒悶絕，不省人事者，新尿頓服二、三升良」「金瘡血出不止，飲人尿五升瘥。」「治諸食中毒，飲黃龍湯無不治，飲馬尿亦良。」「治刺在肉中不出方：溫小便漬之。」可見尿是傷科、助產、急救、止血、中毒之良方，而且說動物之尿亦可。

孟詵——是孫思邈入室弟子，師徒兩人都是唐代名醫，著有《必效方》三卷，食療、本草等數冊書籍，其中有曰：「骨蒸發熱者：三歲童尿五升，煎取一升，以蜜三匙和之，每服二碗，半日更服。此後常取自己小便服之，輕者二十日，重者五十日瘥，二十日後當有蟲蚘蜒在身常當處（就是現在所說的皮膚發癢的反應和好轉反應。）十步內聞病人小便臭者，瘥也。台州仙鳳觀道士張病此，自報神驗）。可見尿也能治關節炎、骨痛、皮膚病，還可用煎煮加料服用，及說明用後反應情形。

寇宗奭——宋朝著名藥物學家，撰寫《本草衍義》二

十卷，其中有曰：「人尿降火最速」。「人尿須童男者，產後溫一杯飲，壓下敗血惡物，有飲過七日者，過多，恐久遠血臟寒，令人發帶病，人亦不覺。若血氣虛，無熱者、尤不宜多服，故熱癆方中用之。」點出尿的功效及性能。

張子和——金代名醫，撰寫《儒門事親》四十卷，論述人尿和人尿製品實例甚多，其中一例為：「痘瘡倒陷，腦月收入中白（尿積垢），火煅為末，溫水服三錢，陷者自出。」可見尿垢可治痘痕。

朱橚——明太祖朱元璋第五子，對醫學頗有研究，著作甚多，其中有一例：「赤目腫痛，自己小便，乘熱抹洗，閉目少頃，覺舒適時睜開，此以真氣退去邪熱也。」

可見尿可洗眼退熱明目，是養眼之妙方。

李時珍——明代名醫，對醫藥頗有研究，是《本草綱目》的作者，其中尿療法之論述甚多。

繆希雍——明代名醫，著有《本草經疏》三十卷，其中有曰：「人尿為除勞熱骨蒸、咳嗽、吐血及婦人產後血暈悶絕之聖藥。」

以上只是古書上的片段描述而已，不過大略已點出尿可治什麼病與其方法，如讀者想深入了解可查閱相關書籍，更能了解。

三、現代人對尿療法之風行

全世界數百萬人正瘋狂的在推廣尿療法的運動（各國都有自助的研究推廣協會），他們用自己的尿來保健自己

或用來治病。

尿療法本是中國醫學上的一塊奇葩，從上述就可得知古人對它的重視，但中國人因近代戰亂及受西洋文化的衝擊，人民一直在往「西」看，彷彿遺忘了祖先有這一絕招，反而被日本人有心的利用及推廣；一些日本軍醫在二次大戰戰亂中，因醫療物質的缺乏，巧妙的應用尿療法來醫治了很多傷兵，而獲得很多經驗，戰後日本人開始研究尿療法，並以飲用自己的尿來保健身體，獲得很大的響應，並組織了尿療協會、研究協會，將它推廣到全世界，台灣也受影響，估計台灣曾飲過自己的尿或童尿者有數拾萬人之多，也有尿療協會，一些知名人士，醫學名流也都有參行。

其他國家，例如歐、美先進國家的情況也一樣，尤以印度前首相，德沙氏以六十五歲高齡，因四十年的宿疾不能治療而改用尿療治癒，從此每日持續清晨飲自己的尿保健而活到九十六歲高齡，從不間斷最為出名。

四、筆者親身的體驗

筆者在童年時經常看見家中耕牛偶而生病，不吃不喝，不能工作，筆者伯父會令堂哥用竹筒盛尿（童尿）倒入牛口中，隔日耕牛即病癒，重返田中工作，當時筆者年幼，甚為好奇，並不知此為「聖藥仙丹」。

又有一次見伯父腳盤被鐵釘刺傷，腳部發炎、腫大，他以醃過之胡瓜浸尿敷傷口而退癀消腫，數日後痊癒，並無就醫。

十年前筆者已五十出頭，全身都是慢性病，為了醫治自己，任何民間療法都去嚐試，有一天遇一位長者，見他甚為健壯，問以何保養身體，對方說每天清晨喝自己的尿及練氣功，筆者甚為不解，總以為尿是人體之排泄物，甚為不潔且惡臭之物，怎能入口，又怎能療病，但憶起童年之事，即積極翻書查閱，才恍然大悟。

　　第一次嚐試「回龍湯」（尿之美稱，亦有人稱為仙水或生命之泉），真是要鼓起很大的勇氣；清晨尿急，起床到廁所，備好杯子，先尿一點前段去除，然後盛一紙杯（約150cc～200cc），之後猶豫不決，幾經內心爭鬥，終於立下決心，捏住鼻子將自己的尿倒入口中，發現尿不但臭，而且鹹，於是作嘔，但為了健康，還是強忍，再次的將尿倒入口中。

　　當天清晨我即出國（經商），在空中飛行中，突然覺得全身發熱，皮膚刺、麻、癢，體內好像有東西在走動（氣動），很是不舒服，以為喝尿中毒，於是下飛機後就在旅店睡覺，醒來後覺得渾身舒暢，經常腰痠背痛之情形彷彿改善了很多，全身輕盈，真是神奇，於是每天清晨起床連續喝了一個多月（聖誕節到過農曆年）。

　　後來經驗豐富了，知道喝尿前一天如果有吃喝酸、辣、藥、腥、葷、鹹、酒、咖啡、咖哩等食物或是身體不舒服、熬夜（火氣大），其尿味必惡臭難聞，也難入口，但如果每日清淡飲食或身、心健康愉快，其尿甘如泉，並無惡臭，尿色也清澈透明。

五、尿療的服用方法

尿療分成保健與治病兩種，一般保健都是服用自己的尿，除非本身有疾病，不適合用自己的尿，可用健康的童尿外，還是以自己的尿為最安全、方便。

為保健而服「回龍湯」，也要看年齡與身體狀況而定，一般年輕人每年冬季喝一冬就可，中年人可從中秋喝到立春，而老年人最好是整年都喝，每天以清晨第一次尿，取其中段（前、後段不要），尿量以每次約150cc～200cc即可，不必太多，而且每天一次就夠，但為治病者，可每天照三餐飯前一小時空腹時服用，且不論年齡四季都一樣，才能有效快速治病，但也要配合其他療法，才能達到更好的效果。

服用「回龍湯」時最好以清淡飲食，以免尿味難聞或不堪入口，且要持之以恆。因自己的尿無毒無副作用，所以，可以連飲整個月。

在入口時最好含在口中一下子，再慢慢吞下胃中，尤其是有牙周病或口腔潰瘍、喉嚨有問題者更要停留久一點，也可用來漱口，或點眼睛當眼藥水，擦皮膚、洗頭髮（有助頭髮重生，對禿頭者有幫助），而且不要立即刷牙或喝茶、飲料、進食。

尿滲入其他的東西、食物、藥品一齊煎煮也可，但要依照病情斟酌適當配方。外敷也是一樣。

古時候的人都以春季的竹筒來盛尿做藥引，事後服用紅棗等水果做補品或清口，筆者認為現代環境已不同，可

有亦可無，以方便衛生為主。

總之，服用的方法約有下列幾種：

1.**喝**——以自己的尿或健康的童尿，直接喝入口中，以應保健或治病之服法。

2.**口含**——將尿含在口中數分鐘後再吞中體內或吐出體外，主要的作用在治療口中發炎、潰瘍、牙、舌疾病、出血等症狀，有殺菌作用。

3.**滴入**——類似眼藥水方式滴入眼中、耳中、或潰瘍之皮膚中，有消炎、殺菌的作用。

4.**清洗**——皮膚發炎、濕疹，或皮膚諸症，可用尿水清洗患部，也有消炎、殺菌之作用。

5.**浸泡**——將食品、藥物、浸泡在尿中一段時間，再取出敷在傷口或製成藥品服用，例如，將黃瓜浸泡在尿中數天後取出敷在外傷口，有消炎、殺菌之作用，或將綠豆等食品或草藥浸泡在尿中數週後再取出灑乾研磨成粉服用，有解毒及養生、治病之功效。

6.**尿敷**——將草藥搗碎或絞汁加尿，敷在身體患部，可治風濕、關節炎、痠痛、外傷、內傷、行氣、通經絡等作用。

7.**膠囊**——有些製藥廠商已用科技方法提煉可用尿素加配中藥販售，聽說可治很多種疾病。

8.**注射**——與製膠囊相同，是用科技方法提煉可用尿素，用液體方式製成成藥，用注射的方法射入體內、血管以達治療作用。

六、尿療法可治什麼病

尿為什麼能治病，到現在科學家還找不出真正的原因，雖然市面上一些分析與猜測的理論很多，但筆者認為那並不重要，重要的是它確實可以治療很多種疾病，而且沒有副作用，不像其他的藥或療法多少會帶有副作用，且已風行數千年，說它不科學也已無所謂。

據歷代醫書文獻顯示，尿療法有 1.降火；2.解毒；3.消炎；4.止血；5.清積；6.急救；7.通經；8.消毒；9.養顏；10.療傷；11.止痛；12.破腫瘤；13.清血管；14.殺癌細胞；15.提升免疫力等功效，幾乎無所不能。

據各地尿療協會提供之研究報告及會員反應，對動脈硬化、高血壓、低血壓、腰痠背痛、四肢無力、肝炎、肝硬化、癌症、貧血、陽痿早洩、寒冷症、糖尿病、婦女赤白帶、胃腸潰瘍、胃炎、氣喘、氣管炎、狹心症、心肌梗塞、心律不整、性病、膀胱炎、前列腺肥大、各種結石、甲狀腺及其他荷爾蒙分泌異常、憂鬱症、過敏、神經衰弱、痛風、風濕性關節炎、淋巴腫瘤、白內障、飛蚊症、水腫、老人皮膚搔癢、尿道炎、不孕症、口腔炎、齒齦炎、癲癇、神經痛、帶狀疱疹、腦中風、坐骨神經痛、蛇犬咬傷、蜂蟲嗤傷、跌打損傷、感冒受風寒、頭痛、牙痛、眼痛、耳炎……等等，幾乎萬能。

其實總結一句話，它與其他的藥不同，因為它本來就是人體的一部份，所以，它有清除體內垃圾、毒素、促進體內新陳代謝，及協助體內運作功能提升免疫功能的功

效，才能治這麼多的病。

七、尿療法應注意事項

每種療法都有其優點與缺點，尿療的缺點好像特別少，而且又方便，不像其他的療法那樣有很多禁忌。

除了動過手術，內裝人工製品（例如心導管、不銹鋼關節）或洗腎之患者（腎功能已失去，不能排尿），重病患者（例如正在做化療）以外，都可服用尿療法來保健或治病。

如果認為自己的尿品質不佳（生病），可用健康的童尿，並注意尿的新鮮度及衛生度就可，其他沒有什麼禁忌。自己有病在身也不可供應尿給別人喝，以免感染別人，例如，愛滋病患者、性病患者，或有病菌帶原者的尿都不可以喝。

有些人因體質上的差異、敏感，服用尿後會產生身體發熱、發冷、頭暈、作嘔、起皮膚疹或其他不舒服等現象，如果是輕微者屬正常，待再服用數次以後，習慣了自然就會消除，不必害怕或排斥，但嚴重者是屬體質不合症狀，應立即停止服用，並以多喝開水將體內之尿排出體外，即可消除不適應症狀。

第二章 斷食療法

一、斷食療法的原理

1.平衡理論、人類本能

上天造萬物，都是經過細心的設計，給予生態平衡，才能運轉自如。上天在賦與人類生存時，也給予很多求生治病的本能，而斷食療法就是人類本能之一。

我們可從眾多的生物生態去了解，例如，貓、狗在生病時都會拒絕食物，即使是美食當前，也無動於衷，主要的理由是要將屯積在體內的毒素排泄出體外。人類也是一樣，當身體狀況不佳時，總是會厭食，提不起胃口，緊急時還會上吐下瀉，其目的就是在執行人類的生存平衡本能。

要將體內的毒素順利排泄出體外，必先將「工廠」關閉一陣子，好清掃「廠內」的髒亂，當清掃乾淨後再重新「開工」讓原料進口，才能有秩序的運作「工廠」。

另外，動物還有一個本能，就是「冬眠」，很多動物為了適應寒冷的冬季缺乏食物，都會很本能的冬眠，以節省能源，並趁機汰舊換新，清掃體內髒亂。

企鵝能在寒冷的冬季，不吃不喝的站著孵化下一代，靠著燃燒囤積在體內豐富的脂肪，這也是斷食本能最好的例子。

2.氣功的辟穀術

經常聽到某人練氣功後產生「辟穀現象」，能在數十天內不吃食物且能照常工作，覺得很不可思議，其實這也是人類的本能之一，因為練氣功後，人體能量已足夠維持生命所需，所以，不必進食多餘的能量。

古時候修道者還發現練氣功後不但不餓，還會使頭腦清晰，精神良好，甚至體輕，動作敏捷，能產生很多不可思議的靈感與特異功能，其實這些也是人類的生存本能，只是它是潛在性的，必須經過開發才能重新擁有，所以，幾乎所有的宗教修道者，哲學家、藝術家、文學家，甚至發明家，為了達到開發潛能，都會使出「斷食」這一招。

3.現代治病良方

現代人生活富裕，食物不匱乏，一般都有過食現象，以致體內囤積了很多多餘的營養物質，這些多餘的物質會對人體產生負擔，甚至阻礙人體運作，讓人生病，例如，肥胖、脂肪過多產生脂肪肝、脂肪肌瘤、血管粥狀、高膽固醇、高血壓、心臟病、關節炎、痛風、腎臟病等，斷食就像暫時關閉「工廠」大門一陣子，並清掃「廠內」的囤積物，然後再從新「開工」，工廠就會煥然一新，達到高水準的運作。

4.肝功能的轉變

我們都知道肝是人體的化學工廠，肝的功能是在吸收胃腸送來的食物，將它轉化成營養（能源），並送到人體各處供人體使用。它還有一個功能就是分析體內物質，如果對人體有利的就吸收，不利的就排泄出體外，所以它有

排毒、解毒的功能。

當運作「罷工」了，胃腸停工了，肝會將囤積在體內的「存貨」燃燒，變成有利的能量來維持生命、平衡營養、重整運作秩序的目的。

斷食期間，大量的喝水，就是在清掃垃圾，藉著水的力量，達到乾淨人體的作用，也達到治病的效果。

二、斷食療法的功效

1. 去除多餘脂肪，達到減肥的效果

肥胖的人都很短命，這是有目共睹的事實，因為肥胖會造成心臟的負擔、人體組織的負荷、運作的困難。

多餘的脂肪會覆蓋器官，形成脂肪肝、脂肪腸、脂肪心臟、妨礙到器官的運作，有時還會產生脂肪瘤，會干擾人體組織。

斷食可以消耗多餘的脂肪，讓胖子快速的消瘦下來，達到塑身、減肥、消除多餘脂肪，去除脂肪肝、脂肪瘤、脂肪腸等致病的因素，也讓人感到全身行動輕鬆、敏捷。

2. 去除囤積在體內的毒素

隨著科技的發達，我們每天所吃的食物，所喝的水，所呼吸的空氣，已不再是純淨的天然品。人類大量的使用農藥、殺蟲劑、生長激素，及食物添加品、工廠化學原料、空氣污染、核子試爆、毒氣試驗等，都已隨著食物及空氣進入人體，很不幸的是，這些對人體有害的毒素會被人體吸收，卡在脂肪內排泄不出來，它停留在人體內會干擾運作，破壞組織及新陳代謝功能，使人產生疾病。

各種癌症、腫瘤、潰瘍、皮膚病、肝硬化、結石、痠痛都是這樣形成的，現代醫學對它束手無策，醫藥也枉然，只有用斷食療法才能將這些卡在體內；卡在脂肪的毒素，排除或燃燒掉，人體才能重獲健康。

3.整頓血管、清除粥狀、脂肪血、血瘀、血塊及雜物。

不潔的物質卡在人體內，在大腸變成宿便，妨礙排便，卡在膀胱或前列腺，妨礙排尿。卡在血管內形成血管肥大、粥狀，會造成血液流通受阻礙，造成高血壓、血管硬化，加上血脂肪過高，產生血濁、血瘀、血塊，這些問題都是造成腦中風、心臟病、肺血栓等主因。

血瘀卡在骨縫間、關節間、肌肉間會產生風濕、關節炎、肌肉痠痛、五十肩、腰背痠痛、手腳麻痺等症，造成人體退化、肌肉痿縮。

尿酸卡在關節，形成結晶，產生痛風卡在器官形成結石，會產生疼痛，會使器官癱瘓，失去運作功能。

這些症狀與疾病也可以藉著斷食療法，將它清除，使血管重新清潔乾淨，使積留在體內之不潔物排出體外或燃燒消失，達到防止人體生病。

4.促進新陳代謝功能

人體髒亂，會增加運作負擔，減低免疫功能，無法抵抗細菌感染，使人體逐漸衰弱，失去防衛能力，百病將纏身，一些代謝功能也會降低，使人產生糖尿病，性功能衰退，腎功能失去作用，內分泌失調，細胞老化。

斷食療法就像家庭大掃除，雖過程很辛苦，但事後確

能使身體煥然一新，恢復昔日乾淨整潔的體質，使新陳代謝功能重新振作起來，這些都會影響到人的精神元氣，有返老還童的作用。

5.開發潛在能力

有人說：食肉者猛，吃草者順，食氣者神，不食者仙，貪吃者庸，其意思是說肉食動物都很勇猛（例如老虎、獅子、豹），吃草者溫順（例如牛、羊、馬），食氣者神明（練氣功者），貪吃者庸病（好吃懶動的人都很愚笨）。那麼，不吃者將會如何呢？

人類天賦的生存本能很多，有顯在能力，也有潛在能力，顯在能力是可以自然調節，立即應用不費思考，但潛在能力是被覆蓋著，必須要等到生命發生極度危險，人體有需要時才會顯現出來。

斷食療法的原理就是違反正常生命運作方式，可達到反方向的操作（肝臟主掌著人體運作的舵手，斷食時期肝的運作是反方向的，接著人體一切的組織運作也跟著反方向操作），此時，平日被淹蓋的潛能就會被掀開，精神會產生特異現象，頭腦將如湖水，清澈透明見底，一些資訊、靈感、記憶也會很明顯輕意的被捕捉浮現，而達到智慧頓開的局面，一些以前從來沒有想到，或不知的事情，突然間想通了（佛家所謂的「悟」），能創造一些突破性的思考與事情，所以，為何從古至今很多修道者、練功者、哲學家、藝術家、發明家，都會到深山去閉關、練功加上絕食，就是這個道理，也就是不食者仙的道理。

三、斷食療法能治什麼病？

嚴格的說，斷食療法是在預防疾病發生或阻止疾病嚴重加速，而非直接的治病，因為等到病情嚴重時再來斷食，可能已經來不及了，所以，斷食療法主要的作用是在清潔內臟，整頓人體運作，重整組織功能，但這也可以算是治病，因為經過人體大掃除，體內垃圾清除後，自然那些疾病就會消失無蹤。綜合上述的理由，我們可以分析到斷食療法能夠治的病大約如下：

1.**血液病**——例如血濁、血脂肪過高、膽固醇過高、高血壓、動脈硬化、血管粥狀、心肌梗塞、心律不整、動脈塞栓、動、靜脈血栓、腦中風、肺血栓、肺栓塞、手腳冰冷等症。

2.**痠痛症**——關節炎、風濕症、五十肩、腰痠背痛、手術後遺症、痛風、不明痠痛症。

3.**皮膚病**——青春痘、黑斑、雀斑、泡疹、皮膚潰瘍、濕疹、蕁麻疹、皮膚搔癢症。

4.**器官病**——肝炎、肝硬化、腎炎、腎臟機能衰退、腎硬化、前列腺肥大、性功能衰退、胃、十二指腸潰瘍、膀胱肥大、排尿不順。

腸功能不佳、便秘、腹痛、腹瀉、視力減退、青光眼、白內障、氣喘。

5.**代謝病**——內分泌失調、腫瘤、癌症、潰瘍、增生物、肌肉萎縮、血管瘤、糖尿病。

6.**中毒**——食物中毒、各種化學品中毒、環境、空氣

污染中毒所引起的病症。

7.精神症——失眠、頭痛、容易疲倦、記憶力衰退、神經衰弱等症。

四、斷食方法的種類

1.時間性

斷食療法可分一天、數天、長期、閉關式等數種，要視各人需要、目的、體質而選定。

假如是吃壞了肚子，上吐下瀉，或胃囤積太多的食物，不能消化，或精神不佳，不想吃東西，那就不要勉強進食，最好做一天或兩天的短期斷食，好讓肚子裡面的食物或毒素排泄出來，等清腸後，再讓身體休息一下，好讓體內組織運作重新整理，平衡後再進「原料」，相信秩序不但不會混亂，還有益健康。這期間只要多休息，多喝水就可，但復食也要漸進，勿暴飲暴食，否則有礙健康。

假如是為了體內環保，為了保健，為了減肥，或為了泄出多餘的膽固醇，為了清除尿酸，為了降低血壓，為了清洗血管、血液，那麼就要先嚐試數天或一個禮拜、十天的中期斷食療法，如果認為有效，能夠忍受，有了經驗，再做長期的斷食規劃。

至於治病者或開發潛能者都要做長期的斷食打算，原因是一件困難、複雜的疾病，不可能短期間內就可完成，必須要再接再厲的努力執行，非達到目的不可罷休，這時就要採用漸進式或分期付款式的延長時間，這樣的做是可以暫時休息一下，補充體力，免得欲速不達。（例如第一

次斷食七天，復食後休息七天再做第二次十四天的斷食，再休息七天，再第三次的二十一天休息七天，再第四次的二十八天……。）

一些血濁、血瘀、血管硬化、血管粥狀，導致心臟病、腦中風、潰瘍、腫瘤等都要有耐心的做長期斷食治療，並配合練氣功、服草藥或其他補助的辦法，來加速治療效果，也會得到安全性的保障。

開發潛能的修道者更要長期的放空心態，接受更嚴厲的磨練，要配合閉關及練氣功才能達到目的。

2.材料性

古時候的修道者是隱居在深山內，辟穀時以山泉水做飲料，不食人間煙火的苦修，但現代人為了治病，及現實的條件，可用自來水煮開然後每天以2000cc的量飲用代替山泉水，這是最正確的原始方法。

如果因為體質虛弱，不能承受，也可用草藥茶、果汁、菜汁（禁止加味，例如糖、脂肪、牛奶等），來補充體力，但要適合症狀、體質，以免弄巧成拙。

長期的斷食者或修道者，欲潛能開發的練功者，閉關期間有些人都是採用只吃水果（限量、限種類），及喝茶、開水來渡日。

五、斷食過程與方法

斷食療法分短期、中期、長期三種。短期者就不必規劃，也沒有什麼過程，立即斷、立即復食，隨心所欲，隨時隨地，但中、長期就必須要有所規劃。

在此選用中期斷食分析如下：

1.計劃、檢查

要斷食前必須要有規劃性，成功率才會提高，尤其對一位初次斷食的人更為重要。首先必須選定出一段時間來，排除一些重要的節慶、會議或重要業務執行日，及安排一段較輕鬆、沒有工作壓力的日子（可照常工作），及來自家庭、社會、事業的干擾（環境、思想、生活習性、人際關係），並選擇自己用什麼方式斷食，事先要做健康檢查，記錄下來，以便斷食後再檢查，核對成果。

2.減食期

中期以上斷食，必須做好減食期的準備，切勿突然間執行斷食，這樣會讓胃腸及身體不適應，產生斷食的困難度，也有礙健康。

一般減食期最少要有四天的漸進減食，也就是說，第一天要減少一般時期進食的四分之一量，只進食75%的食物；第二天再次的減少四分之一，達到平日進食量的50%，第三天再次的減少四分之一，達到平日進食量的25%，第五天才開始完全不吃食物，只喝水的斷食工作。

在這期間也許會不習慣，肚子老是唱反調，抗議食物不夠，這時千萬不要屈服，不要去偷吃，也不要喝什麼補充營養的營養劑或代用品，要養成忍耐的習慣。

3.斷食期

開始斷食的第一、二天是最難受的日子，因為平常吃習慣了，突然間不給食物，胃腸會受不了，會提出抗議，這時不但會頭暈疲倦、四肢無力、精神不佳，而且胃痛、

腸鳴的現象會出現，這是考驗一個人的決心、毅力的時候，一些意志力不堅強的人總是會先投降，放棄斷食念頭。

第三天、第四天，一般都會腹痛，接著下瀉，會大量排出宿便（長期卡在大腸內的囤積物），這種宿便因卡在腸裡時間很久，會承現出黑、青色、黏狀液體（像瀝青），會分數次排出，約有三、四千 cc 之多。如果只腹痛、腹鳴而排不出東西，可用按摩腹部或吃一些瀉藥（不可太多）以便清洗大腸，並保持每天 2000cc 的飲水量。

第五天、第六天，當宿便排清後，就不可能再排便，腸內空空的，每天只排尿，無便可排，此時斷食者會發現身體好像輕飄飄似的，平時走路無力、爬樓梯氣喘的情況不見了，精神好像開朗清新許多，有時還會有幻覺、幻聽出現，肢體動作敏捷，腦筋靈活，一些以前想不通的事也會想通，智慧好像頓開，飢餓感也不見了（已成習慣）整個人變成像神仙式的，不可思議。

有些人因身體有宿疾，宿便排清後會有所謂的「好轉反應」，也就是說在身體某部位會有隱隱作痛，或痠痛感覺，或有不自在的情況出現（有些人會產生劇痛），這是所謂的「氣攻病兆」情況，只要不是很厲害，不必去理會，過兩、三天氣通了，就不會再痛，舊病會痊癒，情況會改善。

假如斷食者懂得配合練氣功或運動，會發現氣場很旺盛，好像身體充滿著氣流，一吸一呼之間，可左右氣場的流向。爬山時會輕易的爬上頂峰。

此後的日子就要看斷食者的安排，要斷食多久時間，就視計劃去執行。

4.復食期

復食是非常重要之事，不可馬虎，因為有些人認為忍耐了很久終於可以進食了，而不堪食物的誘惑，暴飲暴食，這會發生嚴重的危險，輕者全功盡棄，重者可能會發生使胃腸承受不了而破損，非常可怕。

由於長期沒有進食，消化系統的作業必須要給予漸進的適應，所以，也要像減食期那樣漸進式的增加份量，還要更嚴格的去執行，例如，食物的軟硬度、脂肪率、熱量，才不會發生危險。

復食第一天，宜喝青菜湯或汁，或米湯，不加任何添加物、調味品，數量不宜多，可減少喝開水。

第二天可食一些粥，這種粥要很稀，很爛，像漿糊，也可用穀粉類泡成稀粥狀，並配一些果菜汁來喝，數量也不宜多，保持每天2000cc左右，以粥或汁代替開水。

第三天可煮一些粥，並配合青菜煮爛，可加點油料、調味品以增加口感，達到爽口的地步，數量也可增多，達到平日食量的50%。

第四天、第五天除了吃爛粥以外，可配合青菜、魚肉（不要太硬），食量也可提高。

第六天後應可恢復平日的食量。

此後要養成均衡飲食，要只吃七分飽，而且要拒絕酸、辣、過甜、過鹹、酒、刺激品等有礙身體健康之食物，心情也要保持平靜，沒有壓力，才能去除疾病，永保

健康。

5.檢查、分析成果

事後可去健康檢查一次，核對事前的檢查，將會發現很多指數都會降低，達到標準點（例如血壓、膽固醇、血脂肪、尿酸）體重也會減輕。

六、斷食應注意的事項

1.重病、孕婦不適斷食，會發生危險，對胎兒不利。

2.體虛者及糖尿病患者可以斷食，但不宜以清水斷食，而是要採用果汁、菜汁，或水果斷食，並隨時注意身體情況，不可過份勉強，遇有不適，應立即補充營養。糖尿病患者要隨身攜帶甜點，因為不進食會導致血糖急速下降，產生頭暈、休克現象，如果執意強行，可能會發生危險，所以，糖尿病患者要有專家或醫生指導，並採用漸進式的斷食才可。

3.斷食要有決心、毅力，且漸進的計劃，要視各人情況而選定方法，拿捏要恰到好處，要有不屈不撓的精神，才能成功。

4.復食勿暴飲暴食，或吃含有脂肪的食物，以防腹瀉或發生危險。

5.如果是初次、沒有經驗，必須請教專家指導，要有專人照顧才行。

第三章　水療法

一、水療治病的原理

科學家在研究外太空的星球上是否有生物的存在（生命跡象），第一個先決的條件就是要知道這個星球是否有水的成份，因為水是形成生命主要條件之一，如果這個星球有水的成份，那表示這個星球必定會有生物。

以人類來說，我們的肉體是含有 70%水質。這麼多的水份在人體，它必須不斷更換、補充新鮮的，才能維持生命的正常運作。

陽光、空氣、水、食物是維持生命的四大要素，然而空氣、水、食物都含有水份，所以一個人可以很久沒有曬太陽不會死，也可以幾十天不必進食不會死，但不能幾分鐘沒有空氣，也不能幾天沒有喝水，因為水中含有氧氣，就像魚類活在水中一樣，可見人體依賴水的程度是相當高的。

水是生命的能量，也是製造人體細胞的材料，人體發生了故障（生病），也可用水來調整健康或治療疾病，使人體儘速恢復正常運作。

用水來調整健康的方法有分內在的吃、喝，例如：茶療、酒療、食療，及外在的浸、泡、淋、洗、敷等方法，其中又分冷水、熱水、海水、礦泉，還可在水中滲含藥

物、植物、礦物、香料或只用純淨的清水，用沖激刺激穴道的方法來治療疾病，方法之多，要看各人的症狀適合使用那一種。

本章就專講述外在的水療法，分析幾種方法供讀者參考。

二、純熱水浸泡療法

【說明】：泡熱水澡是人們在冬季常見的一種保溫、刺激體內血液循環及潔身、美膚最常見的方法，也是一種冬季養生、享受的方法。

【方法】：泡熱水澡有分在自家浴缸裡浸泡與到外面澡堂泡澡兩種。

泡熱水浴必須溫度適中（約 38～42 度），且要先由腳部泡起，慢慢的再將上身坐著或躺著，將身體浸泡在熱水中，只剩下頸、頭部露出水外。

泡熱水澡須注意安全，室內不可密封，要留通風口，讓水蒸氣往外流，以免吸入太多的水蒸氣而缺氧休克，也要防止瓦斯中毒，因為很多家庭瓦斯熱水器都裝在室內，冬天天氣寒冷，門窗緊閉，空氣不流通，萬一瓦斯外洩，會造成二氧化碳中毒，必須謹慎。

每次浸泡 10～15 分鐘就要起身休息一下，等體溫下降後再泡第二次。泡澡後身體會產生熱氣而冒汗（事先可喝一杯水，防止體內水份被蒸發而缺乏）是正常的，事後要將身體水份擦乾，再穿上厚衣服保暖，讓皮膚再冒汗，濕透衣服無妨，千萬不要因體熱而少穿衣服，會很容易著

涼而感冒。

【功效】：泡熱水浴可治凍傷、感冒、風邪、手腳冰冷、消除筋骨痠痛、風濕關節痛、解除壓力、疲勞、失眠，尤其是感冒、軀風邪，如果再配合喝薑湯或藥茶，並即蓋棉被，讓熱汗直流，很快症狀就會消失（即使是夏天也是一樣）。

【注意】：但患有心臟病、糖尿病、高血壓、皮膚症，或重病患者、孕婦要特別小心注意，水溫不宜過高，泡的時間也不宜過久，且要有人在旁協助，以防萬一。

三、溫泉浴療法

【說明】：溫泉浴俗稱泡湯，有冷泉、熱泉、碳酸泉、硫磺泉等多種不同性質（水的成份不同），雖水質不同，但療效略同。它是台灣、日本，以及全世界有溫泉地方的人民所最喜愛的休閒享受兼養生的方法。

溫泉是天然品，因地質的熱與水及礦物混合而成。泉水大多在野外，也有人將它接引到家裡、旅店或其他特定的場所。

【方法】：與泡熱水澡一樣，必須注意水溫、衛生、安全，也不可泡太久，泡後來個全身按摩更是全身舒暢，氣血暢通。

【功效】：溫泉因其水質含有高量碳酸或硫磺之類的礦物質，所以，它除了有與泡純熱水浴相同的療效外，還可淨化皮膚，治療一些皮膚病，例如：青春症、痱子、凍傷、濕疹、疥癬、香港腳等症，還能光滑皮膚、美容養

顏、減肥、止癢排毒，做體內環保、消除疲勞，間接的改善高血壓、動脈硬化、神經痛、失眠等功效。

大部份泉水也可直接飲用，可中和胃酸、改善痛風、糖尿病、慢性胃炎、消除尿酸結石、膽結石、便秘等症。

【注意】：泡溫泉也有很多須注意的事項，例如，事先要知道水溫、水質、衛生是否適合自己需要。皮膚容易過敏者、容易頭暈、不適其味道者，心臟病、高血壓、重病、孕婦都要事先了解考慮，如有不清楚、不了解之事必須要問有經驗的人，而非貿然的下去泡，而且也不適合常泡或久泡。

在野外泡戶外溫泉要注意環境、天氣、水溫、衛生的情況。

四、藥澡浴療法

【說明】：所謂藥澡浴就是將草藥、中藥，或其他植物、礦物、果實、香料、酒類，綜合放入熱水中浸泡或用開水煎煮過再將其汁倒入熱水浴盆內，並將人體浸泡在內的一種行為。

【方法】：藥澡浴的處方可視自己喜好與需要而自行調配（可看草藥分析說明），也可加芳香劑增加情調。藥澡浴其優點是可自己選配泡料，也可在家自己製作，有省錢、方便又不限時間地點的優點，但坊間也有營業性的專門提供藥澡服務的場所，其生意不輸給溫泉業。因泡澡者各人喜好不同，而且療效也有點差異。

藥草浴除了有熱水浴、溫泉浴同等效果外，還可藉著

所配的草藥用來做局部沖洗、熱敷，發揮其藥性功能來達到治療的效果。

【功效】：皮膚病搔癢症、痔瘡、凍傷、跌打損傷、風濕關節炎、感冒、氣血不通等症都適合。

五、晨泳健身法

很多人一大清早，起床後就冒著寒風細雨到游泳池或河川區去晨泳，他們已經養成堅決意志，一年四季不畏寒冷氣候的精神習慣，為的只是使身體保持健康及提高工作效率。這些人有些本來就很健康，只為了喜好，但也有很多人是因為身體不好有宿疾，而來學習晨泳的。

游泳是公認最好的運動方法，因為它能藉著水的浮性而使身軀及四肢同時活動，而達到更高的運動效果。

經常游泳的人能保持身體健美、皮膚光滑，動作敏捷，精神舒暢，而且還可以減肥、消除贅肉，治療腰痠背痛、風濕關節炎，降低高血壓、膽固醇、尿酸值、糖尿病。甚至有很多患心臟病、癌症者因堅持晨泳而消除這些難治的疾病。

當然晨泳也並非仙丹，要除病也必須配合其他療法，要視各種病症的情況去配合其他療法，例如：草藥、食療、氣功等視各人需要而定，而非只晨泳不配合其他療法就可治病。

六、瀑布下沖洗健身法

筆者小時候經常在武俠小說或電影中，看到一些練功

者，經常會在瀑布下靜站或靜坐，當時覺得很神奇，不解其意，後來才知道來沖瀑布有強身治病的效果。

而今已到了中、老年時期，為了治好本身的疾病，也曾嘗試到深山瀑布下練功。剛開始都是選擇小瀑布，因為水的衝擊力很大，身體很難承受大壓力，會很痛，而且像坐雲霄飛車一樣，膽戰心驚，後來慢慢的習慣了，能夠很自然的放鬆肉體靜站在瀑布下，任由水流像千軍萬馬奔騰沖刷，皮膚也不覺得痛，只是刺麻麻的，像針灸指壓似的，有壓力但很舒服。

沖洗前必先暖身、先練練氣功、拉開筋骨、做適當的體操或運動，然後先泡水，把身體全身淋濕，再走入瀑布下（小心地滑），背對瀑布，雙腳張開與肩同寬，雙手自然垂直，手輕握拳，集中精神，意守丹田的站立，讓瀑布之水由頭頂及背後沖下。剛開始也許承受不了，只站 10 分鐘即可，以後如果習慣了可一次站半小時或一小時才離開。離開瀑布後要先擦乾身體水份及頭髮，穿上衣服再練練動功，然後坐在草原上或樹下、石頭上，面對瀑布、放鬆肉體靜坐，思想集中在肉身、靜聽瀑布之聲，可達忘我之境界，此謂水療、氣功、心療為一體療法，可治與前述各種水療法同等之疾病及慢性病，如果懂得配合草藥療法，治疑難雜症也不是難題。

七、河床沖浪健身法

如果找不到瀑布，也可利用河床上有大石頭且水流急速的地方，採用躺著的方式衝激身體，也可達到與沖瀑布

同等之效力。

　　找一個乾淨的河床，河水不是很多，剛好躺著只能淹蓋身體而已，且有大石頭供兩腳頂住，免被急流沖走身體的地方，頭上兩側最好也有大石頭擋住水流，讓水成急流，其他的過程與方法都與瀑布療法一樣，只是一個站著、一個躺著不同而已。

　　筆者有位朋友，年齡才 45，因經商應酬多，加上沒有運動，四十五歲已白髮斑斑，全身肥胖、連帶腰痠背痛、痛風、心律不整、高血壓、膽固醇過高等慢性病都來了，我曾建議他趕快整頓健康，否則後果不堪設想。

　　半年後再遇到他，覺得很納悶的是，因為他的頭髮變黑，而且光滑，臉上紅潤，眼睛有神，說話宏亮，精神很好。一問之下，才知道這半年來他每個星期固定三次到台北近郊一個山間的河川上沖浪。因為他有位好朋友在那裡開了一間渡假村，他的朋友本是億萬富翁，但患了癌症，無心打理事業，又被騙光家產，在心灰意冷之下本想在山林間等死，無意間發現了河床水療法的奧妙，就這樣治好了癌症，也重振了事業，更開了一間渡假村，所以介紹了很多類似他的病況的朋友來用河床水療法治慢性病。

　　我的朋友還在笑我說，他不用練氣功也照樣可以起死回生，其實他已無師自通的掌握了氣功要領，他為了不讓身體被水沖走，全身凝神守舍的將雙腳頂住石頭，為了用力，配合了深呼吸及吐氣，事後他又會將身子靠在樹幹，放鬆冥想靜坐，而且始終如一，這其實已達到練氣功的境界了。

八、海水浴健身法

炎炎夏日到海邊去泡海水，不但是人生的一大享受，也是強身、治病的方法之一，因為海水有殺菌治療皮膚病的功效。曬太陽可補充維他命及能量，更可放鬆心情、解除壓力。

在沙灘上用沙覆蓋身體，可以治療風濕關節炎、肌肉疼痛，還可使全身氣血暢通，達到促進新陳代謝的功能。

如能撥出數日在孤島上「閉關」，過著魯濱遜漂流記式的生活，可放鬆心情，解除壓力，達到治療心靈病的境界。

第四章　氣功療法

一、氣功治病的原理

　　氣功是一種生命科學，也是人體科學，它是在研究生命與自然法則互相關係的學術。古代道家思想認為人體生病了，可以自己應用導引大自然的氣體能量來調整失衡的健康，而不必藉用外來的藥物來治療病體，這就是所謂的「內丹強身功」，而由這些學術的進步，後來又慢慢的研發出中國特有之醫學氣功學術。

　　氣功在治病上有分自己練功自救的治病方法與氣功師應用它的術法去醫治患者達到復健的兩種方法，而且治療上也廣達到肉體、精神、氣場，這三個人體健康目標，可說是一種自然免疫，不用藥物的強身法。

二、氣功治病的功效

1.殺菌、排毒

　　人是活在大自然的氣體中，所以，人體的內、外都充滿著大自然的氣體，氣體是生命的能源，然而大自然的氣體也是所有生命體共用的能源，氣體中充滿了許多微細的生物及化合物質，是用肉眼看不見的，它會隨著氣流進入人體，在人體內生長、盤據，破壞了人體的組織與運作，氣功可以應用意念導引大自然的術法去消除這些病菌，及

排泄一些盤據在人體內的邪氣毒素，而使身體恢復健康。這在很多醫學的研究報告，或氣功的外氣實驗上都已可以證明，尤其是用在治療癌症上，屢建奇功。

2.通經絡

人體內有很多密密麻麻的氣體通道分佈全身，以運輸能源供應人體所需，雖然這些經脈路線有時也會因內在或外在的因素被阻塞，（例如人體受內、外傷、開刀手術後經絡路線受阻，或體內流動物質阻塞通路、人體組織增生症等），此時，可以應用氣功運氣的術法去打通這些受阻的路線，使其暢通，以免影響人體健康。

3.消邪氣

所謂「邪氣」就是對人體產生不良作用的氣體，它聚集在人體內，使人體產生功能失衡、癱瘓人體運作功能等不良作用。例如，發炎、潰瘍、腫瘤、癌症或感冒、風邪；都是因邪氣纏在身體，揮之不去，阻礙了人體運作，使人體組織運作產生變化，這些症狀可應用氣功的術法將它逼出體外，並更換新的「真氣」進入人體，就可使人體運作恢復正常。

4.供應能量

對於一些體質虛弱、免疫力低，或本身能量已經耗盡，急需補充能量的人，氣功師可以應用術法，引用大自然的能量，輸送給這些人，使他迅速恢復元氣，這種行為一般稱為「發功灌氣」。

5.活化細胞

「氣」是生命的能源，也是製造細胞的原始材料，人

體 60 兆的細胞，每天不停的在汰舊換新，才能保住機能健全，這些細胞即然是「氣」體轉化成的，那麼，應用氣功的術法，可以讓每個細胞的能量充足，並且使它強壯，延長壽命，假如 60 兆細胞每個都很健康，那麼，整體生命品質就會良好，所以，氣功被稱為「返老還童術」就是這個原因。

6.提高免疫力

練氣功的人因能量夠，細胞活化，經絡暢通，心靈平穩，所以，自然免疫力就會提高。就像一個國家，如果內部運作正常，資源豐富，防衛力自然就會很高，萬一有外敵入侵，也很容易被排除。

常練氣功的人不容易感冒，也不容易得病，這是有目共睹之事，即使是得了病，受了風邪或外傷，只要靜下來運氣練功，很快病邪就會被驅趕出去。

7.鎮定、麻醉

練氣功可以使人鎮定、讓精神歸一，可讓那些心情浮躁、失眠不安、肉體疼痛、神經衰弱之事迎刃而除。

另外，氣功師也可以應用氣功的術法，發放外氣到病患身上去麻醉病患神經，使病患暫時失去局部知覺而達到止痛、止血，或用來手術之用，這在中國大陸也經常有人使用這種麻醉術開刀，而很順利的完成手術。

8.自信、信心

所謂「病」非只指肉體之病而已，生命體之「靈」生了病更可怕，更難醫治，也非用「藥」或「術」可以醫治，例如：神經分裂、憂鬱症、失眠症，這些心靈疾病必

須要用心藥醫。練氣功可以讓人心定、產生自信，排除一些現在科學上還不能確定的因素（靈魂附身）之事，並配合其他醫療方法及醫藥，就可順利消除。

三、氣功能治什麼病

1.筋骨痠痛

人體缺少活動或因風邪纏身而產生筋骨關節退化，可用練氣功的動功或拉筋功，配合辟穀術或飲食調理就可治好它。

2.慢性文明病

現代人吃多運動少，以致營養過剩，積留在體內之毒素、脂肪、膽固醇、尿酸等有礙人體健康的物質太多，這種病就叫做慢性文明病。文明病可用練氣功的方法加上用飲食調理或用「辟穀術」就能解決問題。

3.癌症

國人及全世界死亡率排行第一名的病就是癌症，由於現代人對科學的濫用，以致我們住的每一個空間都被污染，例如：空氣污染、農業污染、化學污染、食物污染，及生長激素的濫用，這些都是形成癌症的主原，現代的人幾乎每一個人都無法避免癌症的感染，但可怕的是，這些癌症到現在為止，中、西醫療還找不到可靠、有效的醫療方法。

4.內、外傷復健

很多人因車禍、意外受傷或因手術後留下傷痕，人體部份血管、神經系統等肉體組織受到破壞，導致經絡不

通，經常會有氣結、氣瘀等現象，會產生疼痛，風濕、麻痺、發炎等症狀，這些症狀有時是很難用藥物治好的，此時，可以用氣功的導引術去輸通它，當那些被堵塞的管道被輸通後，自然這些症狀就會消除。

5.心靈病

練氣功主要目的是在強身、治病、修心養性、開發潛能，它並非只針對治療肉體的疾病，它還可以治療心靈上的疾病，使人的心情更穩定、思想更敏捷。

氣功之練氣、練神就是在促使「元神」更健康、更有智慧。氣功的「修德」「靜坐」「內丹功」，就是在治療或避免這些心靈病的發生，例如：個性粗暴、容易衝動、心存邪念、貪、瞋、痴，或不明原因的恐懼、不安、失眠症，都可用練氣功的方法來調適。

6.氣場不順

生命體的內外都是充滿著氣場，而這些氣場經常會因受到環境的變化而產生不穩定，接著人體也會因這些不穩定的因素而起變化，有些入侵的邪氣可以用練氣功的調氣、排氣方法來消除，例如：感冒、受風邪發冷發熱就是如此。

7.返老還童

練氣功能活化細胞，使新陳代謝正常發展、延遲人體老化，所以很多人因練氣功而皮膚光滑、頭髮由白變黑、性功能增強、月經再度來潮、肢體及頭腦變得敏捷靈活，這就是返老還童的跡象，因此，氣功在古代也稱做「長生不老仙術」。

四、如何練功自療

1.選擇老師與功法

氣功是一種學術的總稱,其種類及功法很多,學術內容也複雜,所以,學功前必須先要找對氣功老師,針對自己的需要選擇適當的功法,且要循序漸進的依老師的指示去練才能事半功倍,快速達到目的。

2.調身、調氣、調神

組成生命體的條件是靈、氣、體,那麼練氣功也是針對這三個條件去修練,要依照順序,不可顛倒而行。

調身就是鍛鍊身體。一般都以動功、拉筋功、站樁功、靈氣自發動功為主要修練功法,可使筋骨四肢靈活,達到免病、除病的效果。

調氣就是鍛鍊氣場的操作。一般都以吐納功、週天運行功為最主要功法,可增強本身氣場的暢通,消除邪氣,達到免病、除病的效果。

調神就是鍛鍊靈性的精神運作。一般都以內丹功、意念功、靜坐功為最主要修練的功法,可以達到明心見性、智慧大開,消除我執、煩惱,及開發潛能之效果。

五、氣功師治療的方法

氣功師可以透過自己練功所得的經驗去教導病患練功,改善健康,也可以藉由自己旺盛的氣場與導引的技術,將自己的能量或接引大自然的能量,輸送給病患,以補充病患體內能量的不足,並藉著「氣」的動力去輸通病

患的體內氣流，或逼出病患的邪氣，以達到更新氣場的功效，就可間接的治病。

氣功治病的方法很多，此介紹幾種常用方法如下，至於如何修練發功，那就非三、兩句言所能說明，如果讀者有興趣，可參考有關氣功書籍或參考筆者著作《現代原始氣功》，將有詳細的說明，並且也要依照規定勤練幾年才能達到發放外氣的功力。

1. 一指功

用食指或中指握成槍形，並離患者約 10～20 公分，對準患者的經絡穴道，並且用意念由頭頂百會穴或腳底湧泉穴，導引大自然之「氣」進入身體之丹田，再經由手臂、手指，發射出體外，直射入病患之穴道、體內（就像開槍），此時「氣」會像水槍式的將「氣」經病者之體內經絡路線游走。此時病患會產生身體痠麻、冷、熱、震動、蟻爬等感覺，而達到麻醉、鎮定、通經絡、驅邪氣、補能量的作用。

2. 手掌功

氣功師雙手掌舉起，並自然彎曲的將掌心對準病患之身體穴道（例如：百會穴、命門穴、膻中穴），約離10～20公分發功。並與一指功發功操作的方式相同，導引大自然的氣流到病患身上，但其與一指功發功的不同點是在一指功像一條線似的將氣流導引出去，在病患身上也是像一條線的方式闖流體內，但手掌發功是整片式的將氣流發放到患者身上，而氣流到達患者體內後也是廣闊性的流闖到體內各處。這是最常用的發功方式。

氣功師可以一手從百會穴灌氣，另一手在患者身上來回的流動，當手掌到那裡，氣流也會跟著到那裡。氣功師還可以用意念去操縱，導引、吸吐、洩補之方法，來達到補氣或洩氣，或輸導流向的作用，而且也可以用意念發放思想（善念或惡念），進入病患體內（因外氣可含有信息），也可以用震、盪、旋轉等多種方式操縱氣流，以達治療效果。患者將會強烈的感受到痠、麻、涼、熱、震、盪、旋轉、蟻爬的感覺。其功效除了與一指功相同外，更可以逼迫邪氣，排出體外。

　　手掌發功經常被用在治療感冒、失眠、痠痛、風濕、關節炎、潰瘍、癌症方向很有效。

　　另外，氣功師也可以用手掌發功的方式將外氣發放到茶水、食物、水果等食物上讓病患服下，同樣可以達到與直接發功同等之效果（中國大陸氣功界已用科學儀器檢驗、分析過，功力高強的氣功師發放在食物內含有氣功能量的氣功食品，患者服後有幫助增強免疫力之效果）。

3.意念功

　　意念功是比用手掌發功更高明、更進步的一種發放外氣的方法，是氣功師透過雙眼中間的祖竅穴發放外氣，射入病患體內，並用透視眼加上意念、思想而達到幾近特異功能的發功方法，這種方法經常在氣功師與病患談話中，氣功師已發放外氣到病患身上，而病患沒有查覺（高明的氣功師很自然的發功，沒有特殊舉動，所以，病患不知不覺，但病患可感受到一股氣流逼入體內，體內會產生痠、麻、涼、熱、震、盪等等感覺）。

其治療的效果與手掌發功差不多一樣，但氣功師的功力及道德修養要很好才有效果，一般市面上常見類似的治療方法很多，而且聲稱可「靈療」欺騙行為很多，讀者要小心求證，以免上當。

4.聲音功

有些氣功師是用很特殊的聲音發功，他由口中藉著聲波的震盪力發射外氣到病患身上，會產生催眠、鎮定的作用，但其療效也與其他方法大同小異。

5.氣功針刺、指壓、點穴、推拿、拍打

這也是氣功師發放外氣的方法之一，氣功師可藉著針刺、指壓、點穴、推拿、拍打的治療方法，在接觸病患身體之前，就事先發放外氣，瞬間射入病患體內，然後再用手指、手掌等方式、灌氣到患者身上，可以達到比一般針刺、指壓、推拿更強烈、更有效的治療效果。

這種方法常用在腦中風復健、手術、意外傷害後之身體關節痠痛，經絡阻塞不通，或手、腳麻痺、舉止不起時用之，非常有效。

總之，氣功治病是一種術法，有時可單獨使用，有時必須配合其他醫藥或醫術，才能使治病效果提高。

第五章 其他特殊療法簡介

民間療法種類繁多，無奇不有，先民期的與天爭，求生存的奮鬥下，也累積不少的治病經驗，雖然這些方法，現代人也許會感覺很不可思議，很沒有邏輯，但總是先民智慧的結晶。

前面已介紹了十多種民間常用的保健治病方法，如果讀者懂得善於應用，應已足夠應付一般的疾病，但民間療法種類之多，不勝枚舉，此再簡單的介紹八種特殊療法，以饗讀者，也許有朝一日也可派上用場。不過，這些療法大多屬於輔助性的療法，使用時必須配合其他療法，才能更完善的發揮其作用。

一、芳香療法

芳香療法聽說是沿自南美洲印地安人的一種古老民間療法，他們用各種植物或礦物特有的奇特香味，配合草藥及巫術來治療一些瀕臨死亡或絕症的人，經常會有奇蹟式的治癒率，後來經歐洲的移民傳入歐洲，並將植物提煉成精油，在貴族中甚為盛行，即享受又可治病，近年來商人大肆宣傳，並很商業化的傳到台灣，成為婦女界的最愛，他們分析很透徹，強調某種氣味能治某種疾病，彷如另一種醫療方法，其研究數百種香味，可滲入水中成沐浴，噴入空間或點燃精油成氣味，但怎樣變化也脫離不了用鼻子

去聞，經鼻子的神經功能傳達到大腦而連接到生命的心靈深處，藉刺激感觀的作用來治病。

在古老的中國也有類似芳香療法的方法，例如，端午節的香茅泡澡、點燃艾草、香包飾品，據說有避邪、驅蟲、治皮膚病的作用。

二、動物療法

動物都有特性，其肉體、毒液、糞便，或身上的器官、液體都可用來當藥，供治病之用，在中藥材中很普遍，並不足奇，但用活生生的動物當醫生就少見，在民間療法就有很多種奇特現象，例如，用蜂刺來治療風濕關節病，聽說很有療效。

方法是故意捉一隻虎頭蜂之類的毒蜂，激怒牠，用嘴針刺到患者的患部，使之洩出毒液，可達以毒攻毒，治久年風濕關節病。

筆者童年家貧，且當時之瘡癩之類的皮膚病很多，經常手、腳或身體上常會有皮膚潰瘍化膿之症，此時家犬都會用牠的舌頭來舔筆者潰爛的皮膚，很奇怪的，皮膚馬上會收縮乾燥，傷口日漸癒合，當初不解其意，現今回想起來，其原理應該是狗的唾液有強烈的殺菌效果，就像筆者也曾用自己的唾液或尿液敷在傷口上療傷，也有消炎殺菌的效果。

十年前筆者在南洋經商（木材業），經常會招待一些客戶或友人到海島上渡假，有一次筆者被虎頭蜂螫到臉部，立即紅腫疼痛，非常難受，隨行的一位友人立即捕捉

那隻虎頭蜂，並將其體撕成兩截，並用其尾體拭擦筆者患部，很奇妙的，不久後紅腫疼痛現象漸失，友人說這是以毒攻毒的方法，因為蜂體有解緩毒液的液體存在。

這真是一種永生難忘的記憶，當初如不是那位朋友的相助，不但快樂的假期立即掃興，且要回到陸地之城市就醫，可能要花數個小時。

三、土療法

用泥沙覆蓋在身體上，據說可治很多疑難雜症，這也是一種常見的民間療法。有些人是浸泡在泥爛的泥糊中，像個泥雕人，也有一種民間療法是用特別的泥土，再炒熱、並加草藥或其汁醬、人尿、動物糞便（牛、馬），合後塗蓋在患者的身上，並加溫加熱數十分鐘，可治筋骨痠痛、皮膚病、失眠症、神經衰弱、神經痛、心靈症等疑難雜症，並可兼俱減肥、美膚之效果，據說也有很奇特的療效。

泥土是生命之母，一切動、植物之體都來自土地，所以當危急時也可用泥土來救活自己，因為土地有一切生命所需要的物質，例如：貓、狗等動物被打到重傷，臨死亡之時，只要身體躺在泥地上，不久就會復活，而人也是一樣，當被雷電擊中或中毒、受傷、休克，只要倒在地上，覆蓋在泥土中，吸取大自然之地氣，很快就會恢復元氣，起死回生。

筆者又有一童年經驗，約十歲時，在田邊割草，手指被刀器割傷，血流如注，當時情急，即以田邊小埂的泥土

敷在傷口上，也很奇蹟的止血，而且傷口數天後就癒合，這種現象，以現代醫學常識來說，可能會引起細菌感染的破傷風症，但以民間傳說，泥土也是「藥」，有消炎止痛之作用。

四、刀療法

用鋒利的尖刀砍在身上，據說也可治病，而且可以治療很多現代醫學無法治癒的疑難雜症。

這種方法聽說沿自古代的少林寺，有位和尚因自己常年患病，很是痛苦，有一次拿起利刃想要自我了斷自殺，但因佛規是不可殺身的，只好用刀輕輕的砍在身上的皮膚，尤其是患部，以洩恨氣，但很奇怪的，他發現刀刀砍在身上，不但不流血，而且有鎮痛的作用，感覺越砍越舒服，於是養成習慣，每天砍數分鐘，一個月後疾病奇蹟似的消失了，於是對生命產生信心，越砍越有勁，身體也越強壯，一些同伴看到他的怪異現象，也求他替他們用刀治病，以為他是菩薩的化身，他也樂此不疲，就這樣的將這種絕招一代代的傳了下來，也傳到台灣。

目前坊間也有民療的業者用此技術替人治病，但也有人說，施者易死，因為他是在替患者承擔業障。

以筆者的理論推測，刀療法有類似鍼灸的原理與效果，必須依照經絡穴道及氣血走向的關係去施擊，而且手法輕、重、刺、砍變化要活化，以刺激神經及導氣為原理，因刀是金屬品，有導氣、導電的能力，當金屬品碰擊人體時，人體會發出自我保護的能力，也會將體內的邪氣

噴出體外（類似氣功的外氣療法），而達到刺激神經、刺激免疫系統，強化免疫功能，達到鎮痛及治病的效果，但施者如不懂得氣功的阻邪氣及排邪氣，而大量吸入患者排出的邪氣，久之，施者必邪氣纏身，而日漸體弱多病，免疫功能漸失，最後病重死亡。

五、光熱療法

所謂光熱療法就是利用陽光、月光，或其他光線電熱，遠紅外線等之光能來治病的療法。

眾所周知，陽光能殺菌、補充人體的維他命及鈣質，有提高免疫力及提升人體能量的功能。有些病人或體虛者常年待在冷氣室或陰濕的環境裡，這種人其實真的要走出到戶外去吸收新鮮的空氣及曬曬太陽，更換環境，心情也能舒暢，也許病情就會很快的改善。（但曬太陽也要適可而止，尤其是將軀體曝露在強烈的陽光底下，很容易受紫外線所傷害）。

相反的，一些實症者，例如：體熱、發炎、高血壓、心血管疾病患者、失眠、心情煩躁者，必要在月光底下乘涼、靜坐，也能對症狀有所改善。

利用特殊的燈光或光線來刺激身軀或神經，也能對某些病情有所幫助，例如：時下流行的遠紅外線燈光照射，可取代熱敷療法，可使血管鼓脹，達到輸通氣血及補充能量的效果，是目前中醫界所樂用，他們在替患者推拿、刮痧、拔罐、針灸之前都會先照射 10 分鐘以上，以便使患者精神及肉體放鬆、血管軟化，再施術，能增加療效。

也有養生業者利用電熱及遠紅外線等製品，裝在小房間讓客戶坐在裡面，替代水蒸氣療法，據說對痠痛症有效。

坊間有非常多的遠紅外線產品，他們利用陶磁等特殊物品去製成有磁場，類似遠紅外線的光能，有穿戴的、擺飾的、放射的、敷膚的，據說也能達到治療痠痛症的效果。

六、催眠療法

催眠術本是一種利用人的神智可誘導的原理，來做一些江湖術法，是西方常見的神秘魔術，常見於巫術或宗教儀式上，近年來已被一些心理學家所肯定而利用它來治病，尤其是疑難的心理障礙病或疼痛症，有導出心靈深處被掩蓋的問題原由及卸除患者心情恐懼、壓力及有放鬆、止痛的作用。

數年前曾有一位美國的心理醫生寫了一本《前世今生》的書，書中敘述他的一位女性患者，對某種事有潛在的恐懼無法擺脫，他用盡了很多辦法都無法治癒這位患者的心理病，於是用古老的催眠術讓患者進入恍惚的意識境界，結果導出了患者的數世前世因果，而抓出致病的原因，最後治好了這位患者的心靈疾病。

類似這種方法在台灣也很流行，但大多與宗教或神鬼術扯上關係，施者的功力也有真有假，讀者如需要嘗試，必須先了解其真象，以及施者的道德、功力是否真實，以防受騙，但如遇真功夫，道德修養佳者也必須受肯定，而

不能一概認為那是江湖騙術。

七、宗教療法

世間上最難醫治的病就是心靈病，而往往疾病都來自心靈，所以，當人在無法用人的力量來醫治疾病時，往往會去求神問卦，祈求宗教的力量能化解災難，以致宗教治病的民間習俗到處可見，例如，請道士收驚，或觀落音、問乩童等，其他的宗教也都一樣，雖然方法、儀式不同，但都能使信徒得到心靈上的治療。

台灣有句俗話說：「也要神，也要人」，其意思是說，在用宗教療法時，也必須自己努力的保健及看醫生，而不可全賴神明的祈福，而不去努力以人的方法來復健，這是不對的，如果過份迷信宗教萬能，那是會使病情更嚴重的。但人在危難時，誠心的向你信任的神祈求平安，化解困難，對病情多少也有幫助的。

八、運動療法

運動療法最受現代人所肯定，因為知識告訴我們運動可促進健康，增強人體新陳代謝功能，提高免疫力，而達到治療很多不必用醫藥就可驅病的方法。

中醫界前輩陳立夫先生說：「養身在動，養心在靜」，也有人曰：「動則活，不動則死」，可見要活命，要有生命跡象，就要經常活動，沒有活動，身體不能新陳代謝，身體器官功能就會漸退化，神經系統運作也會遲頓，一切生命功能就會故障，而故障就是生病。

現代人因科技的發達，享受了很多不必用勞力就可達到目的的方法，例如：以車代步，以機器代工，以電器代家務，以電腦代思考，這都是促使人體退化的不良步驟。所以，現代人每天應抽出二、三個小時來做運動，可彌補上述的這些缺失，而平衡人體的健康要求，甚至可以達到治療一些因缺少運動而行成的疾病，例如：體質虛弱、筋骨痠痛、肥胖、脂肪或膽固醇過高，及因營養攝取過量而導致的血管病、痛風症、心情鬱悶、神經衰弱、憂鬱症、失眠症、健忘、性功能減退、肌肉萎縮症、經絡不通症……等病。

　　但運動也要適症、適年齡，及配合其他療法或藥物，並且不做劇烈運動，才能達到效果。

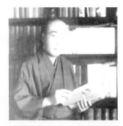
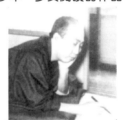
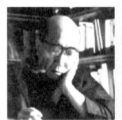
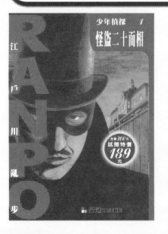
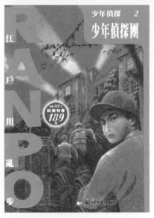
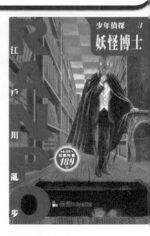

一億人閱讀的暢銷書！

4 ～ 26 集　定價300元　特價230元

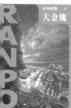 4.大金塊
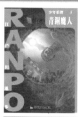 5.青銅魔人
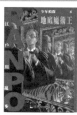 6.地底魔術王
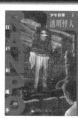 7.透明怪人
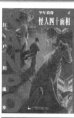 8.怪人四十面相
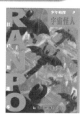 9.宇宙怪人

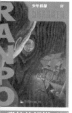 10.恐怖的鐵塔王國
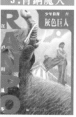 11.灰色巨人
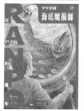 12.海底魔術師
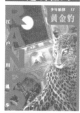 13.黃金豹
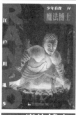 14.魔法博士
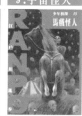 15.馬戲怪人

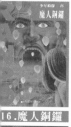 16.魔人銅鑼
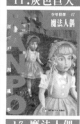 17.魔法人偶
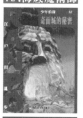 18.奇面城的秘密
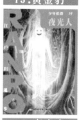 19.夜光人
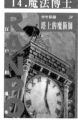 20.塔上的魔術師
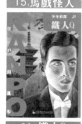 21.鐵人Q

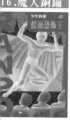 22.假面恐怖王
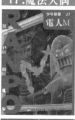 23.電人M
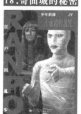 24.二十面相的詛咒
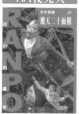 25.飛天二十面相
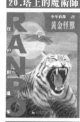 26.黃金怪獸
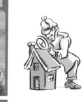

品冠文化出版社

地址：臺北市北投區
　　　致遠一路二段十二巷一號
電話：〈02〉28233123
郵政劃撥：19346241

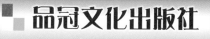